Clinical Engineering
CE技術シリーズ

人工心肺

編集

四津　良平
平林　則行

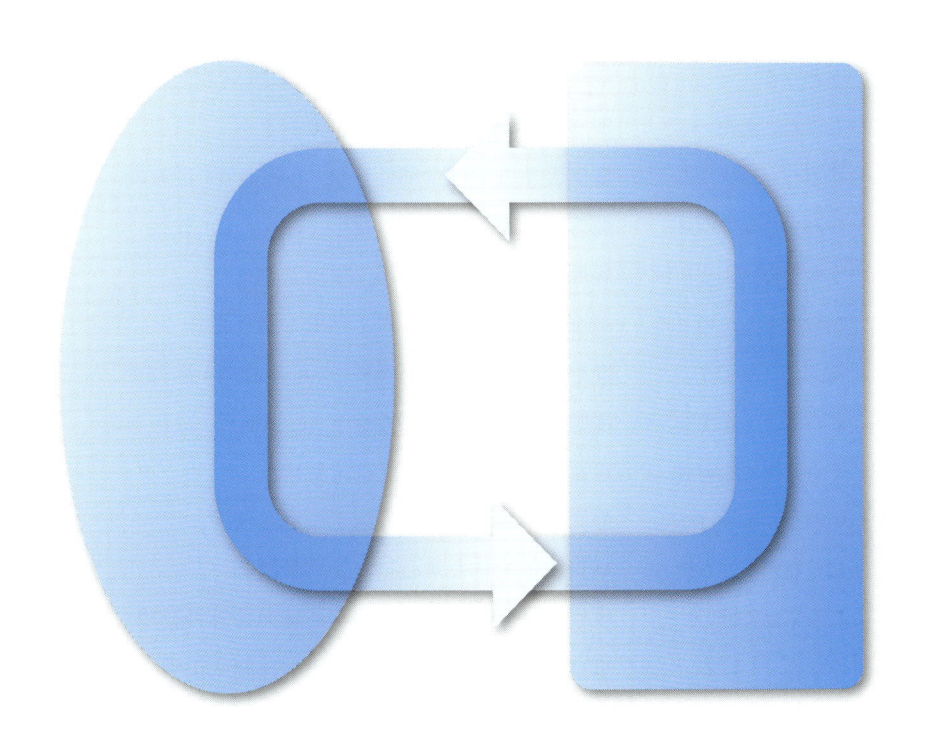

南江堂

編集・執筆者

●編　集

四津良平	よづ　りょうへい	慶應義塾大学名誉教授心臓血管外科
平林則行	ひらばやし　のりゆき	慶應義塾大学病院医用工学センター主任

●執　筆（執筆順）

古梶清和	こかじ　きよかず	馬車道慶友クリニック院長
藍　公明	あい　きみあき	慶應義塾大学医学部麻酔学講師
百瀬直樹	ももせ　なおき	自治医科大学附属さいたま医療センター臨床工学部技師長
植田　健	うえた　けん	慶應義塾大学病院医用工学センター副主任
佐藤慎吾	さとう　しんご	慶應義塾大学病院医用工学センター
小竹良文	こたけ　よしふみ	東邦大学医療センター大橋病院麻酔科教授
山田達也	やまだ　たつや	杏林大学医学部麻酔科学教授
鈴木孝明	すずき　たかあき	埼玉医科大学国際医療センター小児心臓外科教授
加藤木利行	かとうぎ　としゆき	埼玉医科大学保健医療学部長
茂田　綾	しげた　あや	慶應義塾大学病院医用工学センター
工藤樹彦	くどう　みきひこ	慶應義塾大学医学部外科学（心臓血管）准教授
志水秀行	しみず　ひでゆき	慶應義塾大学医学部外科学（心臓血管）教授
川平洋輔	かわひら　ようすけ	慶應義塾大学病院医用工学センター
平林則行	ひらばやし　のりゆき	慶應義塾大学病院医用工学センター主任
饗庭　了	あえば　りょう	慶應義塾大学医学部外科学（心臓血管）准教授
岡本一真	おかもと　かずま	慶應義塾大学医学部外科学（心臓血管）専任講師
倉島直樹	くらしま　なおき	東京医科歯科大学医学部附属病院MEセンター技師長
岩城秀平	いわき　しゅうへい	静岡県立こども病院臨床工学室主任
西中知博	にしなか　ともひろ	東京女子医科大学心臓血管外科講師
申　範圭	しん　はんけい	東京歯科大学市川総合病院心臓血管外科教授
南　茂	みなみ　しげる	東京女子医科大学病院臨床工学部臨床工学技士主任
冨澤康子	とみざわ　やすこ	東京女子医科大学心臓血管外科
小山富生	こやま　とみお	大垣市民病院臨床工学技術科医療工学センター技士長
北本憲永	きたもと　のりひさ	聖隷浜松病院臨床工学室室長
田辺克也	たなべ　かつや	榊原記念病院臨床工学科主任
長澤洋一	ながさわ　よういち	川崎幸病院CE科科長

序　文

　本邦では，先天性心疾患，後天性心疾患，大血管疾患やその他を加えた年間4万例を超す手術が人工心肺装置を用いた体外循環下に行われている．これに年間の経皮的心肺補助循環（PCPS）症例数約1,800例を加えると毎年約5万例の症例に対して人工心肺装置の駆動下に外科治療が行われている．

　人工心肺装置とその駆動・運転は多くの専門分野が集合された医術である．それらは体外循環技術，医用工学，外科，麻酔科，病態生理学，生体材料学，解剖学などである．今日の人工心肺技術における向上は，小児から高齢者にわたる心臓手術・開心術を非常に安全なものにした．人工心肺装置の駆動・運転操作は，瞬時のうちにいろいろな変化が起き患者の生死に関わる重要な任務である．安全・確実でなくてはならない．日本人工臓器学会が中心となり日本体外循環医学会など複数の関連学会が認定する体外循環技術認定士制度も軌道にのりつつある．近年では，心臓手術でも他の外科分野と同じく内視鏡補助下に行う低侵襲心臓手術（MICS）が行われるようになった．手術アプローチが体外循環方法の新しい技術向上を生み出している．MICS時の陰圧吸引補助脱血法などはこのよい例である．このように心臓外科の技術進歩には体外循環技術の進歩に負うところが大きい．本書は人工心肺を扱う臨床工学技士はもちろんのこと心臓外科医，麻酔科医，看護師の教科書的な内容になるよう編集した．

　本書が外科医，臨床工学技士，看護師，麻酔科医などの医療従事者にとってよい手引きとなれば幸いである．

2015年9月

四　津　良　平

目 次

第1章 人工心肺とは ... 古梶清和 1

I. 人工心肺の歴史 ... 1

II. 人工心肺の原理と低侵襲体外循環回路 ... 2
A. 人工心肺の基本構造 ... 2
B. 閉鎖型体外循環回路：mini-circuit とは ... 4

第2章 人工心肺に必要な循環生理 ... 藍 公明 9

I. 解剖 ... 9
A. 血管の解剖と血液循環 ... 9
 1 静脈血 ... 9
 2 動脈血 ... 10
B. 脱血路（静脈カニュレーション）... 11
 1 右房1本脱血 ... 12
 2 上下大静脈2本脱血 ... 12
 3 大腿静脈 ... 12
 4 右内頚静脈 ... 12
C. 送血路（動脈カニュレーション）... 13
 1 上行大動脈 ... 13
 2 大腿動脈 ... 13
 3 腋窩動脈 ... 13
 4 選択的順行性脳灌流 ... 13
 5 その他の送血部位 ... 14
D. 心筋保護のためのカニューレ挿入部位 ... 14
 1 順行性心筋保護 ... 14
 2 選択的冠灌流 ... 14
 3 逆行性心筋保護 ... 15
 4 その他の心筋保護法 ... 15
E. 左心系のベントのためのカニューレ挿入部位 ... 15
 1 大動脈基部 ... 15
 2 右上肺静脈 ... 16
 3 肺動脈 ... 16
 4 左室心尖部，左房 ... 16

II. 血液ガス ... 17
A. 血液ガス分析 ... 17
B. 人工心肺中の血液ガス測定 ... 17

III. 酸塩基平衡 ... 17

第3章 人工心肺装置 ... 百瀬直樹 19

I. 血液ポンプ ... 19
A. ローラーポンプ ... 20
B. 遠心ポンプ ... 22

Ⅱ．人工肺 ……………………………………………………………………………………… 24
- A. ガス交換膜 ………………………………… 24
- B. 構造と特性 ………………………………… 25

Ⅲ．血液回路 ……………………………………………………………………………………… 26
- A. 体外循環回路 ……………………………… 27
- B. 付属回路 …………………………………… 28

Ⅳ．カニューレ …………………………………………………………………………………… 29

第4章　人工心肺の実際　　　　　　　　　　　　　　　　　　植田　健，佐藤慎吾　33

Ⅰ．情報収集 ……………………………………………………………………………………… 33

Ⅱ．準備からカニュレーションまで ………………………………………………………… 33
- A. 人工心肺回路の組み立て ………………… 33
- B. 回路の充填 ………………………………… 35
- C. 各部の点検 ………………………………… 36
- D. カニュレーション ………………………… 36

Ⅲ．実際の操作 …………………………………………………………………………………… 38
- A. 体外循環開始 ……………………………… 38
- B. 冷却 ………………………………………… 39
- C. 完全体外循環 ……………………………… 39
- D. 大動脈遮断 ………………………………… 40
- E. 心筋保護液注入 …………………………… 40
- F. 体外循環維持 ……………………………… 41
- G. 復温開始 …………………………………… 42
- H. 大動脈遮断解除 …………………………… 43
- I. 体外循環離脱 ……………………………… 43
- J. 体外循環終了後の処理 …………………… 44

第5章　人工心肺とモニタリング　　　　　　　　　　　　　　　　　　小竹良文　45

Ⅰ．心電図 ………………………………………………………………………………………… 45
- **1** 用途，位置づけ ……………………………… 45
- **2** 基本原理，構成 ……………………………… 45
- **3** 機器選択，使用方法 ………………………… 45
    - a. 誘導の選択 …………………………… 45
    - b. 測定モードの選択 …………………… 45
- **4** リスクマネジメント ………………………… 45
    - a. ノイズ発生時の対応 ………………… 46

Ⅱ．血管内圧モニタ ……………………………………………………………………………… 46
- **1** 用途，位置づけ ……………………………… 46
- **2** 基本原理，構成 ……………………………… 47
- **3** 機器選択，使用方法 ………………………… 47
- **4** リスクマネジメント ………………………… 48

Ⅲ．心拍出量モニタ ……………………………………………………………………………… 48
- A. 肺動脈カテーテル ………………………… 48
    - **1** 用途，位置づけ ……………………… 48
    - **2** 基本原理，構成 ……………………… 49
    - **3** 機器選択，使用方法 ………………… 49
    - **4** リスクマネジメント ………………… 50
- B. 低侵襲心拍出量モニタ …………………… 50
    - **1** 用途，位置づけ ……………………… 50
    - **2** 基本原理，構成 ……………………… 51

Ⅳ. 中枢神経系モニタ

A. 処理脳波モニタ ………………………………… 52
 1 用途，位置づけ ……………………………… 52
 2 基本原理，構成 ……………………………… 53
 3 機器選択，使用方法 ………………………… 53
 4 リスクマネジメント ………………………… 54
B. 誘発電位モニタ ………………………………… 54
 1 用途，位置づけ ……………………………… 54
 2 基本原理，構成 ……………………………… 54
 3 機器選択，使用方法 ………………………… 54
 4 リスクマネジメント ………………………… 54
C. 脳オキシメトリ ………………………………… 55
 1 用途，位置づけ ……………………………… 55
 2 基本原理，構成 ……………………………… 55
 3 機器選択，使用方法 ………………………… 55
 4 リスクマネジメント ………………………… 56

Ⅴ. 凝固系モニタ

A. ヘパリン活性モニタ …………………………… 56
 1 用途，位置づけ ……………………………… 56
 2 基本原理，構成 ……………………………… 57
 3 機器選択，使用方法 ………………………… 57
 4 リスクマネジメント ………………………… 57

第6章　人工心肺時の麻酔　山田達也　59

Ⅰ. 人工心肺の生体への影響 …………………… 59
A. 炎症反応 ………………………………………… 59
B. 非拍動性 ………………………………………… 59
C. 血液希釈 ………………………………………… 59
D. 低体温 …………………………………………… 60
E. 溶血 ……………………………………………… 60

Ⅱ. 心臓麻酔と麻酔薬 …………………………… 60
A. 吸入麻酔薬 ……………………………………… 61
B. 静脈麻酔薬 ……………………………………… 61
C. 麻薬 ……………………………………………… 61
D. 筋弛緩薬 ………………………………………… 62

Ⅲ. 人工心肺時の麻酔薬による影響 …………… 62
A. 血液希釈，吸着 ………………………………… 62
B. 低体温 …………………………………………… 62

Ⅳ. 運動誘発電位と麻酔薬 ……………………… 63

Ⅴ. 呼吸管理 ……………………………………… 63
A. 人工心肺中の呼吸管理 ………………………… 63
B. 分離肺換気 ……………………………………… 63

Ⅵ. 人工心肺中の循環管理 ……………………… 64

Ⅶ. 人工心肺離脱時の循環管理 ………………… 65
A. 離脱の手順 ……………………………………… 65
B. 離脱困難とその対応 …………………………… 65

Ⅷ. 中枢神経系合併症とその管理 …… 66
- A. 脳合併症 …… 66
- B. 脊髄保護 …… 67

Ⅸ. 血液凝固系の管理 …… 68
- A. ヘパリン …… 68
- B. プロタミン …… 68
- C. ヘパリン抵抗性 …… 69
- D. 人工心肺による止血凝固異常と対処 …… 70

第7章 人工心肺時に必要な経食道心エコーの知識　　山田達也　73

Ⅰ. 経食道心エコーの位置づけ …… 73

Ⅱ. 人工心肺開始前 …… 73
- A. 心機能評価 …… 73
- B. 術前診断の再評価 …… 73
- C. 人工心肺に関連する経食道心エコー所見 …… 74
- D. 動脈硬化性病変の評価 …… 74

Ⅲ. 人工心肺開始時 …… 77
- A. 送血カニューレの挿入 …… 77
- B. 脱血カニューレの挿入 …… 77
- C. 心筋保護液注入 …… 79

Ⅳ. 人工心肺離脱時 …… 81
- A. 心腔内遺残空気の除去 …… 81
- B. 人工心肺からの離脱 …… 83
- C. 手術結果の評価，合併症の検索 …… 83

第8章 心筋保護法　　古梶清和　87

Ⅰ. 心筋保護法の歴史 …… 87

Ⅱ. 心臓手術時の心筋障害 …… 88
- A. 心筋虚血 …… 88
- B. 虚血再灌流障害 …… 90

Ⅲ. 心筋保護を効果的に行うための要件 …… 90
- A. 迅速な心停止 …… 91
- B. 低温維持 …… 91
- C. エネルギー（ATP）生成のためのエネルギー基質（糖分，酸素）の供給 …… 91
- D. 適切なpHの維持 …… 92
- E. 細胞膜の安定化 …… 92
- F. 心筋浮腫の回避 …… 92

Ⅳ. 心筋保護液の組成 …… 93
- A. 電解質（K, Na, Ca） …… 94
- B. 付加保護物質 …… 95
  1. 心筋エネルギー代謝に関するもの …… 95
  2. 細胞内イオン動態に関するもの …… 95

- 3 再灌流障害防止に関するもの 96
- 4 細胞膜安定化を図るもの 96
- 5 浸透圧を維持し心筋浮腫を防ぐもの 96

V．血液添加心筋保護液（blood cardioplegia） 96
- A． 付加保護物質 96

VI．各種心筋保護法 97
- A． warm blood cardioplegia 97
- B． warm induction 98
- C． terminal warm blood cardioplegia
  （TWBCP, hot shot） 98
- D． controlled aortic root reperfusion（CARP） 99
- E． tepid cardioplegia 99
- F． 逆行性心筋保護法（retrograde cardioplegia） ... 99

VII．心筋保護効果の評価 100
- A． 大動脈遮断から心停止までの時間 101
- B． 心停止後の心臓触知 101
- C． 再灌流時の心室細動 101

VIII．心筋保護法の限界 102

第9章　体外循環の病態生理 .... 鈴木孝明，加藤木利行　105

I．血行動態の変化 105
- A． 平均動脈圧 105
- B． 灌流量 105
- C． 血液希釈 106
- D． 全身への酸素供給 107
- E． 定常流と拍動流 107

II．水分バランスの変化 108

III．血液損傷，溶血 109

IV．血液と体外循環回路の接触 109
- A． 凝固系：カリクレイン-キニン系 109
- B． 線溶系 110
- C． 補体系 110

V．細胞成分と全身性炎症反応症候群 110
- A． 血管内皮細胞 110
- B． 白血球 111
- C． 血小板 111
- D． 虚血再灌流障害 111
- E． エンドトキシン 112

VI．体温 112
- A． 低体温 112
- B． 超低体温 112

Ⅶ．酸塩基平衡 ･･･ 113

Ⅷ．内分泌代謝系 ･･･ 113

第10章　成人の人工心肺 ･･ 115

Ⅰ．冠動脈疾患 ･･･ 115
A．病態，術式の特徴 ･･････････････････ 古梶清和　115
B．体外循環法，リスクマネジメント ･･ 茂田　綾　116
　① on-pump CABG ･････････････････････････････ 117
　② 中枢吻合，離脱 ･･････････････････････････････ 118
　③ リスクマネジメント ･･････････････････････････ 118

Ⅱ．弁膜症（大動脈弁置換術）･･ 120
A．病態，術式の特徴 ･･････････････････ 古梶清和　120
B．体外循環法，リスクマネジメント ･･ 茂田　綾　124
　① 術前 ･･･････････････････････････････････････ 124
　② 体外循環準備 ･･･････････････････････････････ 124
　③ カニュレーション ･･･････････････････････････ 124
　④ 体外循環開始 ･･･････････････････････････････ 124
　⑤ 大動脈遮断，心筋保護液注入 ･･････････････････ 125
　⑥ 復温，大動脈遮断解除 ･･･････････････････････ 126
　⑦ 離脱 ･･･････････････････････････････････････ 126
　⑧ リスクマネジメント ･････････････････････････ 126

Ⅲ．弁膜症（僧帽弁形成術）･･ 127
A．病態，術式の特徴 ･･････････････････ 工藤樹彦　127
　① 病態 ･･･････････････････････････････････････ 127
　② 術式 ･･･････････････････････････････････････ 128
　　a．後尖逸脱に対する形成法 ･････････････････ 128
　　b．前尖逸脱に対する形成法 ･････････････････ 128
　　c．その他の形成法 ･･･････････････････････ 128
B．体外循環法，リスクマネジメント ･･ 茂田　綾　129
　① 術前 ･･･････････････････････････････････････ 129
　② 体外循環準備 ･･･････････････････････････････ 129
　③ カニュレーション ･･･････････････････････････ 129
　④ 体外循環開始 ･･･････････････････････････････ 130
　⑤ 大動脈遮断，心筋保護液注入 ･･････････････････ 130
　⑥ 復温，大動脈遮断解除 ･･･････････････････････ 130
　⑦ 離脱 ･･･････････････････････････････････････ 130
　⑧ リスクマネジメント ･････････････････････････ 131

第11章　大動脈手術の人工心肺 ･･ 133

Ⅰ．弓部大動脈瘤 ･･･ 133
A．病態，術式の特徴 ･･････････････････ 志水秀行　133
　① 手術 ･･･････････････････････････････････････ 133
B．体外循環法，リスクマネジメント ･････ 川平洋輔　135
　① 体外循環開始前 ･････････････････････････････ 135
　② 体外循環開始 ･･･････････････････････････････ 135
　③ 体外循環中 ･････････････････････････････････ 135
　④ 大動脈遮断 ･････････････････････････････････ 135
　⑤ 脳分離体外循環 ･････････････････････････････ 135
　⑥ 末梢側吻合終了〜分枝吻合終了 ･････････････････ 136
　⑦ 大動脈遮断解除 ･････････････････････････････ 136
　⑧ 体外循環離脱 ･･･････････････････････････････ 136

Ⅱ．下行・胸腹部大動脈瘤 ･･･ 137
A．下行大動脈瘤：病態，術式の特徴 ･･･ 志水秀行　137
　① 手術 ･･･････････････････････････････････････ 137

2 脊髄保護 ………………………………… 138
B. 胸腹部大動脈瘤：病態，術式の特徴
　　　………………………………… 志水秀行 138
　　1 手術 …………………………………… 139
　　2 脊髄保護 ………………………………… 140

C. 胸腹部大動脈手術（下行大動脈手術含む）の体外循環法，リスクマネジメント ……… 平林則行 140
　　1 体外循環の事前準備 …………………… 140
　　2 体外循環法 ……………………………… 141

第12章　新生児・乳児の人工心肺 …………………………………………………………… 饗庭　了 145

Ⅰ．人工心肺からみた新生児・乳児の特徴 ………………………………………………………… 145
A. 新生児・乳児の生理学的，解剖学的特徴 …… 145
　　1 酸素消費量が多い ……………………… 145
　　2 循環血液量が少ない …………………… 145
　　3 温度調節能が低い ……………………… 145
　　4 体のサイズが小さい …………………… 145
　　5 血管特性 ………………………………… 146
B. 動脈の先天異常 …………………………… 146
C. 静脈の先天異常 …………………………… 147
D. re-do（再手術） …………………………… 147

Ⅱ．低体温 …………………………………………………………………………………………… 147
A. 低体温の深度 ……………………………… 148
B. 低体温中のpH（CO₂分圧）の管理 ……… 148
C. 超低体温循環停止 ………………………… 149

Ⅲ．新生児・乳児における心筋保護 ……………………………………………………………… 150

Ⅳ．新生児・乳児における人工心肺による合併症 ……………………………………………… 151
A. 全身炎症性反応 …………………………… 151
B. 肺機能不全と肺高血圧症 ………………… 152
C. 神経学的合併症 …………………………… 153
D. 腎機能不全 ………………………………… 153
E. 血液凝固障害による出血 ………………… 153

Ⅴ．新生児・乳児における人工心肺の外科的手技 ……………………………………………… 154
A. 人工心肺開始 ……………………………… 154
B. 人工心肺からの離脱 ……………………… 154
C. modified ultrafiltration ………………… 155
D. 機械的循環補助 …………………………… 155

第13章　低侵襲心臓手術（MICS）での人工心肺 ……………………………………………… 159

Ⅰ．心房中隔欠損症 ……………………………………………………………………… 岡本一真 159
A. 手術適応 …………………………………… 159
B. 手術時期，術式 …………………………… 159

Ⅱ．弁膜症 ………………………………………………………………………………… 岡本一真 163
A. 僧帽弁形成術 ……………………………… 163
B. 大動脈弁置換術 …………………………… 164
　　1 逆T字法（Gundry法） ………………… 165
　　　a．皮膚切開 …………………………… 165
　　　b．人工心肺 …………………………… 166
　　2 逆L字法またはJ字法 ………………… 166
　　　a．皮膚切開 …………………………… 166
　　　b．人工心肺 …………………………… 166

Ⅲ．port-access手術によるMICSでの人工心肺 ……………………………………… 平林則行　167
- A. 体外循環の術前準備 ………………… 167
- B. 体外循環法 …………………………… 167
  - 1 カニュレーション ………………… 167
  - 2 陰圧吸引補助脱血 ………………… 168
  - 3 人工心肺開始 ……………………… 168
  - 4 大動脈遮断，心筋保護液注入 …… 168
  - 5 心内操作中の人工心肺 …………… 168
  - 6 心内操作終了から大動脈遮断解除 … 169
  - 7 心内気泡除去 ……………………… 169
  - 8 人工心肺からの離脱 ……………… 170

第14章　補助循環　171

Ⅰ．大動脈内バルーンパンピング …………………………………………………… 倉島直樹　171
- A. 大動脈内バルーンパンピング（IABP）とは … 171
- B. 作用機序 ……………………………… 171
- C. 補助効果 ……………………………… 173
  - 1 拡張期大動脈圧の上昇（diastolic augmentation） ………………………………………… 173
  - 2 拡張末期大動脈圧と収縮期大動脈圧の低下 （systolic unloading） …………… 174
  - 3 心拍出量の増加 …………………… 174
  - 4 左室拡張末期圧の低下と左室容積の減少 … 174
  - 5 冠動脈血流の上昇 ………………… 174
  - 6 腎機能の改善 ……………………… 174
- D. IABPにおける基本的な戦略 ……… 175

Ⅱ．経皮的心肺補助（PCPS，ECMO） ……………………………………………………… 178
- A. 成人 ………………………… 倉島直樹　178
  - 1 PCPS，ECMOとは ……………… 178
  - 2 作用機序 …………………………… 178
  - 3 補助効果 …………………………… 178
    - a. PCPS（VA ECMO） …………… 178
    - b. VV ECMO ……………………… 180
  - 4 PCPS，ECMOにおける基本的戦略 … 180
- B. 新生児・小児 ……………… 岩城秀平　181
  - 1 適応 ………………………………… 182
  - 2 方法 ………………………………… 183
  - 3 装置 ………………………………… 184
  - 4 使用物品 …………………………… 185
  - 5 周辺機器 …………………………… 187
  - 6 抗凝固療法 ………………………… 188

第15章　補助人工心臓　………………………………………………………………………… 西中知博　189

Ⅰ．歴史 ……………………………………………………………………………………………… 189

Ⅱ．適応と分類 …………………………………………………………………………………… 190
- A. 補助人工心臓の適応 ………………… 190
- B. 補助人工心臓の分類 ………………… 192
  - 1 補助人工心臓の目的による分類 … 192
  - 2 血液ポンプが体内にあるか体外にあるかによる分類 ………………………… 192
  - 3 左心補助と右心補助 ……………… 192
  - 4 対象とする疾患による分類 ……… 193
  - 5 作り出す血流による分類 ………… 193
    - a. 拍動流式補助人工心臓 ………… 193
    - b. 連続流式補助人工心臓 ………… 196

Ⅲ．安全対策 ……………………………………………………………………………………… 196
- A. 機器の管理 …………………………… 197
- B. 創部の管理 …………………………… 197

C. 体調管理 .... 197　　D. 緊急時の対応と医療機関への報告 197

Ⅳ. 最新の機種 197

第16章　体外循環の合併症と対策　　　　　　　　　　　　　　　　申　範圭　203

Ⅰ. 体外循環による炎症反応の惹起 203
A. 補体系 .... 203　　D. カリクレイン-ブラジキニン系 204
B. 血液凝固系 .... 204　　E. 好中球 204
C. 線溶（線維素溶解）系 .... 204　　F. 血小板 204

Ⅱ. 体外循環の合併症と対策 205
A. 脳合併症 .... 205　　F. 酸塩基平衡と電解質異常 210
B. 肺合併症 .... 207　　　1 α-stat法による体外循環 211
C. 腎合併症 .... 208　　　2 pH-stat法による体外循環 212
D. 溶血 .... 209　　G. 急性大動脈解離 212
E. 術後出血 .... 209　　H. 消化器合併症 213

第17章　肝移植における体外循環　　　　　　　　　　　　　　　　　茂田　綾　217

Ⅰ. 肝臓生理 217

Ⅱ. 門脈バイパス 217
A. 遠心ポンプを用いた門脈バイパス .... 217　　　b. 門脈バイパス用回路の準備 218
　1 準備 .... 217　　　2 門脈バイパスの実際 218
　　a. 機器および医療材料 218

Ⅲ. リスクマネジメント 219

第18章　点検と安全管理　　　　　　　　　　　　　　　　　　　　　　　　　221

Ⅰ. 機器の点検, 安全管理 　　　　　　　　　　　　　　　　　　　　　南　茂　221
A. 機器の点検 .... 221　　　3 その他の点検 225
　1 日常点検 .... 221　　　　a. 故障時点検 225
　　a. 使用前点検（始業点検） .... 221　　　　b. オーバーホール後の点検 225
　　b. 使用中点検 .... 222　　B. 安全装置 225
　　c. 使用後点検（終業点検） .... 222　　　1 安全対策, 安全装置設置に至る経緯 .. 225
　2 定期点検 222

②人工心肺に関するインシデント報告と安全装置
　　　の設置状況 …………………………………… 227
　　③安全装置の限界 ……………………………… 230
C. マニュアル ……………………………………… 230
　　①マニュアルの大切さ ………………………… 230
　　②マニュアルの作成と配備 …………………… 230
　　③マニュアルの改訂 …………………………… 231
　　④マニュアル依存による危険 ………………… 232
D. チェックリスト ………………………………… 232
　　①チェックリストの必要性 …………………… 232
　　②チェックリストの種類 ……………………… 232
　　　a. 正常時のチェックリスト
　　　　（normal procedure checklist） …………… 232
　　　b. 正常でないときのチェックリスト
　　　　（abnormal checklist） …………………… 234
　　　c. 異常時，緊急時のチェックリスト
　　　　（emergency checklist） ………………… 235
　　③チェックリストの使い方：ダブルチェック
　　　（2名で確認する方法） …………………… 235
　　④現状と課題 …………………………………… 235
E. トラブルシューティング ……………………… 236

　　①人工心肺に関するトラブル ………………… 236
　　　a. 患者への空気の送り込み ………………… 236
　　　b. 回路の破損 ………………………………… 237
　　　c. 回路内凝固 ………………………………… 238
　　　d. 異型血液の輸血 …………………………… 238
　　　e. 投薬の間違い ……………………………… 239
　　　f. 人工肺ガス交換不足 ……………………… 239
　　　g. 血液（送血）ポンプの故障 ……………… 240
　　　h. 電力供給停止 ……………………………… 240
　　②補助循環（PCPSを中心に）に関するトラブル …… 241
　　　a. 患者への空気の送り込み ………………… 241
　　　b. 回路の折れ曲がり ………………………… 242
　　　c. 回路内凝固 ………………………………… 242
　　　d. 人工肺の性能低下 ………………………… 243
　　　e. 移動時のトラブル ………………………… 243
　　③IABPに関するトラブル …………………… 244
　　　a. バルーンの破裂，穿孔 …………………… 244
　　　b. 不適切なタイミングによるIABP駆動 …… 245
　　④医療事故発生時の対応 ……………………… 245
　　⑤安全性情報の収集 …………………………… 245

II. 教育，訓練，研修 …………………………………………………………………………………………… 247

A. 医師 …………………………………… 冨澤康子 247
　　①教育 …………………………………………… 247
　　　a. 患者側の要因 ……………………………… 247
　　　b. システム側の要因 ………………………… 247
　　②訓練 …………………………………………… 248
　　　a. 心臓外科医による自施設の安全度チェック … 248
　　③研修 …………………………………………… 249
B. 技士 ……………………………………… 南　茂 249
　　①教育と訓練の両立の大切さ ………………… 249
　　②教育 …………………………………………… 250
　　　a. テクニカルスキルの教育 ………………… 250
　　　b. ノンテクニカルスキルの教育 …………… 250
　　③訓練 …………………………………………… 251

　　　a. 人工心肺装置の設定，操作訓練：プラット
　　　　ホームトレーニング ……………………… 251
　　　b. 人工心肺基本操作訓練：ウェットトレー
　　　　ニング ……………………………………… 252
　　　c. 手術に即した体外循環操作訓練：シミュ
　　　　レーショントレーニング ………………… 252
　　　d. 体外循環の危機管理訓練：トラブルシミュ
　　　　レーション ………………………………… 252
　　　e. 実地訓練：OJT …………………………… 254
　　④研修 …………………………………………… 254
　　　a. 座学 ………………………………………… 254
　　　b. 実技 ………………………………………… 255

第19章　体外循環システム，各施設の特徴 ………………………………………………… 257

Ⅰ．自治医科大学附属さいたま医療センター ……………………………………… 百瀬直樹　257
A．システムの概要 ……………………………… 257
B．人工心肺の特徴と操作法 …………………… 257
C．smart circuit の特徴と操作法 ……………… 257

Ⅱ．大垣市民病院 …………………………………………………………………………… 小山富生　260
A．基本システムの特徴 ………………………… 260
B．吸引，ベンティング操作 …………………… 261
C．小児体外循環 ………………………………… 262

Ⅲ．聖隷浜松病院—低充填体外循環システム ………………………………………… 北本憲永　264
A．システムのコンセプト ……………………… 264
B．体外循環システム …………………………… 264
C．システム以外の低充填化の工夫 …………… 264

Ⅳ．榊原記念病院—大動脈弓部置換術を中心に ……………………………………… 田辺克也　267
A．大動脈弓部置換術における体外循環の流れ … 267
B．近年の大動脈弓部置換術の結果 …………… 269

Ⅴ．川崎幸病院 ……………………………………………………………………………… 長澤洋一　270
A．人工心肺回路 ………………………………… 270
　❶基本回路 …………………………………… 270
　❷脳灌流回路 ………………………………… 271
B．体外循環方法（弓部大動脈瘤の場合） …… 272

索　引 ……………………………………………………………………………………………………… 273

1 人工心肺とは

I 人工心肺の歴史

　病んだ心臓を修復する間，全身の循環を維持する人工心肺装置，すなわち一時的に心臓と肺の代わりをする血液酸素加ポンプの発想は，世に問われてから80年，実用化から60年が経過したにすぎない．はじめて人工心肺装置の試作品を発表したのはCharles Lindberghで，1935年のことである．彼は1927年，世界ではじめて飛行機による単独大西洋無着陸無給油横断を成功させたアメリカンヒーローとして世に知られている．若き英雄は，その後弁膜症に侵された義姉を救うため，そのパイロットとしての類まれな才能を人工心肺装置の開発に傾けることになる．Lindberghが想定したのは，病気に侵された心臓を一時的に体外に取り出して処置をする「ベンチサージェリー」で，この際には取り出した心臓の生存を図る方策が必要となる．Lindberghはノーベル生理学・医学賞を受賞したAlexis Carrelの研究所の門を叩き，彼との共同研究で，一時的に取り出した臓器に培養液を灌流させることで機能維持を図る臓器灌流装置の作製に取り組んだ．1935年，Lindberghの開発した臓器灌流装置は，動物実験で臓器を長時間生存させることに成功した．

　同じころ，人工心肺装置の開発に情熱を燃やす若き外科医がいた．John Gibbonである．彼はマサチューセッツ総合病院の研修医であった1930年10月3日，胆嚢摘出術後の肺塞栓症を合併した患者のベッドサイドでの経過観察を上司から命じられた．当時肺塞栓症に対し，肺動脈切開血栓除去術が行われていたもののその成績は惨憺たるもので，米国では成功例がなく，その多くは肺動脈を切開，血栓除去し肺動脈を再縫合するまでの手術時間が長かったために循環不全となり，帰らぬ人となっていた．この手術の許容時間は，6分とされていた．不寝番となったGibbonはこの患者の血圧を記録しながら，心臓と肺の肩代わりをする機械を作り，患者にこれをつないで生かしておいてゆっくりと手術すればよい，という人工心肺装置の発想を得た．翌日容態が悪化したこの患者は手術され，手術時間6分30秒という神がかり的な手術であったが，患者は帰らぬ人となった．Gibbonは，この後外科医の道を捨て人工心肺装置の開発に邁進していった．

　人工心肺装置の実用化にあたり，解決すべき問題は主に3つ存在した．すなわち，人工物の回路内を通過する血液の凝固をいかに防ぐか，静脈血の人工的な酸素加（人工肺の開発），体循環を維持しうる血液ポンプ，の3つである．人工物の回路内を通過する血液の凝固をいかに防ぐかに関しては，1916年に抗凝固作用のあるヘパリンがイヌの肝臓から発見され，1930年代半ばには製品化された．静脈血の人工的な酸素加に関しては，フィルム型血液酸素加装置は1885年にVon Freyが，膜型血液酸素加装置は1944

年にWJ Kolffが，気泡型血液酸素加装置は1952年にLC Clarkが開発に成功している．体循環を維持しうる血液ポンプに関しては，ローラーの回転によりチューブを圧迫し血液を拍出するローラーポンプが，1980年代より存在していた．というわけで，Gibbonが人工心肺装置の開発をはじめるにあたり，予想された諸問題はすべて解決の方策があったが，その質が問題となった．彼は，1935年にはネコに人工心肺を装着し，3時間50分生存させることに成功しているが，ここからヒトへの臨床応用までにはさらに17年の歳月を要した．Gibbonは人工肺としてフィルム型血液酸素加装置を用いたが，ネコとヒトでは循環血液量が異なり，単位時間あたり必要な酸素加血液量はネコに比べてヒトははるかに多く，当時のフィルム型血液酸素加装置では必要量をまかなえなかったことが，17年の歳月を要するに至った原因であった．最終的にこの問題は医学と関係のない職種，現在のIBM社の前身の会社に相談したことで医工連携が成功し，解決に至った．すなわち酸素を吹きつけた薄い網目上の銅線スクリーンを何層にも重ね，ここに血液を流すことでスクリーン上に薄く延ばされた多量の血液膜が瞬時に酸素加されることに成功した．

　1953年5月6日，Gibbonは世界ではじめて人工心肺を用いた心停止下の心房中隔欠損症手術に成功する．患者は18歳女性，体外循環時間45分，大動脈遮断時間27分であった．この輝かしい成功ののち，続く2例は死亡，結局生存例は1例のみであった．Gibbonの手術成績は6例中5例死亡という結果で，Gibbonは人工心肺装置を使った手術を諦めてしまった．当時人工心肺を使用する代わりに行われた，ドナーとの交差循環による手術の成績がよかったことで，人工心肺手術の安全性が否定された風潮もあったと思われる．しかしながら現代から振り返ってみれば，人工心肺手術の惨憺たる成績は，人工心肺装置に問題があったからではなく，術前診断や心停止下の心筋保護の技術が稚拙だったからに他ならない．Gibbonの考案した人工心肺装置は，彼が使わなくなった後，メイヨークリニックで改良され，心筋保護液や低体温手術の開発と相まって目覚ましい手術成績をあげていき現在に至っているが，現在の人工心肺装置の骨格は，Gibbonの原型と大差ないものである．

II 人工心肺の原理と低侵襲体外循環回路

A 人工心肺の基本構造

　人工心肺装置は，基本構造は比較的単純で，脱血した静脈血を人工肺で酸素加し何らかの血液ポンプによって体内へ送り返し循環させるものである．実際には，術野の出血を回路内に戻すサクション回路やベント回路を組み込むため複数の血液ポンプを用い，これらの血液を貯留して送脱血量を調節するための貯血槽，人工心肺回路内の血液温を調節する熱交換器などが組み込まれている（**図1，2**）．通常，脱血は落差脱血で行われ，人工肺の抵抗が高いため人工肺の手前，すなわち静脈側に血液ポンプが配置される．回

II．人工心肺の原理と低侵襲体外循環回路　3

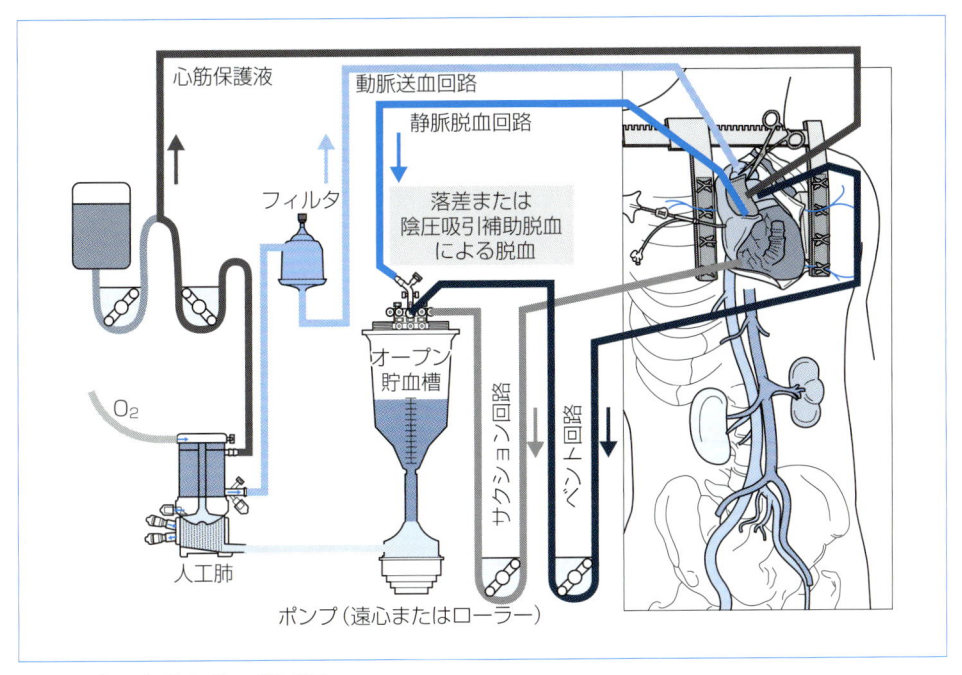

図1　人工心肺回路の模式図

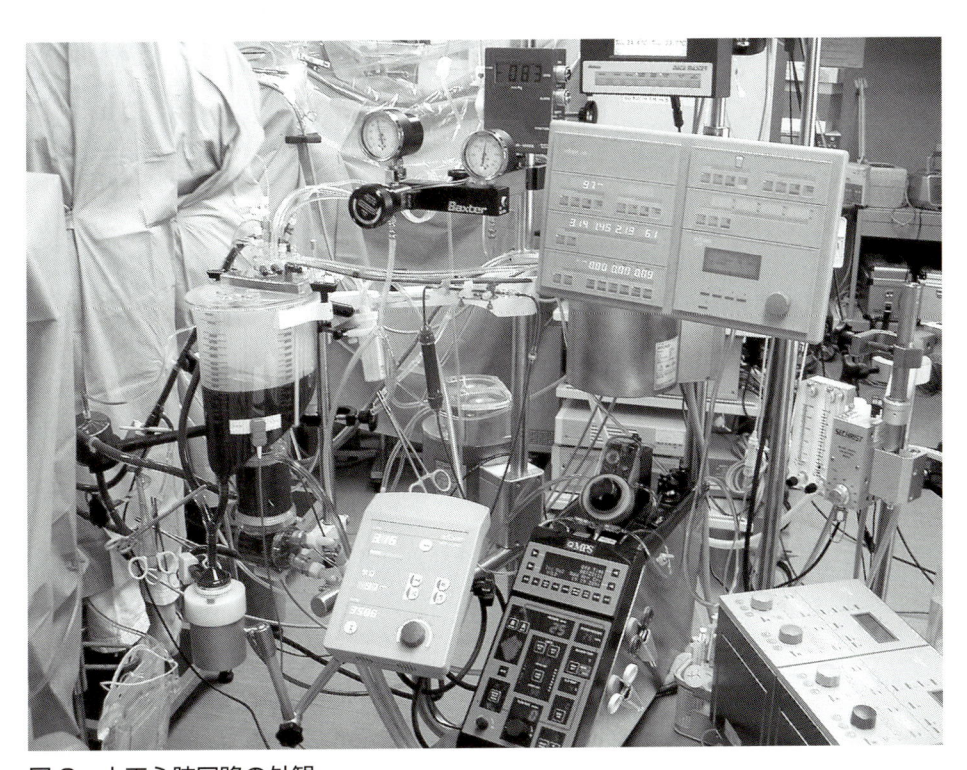

図2　人工心肺回路の外観

路内は体外循環開始時に空気を送らないよう何らかの充填液で満たされるが，体外循環開始時には，この充填液が一気に体内に入るため血液が希釈される．回路内をうまく循環させるためにはある程度の血液希釈が必要であるが，過度の希釈を避けるためには，充填液量の低減を図ればよいわけで，これは動脈フィルター体型人工肺の実用化で長足の進歩をみた．また後述する貯血槽を用いないmini-circuitの開発も充填液量の低減に貢献している．

血液ポンプとして現在汎用されているのは，ローラーポンプと遠心ポンプである．ローラーポンプは，弾力性のあるチューブをローラーで圧閉しながらしごくことで中の血液を一方向性に送り出すものである．また遠心ポンプは回転子を高速で回転させることにより血液に軸流を生じさせ，結果として遠心力により高速で流れる血液を外側の流出口から駆出するものである．いずれのポンプでも上記の構造上の問題から血球は物理的刺激を受け続けることになり，血球破壊による溶血などの問題が懸念される．またローラーポンプ，遠心ポンプいずれにおいても得られる血流は定常流であり，通常生体内を循環する血流は拍動流であるので非生理的循環となる．

体外循環に際しては，ヘパリンを使用して人工物と血液が接触することによる血液凝固を予防しているが，その機序はアンチトロンビンⅢの抗トロンビン活性亢進によるものであり，血液が人工心肺回路に接触することで惹起されるⅫ因子活性化は抑制できず，この結果，内因系の血液凝固カスケードが活性化される．同時に血小板粘着凝集が進み，カリクレイン-キニン系，線溶系も活性化される．これにより白血球も活性化され組織因子の放出と相まって外因系の血液凝固カスケードも活性化される．これに加えて，人工物の回路に血液が接触すると蛋白質が付着しこれが変性することに伴い，白血球，血小板，補体が活性化され炎症反応が惹起されサイトカインが上昇する．この結果，臓器機能の低下や血管抵抗の破綻，全身浮腫などさまざまな合併症の誘因となると考えられている[3〜5]．このような反応は貯血槽の血液が空気と触れることによっても，あるいは術野の心膜などの組織と接触した血液を人工心肺回路内に回収しても起こると考えられている[6〜8]．

以上のように人工心肺装置は複雑な構造ではなく，心臓と肺の肩代わりをするという大前提を満たすものの，得られる循環は生理的なものではなく，人工物の回路内を血液が循環することでさまざまな炎症反応が惹起されるので，人工心肺を用いた体外循環自体が生体にさまざまな侵襲をもたらすことになる（図3）．人工心肺操作に関わる者は，これらの点を常に考慮して操作管理することが肝要である．また近年，これらの体外循環の侵襲を低減化した低侵襲体外循環システムmini-circuitが実用化されて臨床使用されている．ここではmini-circuitの概要についても触れておく．

B 閉鎖型体外循環回路：mini-circuitとは

mini-circuitとは前述したような現行の体外循環回路の問題点を改善した低侵襲体外循環回路のことで，その構造は，駆動装置として遠心ポンプを用い，従来の体外循環回路から貯血槽を廃し経皮的体外循環回路（percutaneous cardiopulmonary support：PCPS）に代表される閉鎖回路で体外循環を行うことで体外循環血液の空気との接触を

・血液希釈 ・血液の異物表面,空気接触 ・術野吸引血の全身再循環 ・血液成分,血球損傷 ・異物,空気塞栓 ・臓器灌流障害 ・心筋組織,細胞障害	・全身性炎症反応(SIRS) ・止血機能破綻 ・血管透過性亢進 ・輸血合併症 ・中枢神経系機能障害 ・臓器機能低下 ・心拍出量低下(LOS)

図3 人工心肺を用いた体外循環に伴う侵襲

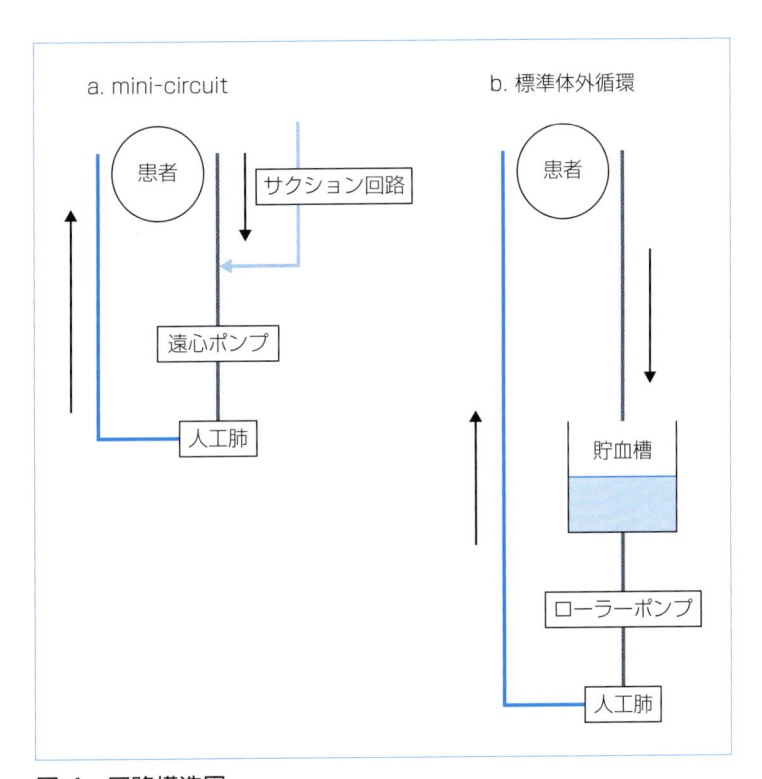

図4 回路構造図

なくし,また回路充填液量を減量せしめ,結果として炎症反応の亢進および血液希釈率を軽減するというものである.また,PCPS回路との違いは,従来貯血槽に回収されていた術野から吸引された血液を一時的にバッグに集め,必要に応じて回路内へ戻せる構造を付加している点である.mini-circuitとして製品化されているMECC回路と従来型体外循環回路の構造図を**図4**に示す[9].

このような低侵襲体外循環回路は,従来型の体外循環回路と比べて本当に低侵襲なのかに関しては,いまだ議論の残るところである.体外循環血液が貯血槽内の空気と接触することで本当に炎症反応亢進などの侵襲的問題を惹起するのかに関してエビデンスを示した報告はない.MECC回路と従来型の体外循環回路の比較臨床試験に関しては,

Wiesenackら[10]が各群485例ずつの冠動脈バイパス手術症例を比較し，手術死亡率に差は認めなかったものの，合併症発生率および輸血量は有意に従来型の体外循環回路を用いた群のほうが高かったと報告している．このほか，mini-circuitにより周術期の凝固活性および炎症反応亢進が抑制されたとする報告も多い[9, 11~14]．またmini-circuitを用いた冠動脈バイパス術の炎症反応亢進は，off-pump CABG（OPCAB）の場合と同程度に抑えられるとの報告もある[15, 16]．しかしながら，冠動脈バイパス術では，術野の出血を直接体外循環回路に戻さず，Cell Saver輸血に代表される自己血回収装置を用いて返血される場合が多く，体外循環時の炎症反応亢進の主因は血液が血管外組織と接触することで惹起される組織因子であるとの報告[17, 18]もあり，mini-circuitが有効なのか術野の吸引血を直接回路内に戻さなかったことが（ポンプサッカーを用いなかったことが）有効なのか不明である．血液が血管内皮細胞以外の組織と接触することで組織因子が産生されるので，心嚢内の血液は組織因子を多量に含み，これが血中に入ることで第Ⅶ因子が活性化され外因性凝固カスケードが展開する[7, 8]と考えると，Cell Saver輸血によってのみ術野の出血を返血することで，組織因子の血中濃度は抑制でき，外因性の凝固カスケード亢進は抑えられる可能性がある．しかしながら，前述のごとく体外循環時には内因性外因性両方の凝固カスケードが活性化されており，どちらがより生体に対し影響するのかは不明であり，また術式によっても組織因子の産生は異なると考えられるので，組織因子が体外循環による侵襲の主因子であると断定することはできない．van den Goorら[19]は，体外循環下の冠動脈バイパス術において心嚢内の血液を返血した群と返血しなかった群の凝固活性を比較して，心嚢内血液の返血により，すなわち組織因子の介入により全身の血液凝固活性が亢進するわけではないと報告している．またLindholmら[20]は，Cell Saver輸血を行わず心嚢内血液を吸引して回路内に返血した冠動脈バイパス術あるいは大動脈弁置換術で従来の体外循環回路を使用した群とmini-circuit使用群を比較し，mini-circuit使用群で抗凝固活性および抗炎症効果があったと報告している．

このようにmini-circuitの有効性を示す報告は多いものの，いずれも症例数がそれほど多くないこと，心嚢内出血の扱いがさまざまであること，原疾患が異なること，測定しているパラメータが同一でないことなど評価するにあたってのバイアスが大きく，mini-circuitの効果については統一見解が得られていないのが現状である．理論的には低侵襲化がなされていると考えられるものの，その構造から，大量の空気が回路内に入ると対応できない，自己血回収装置を用いずに出血を即時回路内に戻そうとすると組織因子が血管内に入ることになりその影響が懸念されるためmini-circuitの適応疾患が限られる可能性がある．回路という異物接触面積は全長が短くなっても依然として大きい，有効性のエビデンスが少ない，などの課題が残されている．今後回路のコーティングをはじめとするmini-circuitの構造的な改良もさることながら，術者を筆頭にその使用者がmini-circuitの概念と特性を理解したうえで適正に使用し，臨床成績を積み上げていくことでこれらの課題が克服されていくと考えられる．

参考文献

1) SIジョンソン：心臓外科の歴史，二宮睦雄（訳），中央公論新社，東京，1973
2) JHコムロー：心臓をめぐる発見の物語，諏訪邦夫（訳），中外医学社，東京，2000

3) Griffin JH, Cochrane CG：Recent advances in the understanding of contact activation reactions. Semin Thromb Hemost **5**：254-273, 1979
4) Courtney JM, Matata BM, Yin HQ et al：The influence of biomaterials on inflammatory responses to cardiopulmonary bypass. Perfusion **11**：220-228, 1996
5) Courtney JM, Forbes CD：Thrombosis on foreign surfaces. Br Med Bull **50**：966-981, 1994
6) Shann KG, Likosky DS, Murkin JM et al：An evidence-based review of the practice of cardiopulmonary bypass in adults：a focus on neurologic injury, glycemic control, hemodilution, and the inflammatory response. J Thorac Cardiovasc Surg **132**：283-290, 2006
7) Chung JH, Gikakis N, Rao AK et al：Pericardial blood activates the extrinsic coagulation pathway during clinical cardiopulmonary bypass. Circulation **93**：2014-2018, 1996
8) Hattori T, Khan MM, Colman RW et al：Plasma tissue factor plus activated peripheral mononuclear cells activate factors VII and X in cardiac surgical wounds. J Am Coll Cardiol **46**：707-713, 2005
9) Remadi JP, Rakotoarivelo Z, Marticho P et al：Prospective randomized study comparing coronary artery bypass grafting with the new mini-extracorporeal circulation Jostra System or with a standard cardiopulmonary bypass. Am Heart J **151**：198, 2006
10) Wiesenack C, Liebold A, Philipp A et al：Four years' experience with a miniaturized extracorporeal circulation system and its influence on clinical outcome. Artif Organs **28**：1082-1088, 2004
11) Immer FF, Pirovino C, Gygax E et al：Minimal versus conventional cardiopulmonary bypass：assessment of intraoperative myocardial damage in coronary bypass surgery. Eur J Cardiothorac Surg **28**：701-704, 2005
12) Ohata T, Mitsuno M, Yamamura M et al：Minimal cardiopulmonary bypass attenuates neutrophil activation and cytokine release in coronary artery bypass grafting. J Artif Organs **10**：92-95, 2007
13) Fromes Y, Gaillard D, Ponzio O et al：Reduction of the inflammatory response following coronary bypass grafting with total minimal extracorporeal circulation. Eur J Cardiothorac Surg **22**：527-533, 2002
14) Wippermann J, Albes JM, Hartrumpf M et al：Comparison of minimally invasive closed circuit extracorporeal circulation with conventional cardiopulmonary bypass and with off-pump technique in CABG patients：selected parameters of coagulation and inflammatory system. Eur J Cardiothorac Surg **28**：127-132, 2005
15) Mazzei V, Nasso G, Salamone G et al：Prospective randomized comparison of coronary bypass grafting with minimal extracorporeal circulation system (MECC) versus off-pump coronary surgery. Circulation **116**：1761-1767, 2007
16) Puehler T, Haneya A, Philipp A et al：Minimal extracorporeal circulation：an alternative for on-pump and off-pump coronary revascularization. Ann Thorac Surg **87**：766-772, 2009
17) Fabre O, Vincentelli A, Corseaux D et al：Comparison of blood activation in the wound, active vent, and cardiopulmonary bypass circuit. Ann Thorac Surg **86**：537-541, 2008
18) De Somer F, Van Belleghem Y, Caes F：Tissue factor as the main activator of the coagulation system during cardiopulmonary bypass. J Thorac Cardiovasc Surg **123**：951-958, 2002
19) van den Goor JM, Nieuwland R, Rutten PM：Retransfusion of pericardial blood does not trigger systemic coagulation during cardiopulmonary bypass. Eur J Cardiothorac Surg **31**：1029-1036, 2007
20) Lindholm L, Westerberg M, Bengtsson A et al：A closed perfusion system with heparin coating and centrifugal pump improves cardiopulmonary bypass biocompatibility in elderly patients. Ann Thorac Surg **78**：2131-2138, 2004, discussion 2138

2 人工心肺に必要な循環生理

I 解剖

　人工心肺を確立するために必要な解剖のポイントは大きく分けて3つある．脱血路，送血路，臓器保護のための灌流路をどこからどのように確保するかである．

A 血管の解剖と血液循環

1 静脈血

　上半身から返ってきた静脈血は，左右の腕頭静脈が合流して上大静脈となり，さらに下半身の血流の一部と胸壁などから戻ってきた血液は奇静脈を介して上大静脈へ合流し，右房へ還流する（図1）．下半身の静脈血はまず鼠径部で大伏在静脈と大腿静脈が合流し外腸骨静脈となり，内腸骨静脈と合流して総腸骨静脈となり，左右の総腸骨静脈が合流して下大静脈となる．左右の腎静脈が下大静脈へ合流し，その他の腹腔内臓器から

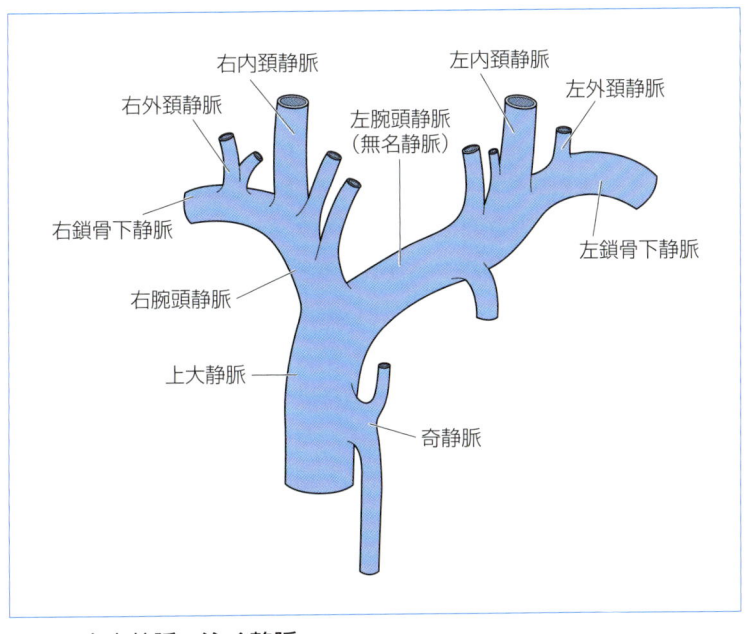

図1　上大静脈へ注ぐ静脈

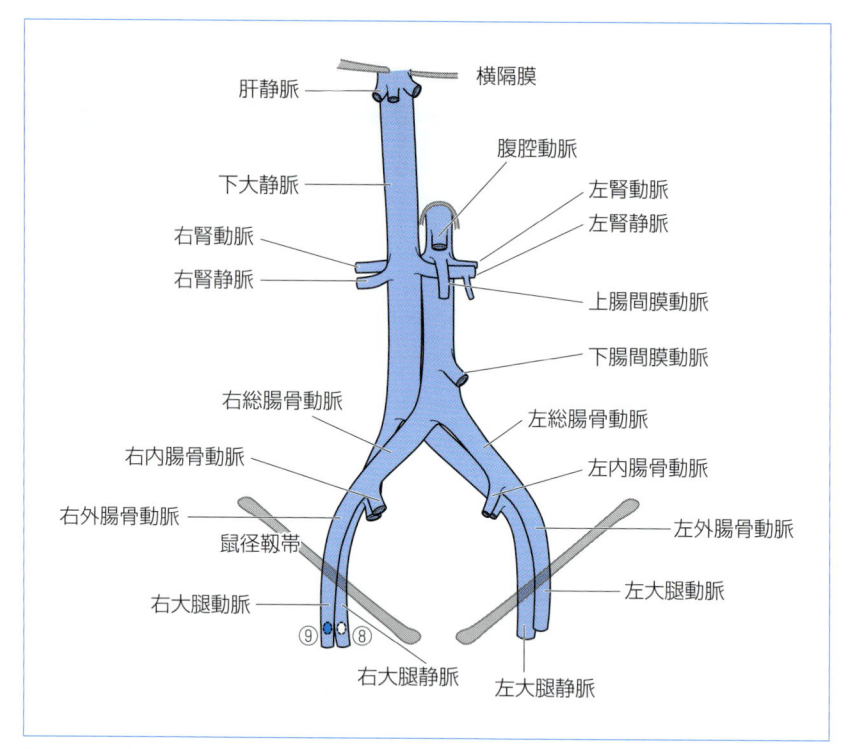

図2　下半身の血管

戻ってきた静脈血の多くが門脈を介して肝臓に入り，肝静脈を介して横隔膜の下で下大静脈へ合流する（図2）．下大静脈は横隔膜を越えて胸腔内に入り右房へ還流する．心臓を還流した静脈血は冠静脈洞から右房へ返ってくる．右房に入った静脈血は三尖弁を通り，右室に入り，肺動脈へと駆出される（図3）．

2 動脈血

　肺で酸素加された動脈血は左右上下肺静脈の4本を介して左房に還流する．左房に入った酸素加された血液は僧帽弁を通って左室に入り，大動脈弁を通ってValsalva洞という大動脈基部のポケット状の膨らんだ部分を通って上行大動脈に駆出される（図3）．Valsalva洞には左右の冠動脈口がある．上行大動脈は大動脈弓部となり，腕頭動脈，左総頚動脈，左鎖骨下動脈の3本の大きな分枝を出す．右腕頭動脈が分岐し右鎖骨下動脈と右総頚動脈に分かれ，右鎖骨下動脈は右の椎骨動脈と内胸動脈を分岐し第一肋骨の部位で右腋窩動脈と名前を変える．左の鎖骨下動脈も椎骨動脈，内胸動脈を分岐し，腋窩動脈となる（図4）．その後弓部大動脈は下行大動脈となり，肋間動脈を分枝として出しながら胸腔内を下行する．気管支動脈が肋間動脈や大動脈，鎖骨下動脈などから分岐する．大動脈は腹腔に入り，腹腔動脈，上腸間膜動脈，左右腎動脈，下腸間膜動脈を分枝したのち，左右の総腸骨動脈に分岐する．総腸骨動脈は内腸骨，外腸骨動脈に分岐し，鼠径部で大腿動脈と大腿深動脈に分岐する（図2）．

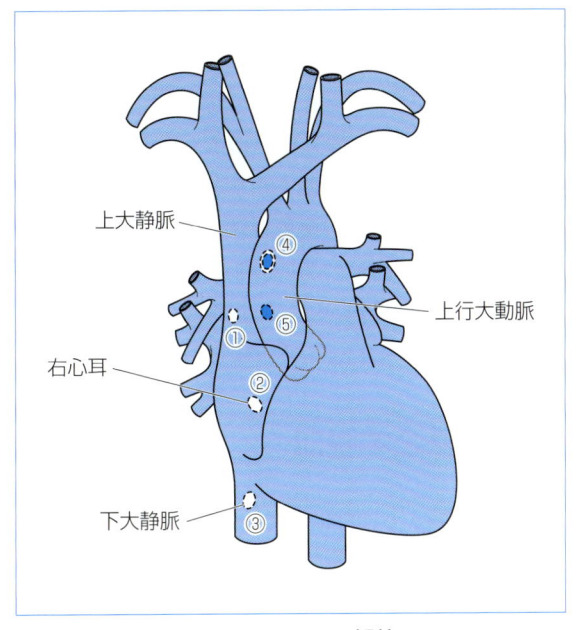

図3　腹腔内カニュレーション部位

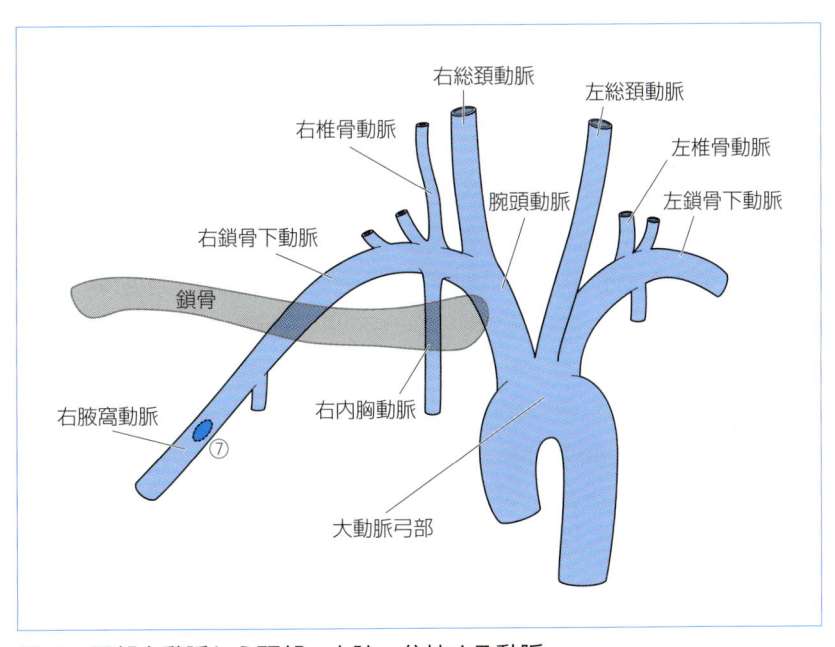

図4　弓部大動脈から頚部，上肢へ分枝する動脈

B 脱血路（静脈カニュレーション）

　静脈血を回収するには，全身を巡って右房に返ってくる上大静脈，下大静脈，冠静脈洞からの静脈血をすべて回収する必要がある．

1 右房1本脱血

右房切開を行わない手術で行われる．右心耳（図3②）から1本の脱血管を入れる．脱血管の先端を右房内に置くいわゆる右房1本脱血では心臓の脱転時などに脱血が悪くなる場合があるので，大静脈心房脱血カニューレ（2段脱血カニューレ）を下大静脈へ向かって入れる下大静脈右房脱血法が一般的である[1]．これら右房1本脱血は簡単かつ迅速に行え，切開も1箇所ですむ利点がある．先端が下大静脈に深く入りすぎたり，肝静脈に迷入すると脱血が悪くなる場合がある．経食道心エコー（transesophageal echocardiography：TEE）での観察が有用である[2]．

2 上下大静脈2本脱血

上大静脈（図3①または②から），下大静脈（図3③）にそれぞれ脱血カニューレを挿入する．右房切開が必要な手術や，直視下に冠静脈洞へ逆行性心筋保護カニューレを挿入する場合に行う．上大静脈のカニューレが奇静脈（図1）に迷入したり，下大静脈のカニューレが下大静脈右房脱血法同様，深すぎたり肝静脈へ迷入すると脱血が悪くなる場合がある．上下大静脈にテーピングをかけて締めると上大静脈および下大静脈からの血流はすべて脱血されることになる．この状態を完全体外循環（total cardiopulmonary bypass：CPB）と呼ぶ．このテーピングが緩んでいて，上大静脈および下大静脈からの血流が多少なりとも右房に流入している状態を部分体外循環（partial CPB）と呼んでいる．total CPBの場合，右房切開が行われていなければ冠静脈洞から還流する血液が回収されず，右房にたまって右房が伸展してしまうことにも注意が必要である．この上下大静脈2本脱血は右房切開の際には必要不可欠だが，上下大静脈周囲の剝離やテーピングを行わなければならないので手技的には難易度が増す．また左上大静脈遺残などがある場合には左大静脈にもカニュレーションが必要となる[3]．

3 大腿静脈

低侵襲小開胸手術，大血管手術や胸部大動脈瘤手術，再手術で予想外の大出血の可能性がある場合[4]，急変時の経皮的心肺補助装置（percutaneous cardiopulmonary support：PCPS）導入の際や何らかの理由で右房から下大静脈への脱血管が挿入できない場合などに，大腿静脈（図2⑧）から右房まで脱血カニューレを挿入する．使用できるカニューレの太さに制限があるため，十分な脱血量を得るために，吸引脱血法を用いなければならないことも多い[5]．

4 右内頸静脈

低侵襲小開胸手術などで，大腿静脈からの脱血路では脱血が不十分な場合，右内頸静脈からガイドワイヤーを用いて上大静脈へ脱血管を挿入する[6]．

その他気管支静脈から一部肺静脈を介して左房に戻る血液や[7]，テベシウス静脈と呼ばれる静脈を介して直接心腔内に戻る血液も存在するといわれている[8]．

C 送血路（動脈カニュレーション）

主に送血路として用いられる動脈は上行大動脈，大腿動脈，腋窩（鎖骨下）動脈である．

1 上行大動脈

もっとも一般的に用いられている送血路である（図3④）[9]．場合によっては上行大動脈より少し遠位の弓部大動脈に近い部分にカニュレーションされることもある．多くの成人症例が高齢化する傾向にあるなか，カニュレーション部位となる上行大動脈および上行大動脈送血のジェットがあたる弓部大動脈の粥状硬化病変が問題となってきている[10]．粥状硬化病変を有する上行大動脈へのカニュレーションは周術期脳梗塞，腎機能障害の危険因子となると考えられている．術前のCT，術中のTEE，術野エコー（epiaortic echo）などから上行大動脈から弓部大動脈までのアテロームや内膜肥厚をチェックし，場合によっては送血路の変更を考慮する[11]．

2 大腿動脈

大動脈手術時や，上記のように上行大動脈が送血路として適さない場合，急変時のPCPS導入の場合，再手術時の胸骨正中切開時の大量出血が危惧される場合などに総大腿動脈が送血路として用いられる[4]．鼠径部を切開し大腿動脈を露出したのちSeldinger法でガイドワイヤを用いてカニューレを挿入する．PCPSでは経皮的穿刺を行う．合併症としては下肢虚血，動脈解離，出血，血栓塞栓症などがある[4, 12]．下肢虚血，動脈解離の合併症が危惧されるときは，人工血管を大腿動脈に端側吻合して，その人工血管から送血する方法もある．

3 腋窩動脈

腋窩動脈は上行大動脈送血や大腿動脈送血が好ましくない場合に，送血路として用いられる（図4⑦）．腋窩動脈送血の利点は，粥状硬化病変を有する患者での塞栓症の発症が少ない点，Stanford A型大動脈解離においては大腿動脈送血で起こりうる偽腔送血による解離進展の危険や臓器の灌流不全の危険などが少ない点である[13]．腋窩動脈も大腿動脈同様，直接Seldinger法でガイドワイヤを用いて，または人工血管を吻合して送血を行う[14]．

4 選択的順行性脳灌流

大動脈弓部に手術操作が及ぶ場合，低体温循環停止を用い，大動脈弓部を切開し腕頭

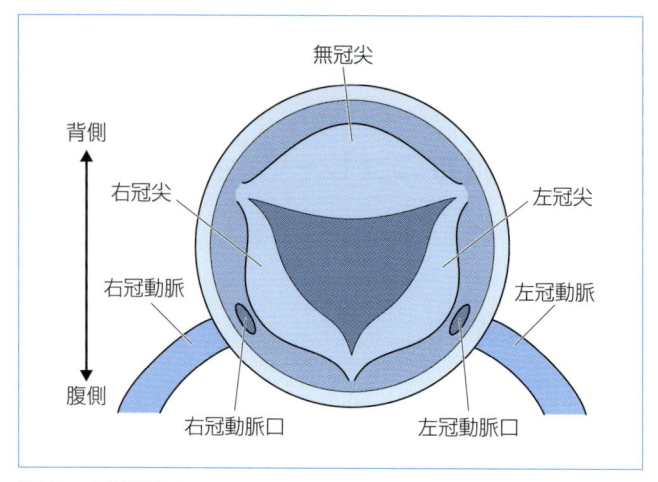

図5　冠動脈口

動脈，左総頚動脈，左鎖骨下動脈にそれぞれ選択的脳灌流カニューレを挿入することが多い．右腋窩動脈にカニュレーションを行って腕頭動脈を遮断することによって右腕頭動脈の選択的脳灌流カニューレの代替とすることもできる．

5 その他の送血部位

腕頭動脈，左総頚動脈，上腕動脈，左室心尖部も症例によって送血部位となる．心尖部送血の場合は大動脈弁を超えて大動脈基部まで先端を挿入する[15]．TEEによるガイドが有用と思われる．施設によっては弓部手術の際，上大静脈に挿入した脱血管を用いて逆行性脳灌流を行っているところもある[16]．

D 心筋保護のためのカニューレ挿入部位

1 順行性心筋保護

大動脈遮断部位より近位の大動脈基部（図3⑤）に心筋保護液注入用カニューレ（ルートカニューレ）を挿入する．高度な大動脈弁逆流があるときには施行できない．

2 選択的冠灌流

高度な大動脈弁逆流や大動脈解離など大動脈基部カニューレでは心筋保護ができない場合に行われる．大動脈基部を切開し左右の冠動脈入口部にカニューレを直接挿入する（図5）．

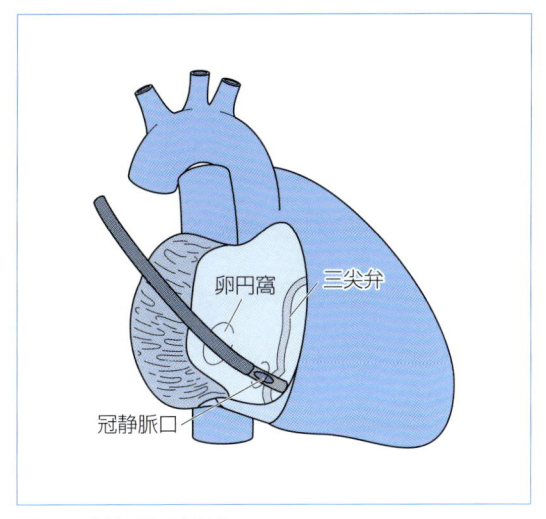

図6 逆行性冠灌流

3 逆行性心筋保護

右房切開して直視下に，または右房切開せずにTEEガイド下で非直視下に冠静脈洞へ逆行性カニューレを挿入する（**図6**）[17]．

4 その他の心筋保護法

冠動脈再建術などでは吻合が終わったグラフトから心筋保護液を注入することもある．

E 左心系のベントのためのカニューレ挿入部位

人工心肺中の適切な心筋保護のために心室が拡張伸展することは極力回避しなければならない[18]．心室が拡張伸展すると直接的機械損傷を起こし，また心室が拡張した状態で心筋保護液を注入しても不完全な心筋保護となり，心内膜虚血などの心筋虚血の危険性が高まる．左心の過伸展が気づかぬうちに起こっていないか注意しなければならない．TEEでの監視が有用である．左心系のベンティングのために用いられるカニュレーション部位は以下のとおりである．

1 大動脈基部

順行性心筋保護のために上行大動脈の基部に挿入した心筋保護液注入用カニューレ（ルートカニューレ）についているコネクタで大動脈基部からベンティングする（**図7**①）[19]．大動脈遮断中はベントとして，大動脈遮断解除後には空気抜きのために使う．簡便ではあるが心筋保護液注入中にはベント回路としては使えない．

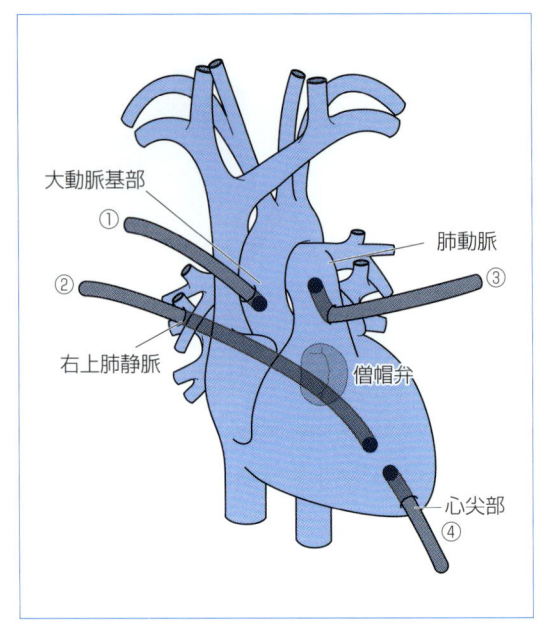

図7　左心ベント

2 右上肺静脈

　右上肺静脈から左房へ，そして僧帽弁を通過させ左室までカニューレを挿入する（図7②）．左室までカニューレを入れるので左室の確実な減圧が可能である．左室まで入れずに左房ベントとすることもある．欠点は僧帽弁置換術後では左室まで入れることができないこと，左上肺静脈のカニューレ挿入部損傷の危険性があることである．

3 肺動脈

　肺動脈へベントカニューレを挿入して肺循環を介して左心系に流れる血液を回収する（図7③）．左開胸における大動脈手術など低体温心室細動下などで必要となる．

4 左室心尖部，左房

　左室心尖部（図7④）から直接，左室や左心耳から挿入することもある．肺動脈ベント同様左開胸における大動脈手術などで用いられる．左室心尖部ベントは左室ベントとしては確実だが，心筋傷害および止血困難となる欠点がある．

II 血液ガス

A 血液ガス分析

　手術中は人工心肺中を含め定期的に血液ガス分析を行う．血液ガス分析装置ではサンプルは37℃に補正された値が示される．狭義には血液ガス分析で測定される項目といえばpH，酸素分圧（PO_2），二酸化炭素分圧（PCO_2）の3つで，電極法によって測定される．重炭酸イオン（HCO_3^-）とベースエクセス（BE）は演算値であり実測値ではない．分析装置に同時に組み込まれた電解質測定用電極とCOオキシメータなどによって電解質とヘモグロビン（Hb）量と一酸化炭素ヘモグロビン濃度やメトヘモグロビン濃度，ヘマトクリット（Ht），ヘモグロビン酸素飽和度（SO_2）が測定される．機種によっては血糖値，乳酸値，尿素窒素（BUN）なども測定される．サンプルは37℃に補正されて測定されるので，低体温中の血液ガス分析値の解釈には注意が必要である．

B 人工心肺中の血液ガス測定

　人工心肺中は適切な人工肺へのガス吹送により，血液ガス測定値でサンプル37℃補正のもとpH 7.4，PO_2 250〜400 mmHg，PCO_2 35〜40 mmHgになるように調節する．この方法による管理をα-stat法と呼んでいる．最近では回路内のセンサにより，持続的にインラインで血液ガス分析測定値をモニタできる機種も販売されている[20]．原則Htは20％以上，Hbは7 g/dL以上を保持するように管理されていることが多い．電解質ではとくに人工心肺中は心筋保護液の影響や利尿などにより血清カリウム値が変動しやすく，また高血糖になりやすいので注意する．

III 酸塩基平衡

　人工心肺中においても酸塩基平衡を正常範囲に保つことが重要であるが，人工心肺中の酸塩基平衡管理は低体温という要素が加わり，明確には解明されていない分野でもある．低体温時における人工心肺中の酸塩基平衡管理にはα-stat法とpH-stat法の2つの方法がある（「第9章 体外循環の病態生理」を参照）．

参考文献

1) Bennett EV Jr, Fewel JG, Ybarra J et al：Comparison of flow differences among venous cannulas. Ann Thorac Surg **36**：59-65, 1983
2) Kirkeby-Garstad I, Tromsdal A, Sellevold OFM et al：Guiding surgical cannulation of the inferior vena cava with transesophageal echocardiography. Anesth Analg **96**：1288-1293, 2003
3) Choudhry AK, Conacher ID, Hilton CJ et al：Persistent left superior vena cava. J Cardiothorac Anesth **3**：616-619, 1989
4) Merin O, Silberman S, Brauner R et al：Femoro-femoral bypass for repeat open-heart surgery.

Perfusion 13:455-459, 1998
5) 又吉　徹：体外循環：落差脱血・開放型回路ではない人工心肺とその留意点：陰圧吸引補助脱血と閉鎖型回路．人工臓器34：233-237，2005
6) Flege JB, Wolf RK：Venous drainage to the heart-lung machine via the internal jugular vein. Ann Thorac Surg 63：861, 1997
7) 河西達夫：気管支動脈の解剖学的研究．気管支学11：530-540，1989
8) Wearn JT：The role of the Thebesian vessels in the circulation of the heart. J Exp Med 47：293-316, 1928
9) McAlpine W, Selman M, Kawakami T：Routine use of aortic cannulation in open heart operations：experience with an improved technic. Am J Surg 114：831-834, 1967
10) Mills N, Everson C：Atherosclerosis of the ascending aorta and coronary artery bypass：pathology, clinical correlates, and operative management. J Thorac Cardiovasc Surg 102：546-553, 1991
11) Sylivris S, Calafiore P, Matalanis G et al：The intraoperative assessment of ascending aortic atheroma：epiaortic imaging is superior to both transesophageal echocardiography and direct palpation. J Cardiothorac Vasc Anesth 11：704-707, 1997
12) Kay JH, Dykstra PC, Tsuji HK：Retrograde ilioaortic dissection：a complication of common femoral artery perfusion during open heart surgery. Am J Surg 111：464-468, 1966
13) Sabik JF, Lytle BW, McCarthy PM et al：Axillary artery：an alternative site of arterial cannulation for patients with extensive aortic and peripheral vascular disease. J Thorac Cardiovasc Surg 109：885-891, 1995
14) Sabik JF, Nemeh H, Lytle BW et al：Cannulation of the axillary artery with a side graft reduces morbidity. Ann Thorac Surg 77：1315-1320, 2004
15) Wada S, Yamamoto S, Honda J et al：Transapical aortic cannulation for cardiopulmonary bypass in type A aortic dissection operations. J Thorac Cardiovasc Surg 132：369-372, 2006
16) Ueda Y：What is the best method for brain protection in surgery of the aortic arch？Retrograde cerebral perfusion. Cardiol Clin 28：371-379, 2010
17) Jasinski M, Kadziola Z, Bachowski R et al：Comparison of retrograde versus antegrade cold blood cardioplegia：randomized trial in elective coronary artery bypass patients. Eur J Cardiothorac Surg 12：620-626, 1997
18) Kanter K, Schaff H, Gott V et al：Reduced oxygen consumption with effective left ventricular venting during postischemic reperfusion. Circulation 66：150-154, 1982
19) Salomon NW, Copeland JG：Single catheter technique for cardioplegia and venting during coronary artery bypass grafting. Ann Thorac Surg 30：88-89, 1980
20) Bashein G, Pino JA, Nessly ML et al：Clinical assessment of a flow-through fluorometric blood gas monitor. J Clin Monit Comput 4：195-203, 1987

3 人工心肺装置

I 血液ポンプ

　ポンプはその基本原理により容積型ポンプと運動型ポンプに大別できる．これは医療用の血液ポンプも同様である（**図1**）．

　容積型ポンプは血液の入ったチャンバーやチューブの容積を変化させて血液を駆出するポンプである．直接流量を発生させる流量発生型のポンプで，比較的低流量であるが正確な流量を吐出する定量ポンプとして機能する．医療用としては体外設置型の補助人工心臓（ventricular assist device：VAD）に使用される拍動ポンプ（生体の心臓と同じ構造），輸液や投薬に用いるフィンガーポンプやシリンジポンプ，人工心肺や血液透析などに広く使用されているローラーポンプがある．容積型ポンプは医療用としては広く用いられるが，産業用としては見ることは少ない．

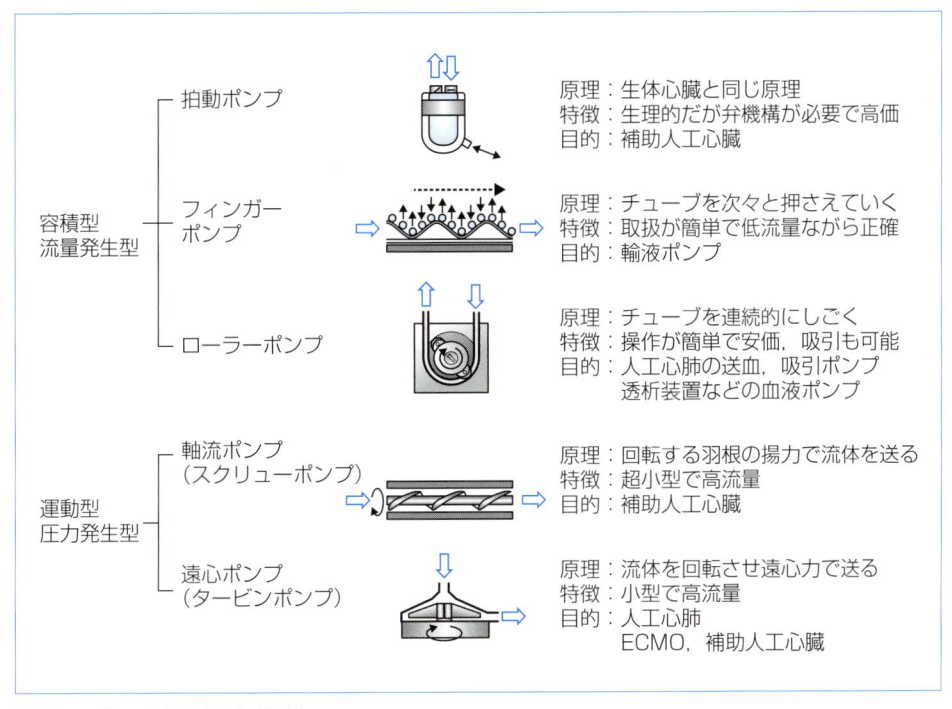

図1　ポンプの分類と特徴

（文献1より引用，改変）

運動型ポンプは，血液あるいは血液のなかに置いた羽根に高速の回転運動を与えて，発生する遠心力や揚力を利用して血液を駆出する圧力発生型のポンプである．構造が単純で小型ながら高流量を発生することができるため，産業用ポンプとして広く用いられている．医療用では人工心肺の送血ポンプや，体内植込み型のVADに用いられる遠心ポンプや軸流ポンプがある．

ここでは人工心肺に用いられるローラーポンプと遠心ポンプについて解説する．

A　ローラーポンプ

ローラーポンプの動作原理は，弾力性のあるチューブをローラーで圧閉しながらしごくことで，チューブ内部の流体を一方向に送り出すものである．ポンプヘッドの回転力により吐出力（陽圧）が発生する．同時に，流入側にはポンプチューブの復元によって吸引力（陰圧）も発生するため，吸引ポンプとしても使用することができる．また，逆回転させれば逆方向へ吐出される．ローラーポンプの構造を図2に示す．現在の人工心肺用ローラーポンプは2つのローラーをもち，ポンプヘッドのほぼ半周の部分でローラーがポンプチューブを連続して圧閉する構造となっている．このようにローラーのどちらかが必ずポンプチューブを圧閉しているため，弁機構がなくても高圧側から低圧側に逆流しない．そして，ローラーがポンプチューブを圧閉する度合いである圧閉度（オクルージョン：occlusion）を調節するため，ポンプヘッドの回転軸からローラーの回転軸までの間隔を調節できる機構がある．

圧閉度の調整は重要で，圧閉が緩いと逆流が多くなり，圧閉が強すぎるとポンプチューブの損傷や血球の挫滅による溶血を招く．適正な圧閉度は，日本工業規格（JIS T1603）では，ローラーの片方がチューブを圧閉している状態で100 cm水柱の圧力をかけたときに，1分間に0.25〜0.5 mLの逆流（標準輸血セットで5〜10の滴下）が起こる程度が適正な圧閉度とされる．米国では充填液を満たした回路を30 inchの高さ（76 cm水柱）に掲げたときに，回路の液面が毎分1 cmの落下（10 mmチューブで約0.8 mLの逆流）をみる程度が適正圧閉としているが，これはJIS規格より若干緩い圧閉度となる．臨

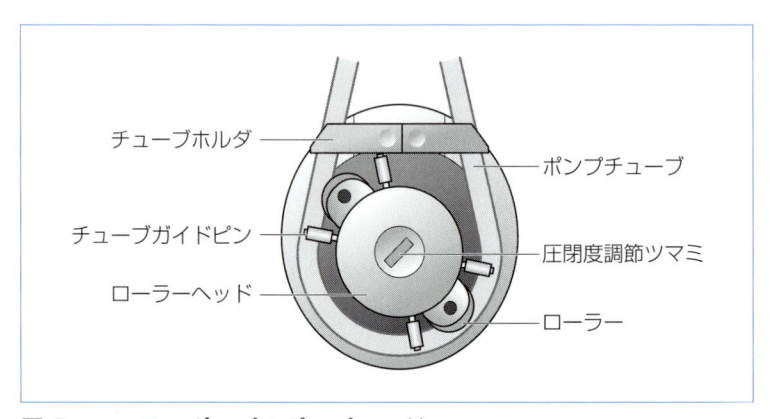

図2　ローラーポンプのポンプヘッド

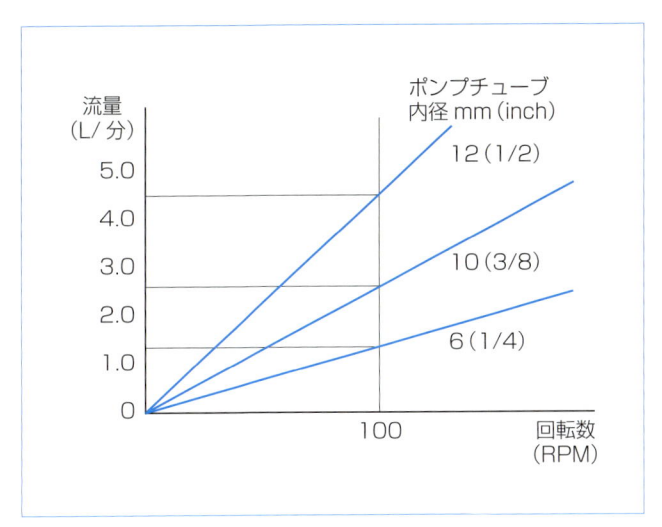

図3 ローラーポンプの特性（回転数-流量）

　床においては，充填が終了した時点で送血回路を遮断し，ローラーポンプを半回転ほどさせて送血回路に200～300 mmHg程度の圧力をかける．このとき，圧閉部のわずかな逆流により回路の圧力が降下していく速度で適正圧閉度を調整する方法が用いられる．通常250 mmHgの圧力をかけたときに毎秒0.5 mmHg程度の降下が適正圧閉となるが，送血回路のコンプライアンスやポンプチューブのサイズによってこの値は異なるので，施設で一度JIS記載の方法で適正圧閉をとり，その圧閉度での圧力降下の適正値をみつけておくとよい．

　ポンプチューブは血液回路と同じ高弾性塩化ビニールチューブを用いる．チューブのサイズは目的の用途（流量）にあわせて選択され，成人用においては吸引やベント用として内径6 mm（1/4 inch），送血用として内径10 mm（3/8 inch）が使用されることが多い．小児においてはこれより小さいサイズ，体格の大きい患者にはこれより大きなサイズが用いられる．

　ローラーポンプの回転数と流量には図3に示すように直線的な比例関係がある．回転数と流量の比例係数（傾き）はローラーが接するポンプチューブの容積，すなわちポンプヘッドの直径とチューブの内径の2つの因子で規定される．そしてこれに回転数を乗ずれば流量が得られる．

　　流量＝（ポンプチューブの内径×π)^2×ポンプヘッドの直径×0.25×回転数
　　［流量：mL/分，ポンプチューブの内径，ポンプヘッドの直径：cm，回転数：RPM（revolutions per minute）］

　この計算式はあくまでポンプの理論的な流量であり，実際にはポンプチューブのたわみやローラーによるチューブのつぶれなどでこれより少なくなるため，一度はメスシリンダーなどを用いて1回転あたりの吐出量を測定しておく必要がある．

　ローラーポンプは万一流出側の回路が折れ曲がったりして閉塞した場合には，回路内圧が著しく上昇し，回路の接続部などが抜ける可能性がある．そこで送血圧のモニターにとどまらず，送血圧が安全値を超えた場合にはポンプの回転を制御させる装置を用い

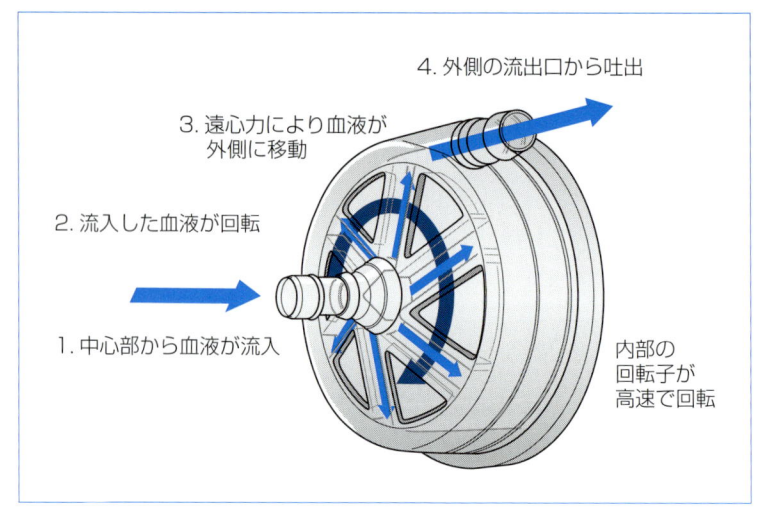

図4 遠心ポンプの原理

ることが望ましい．現在このような制御装置がローラーポンプに備わってきている．

　ローラーポンプの利点として，使い捨て（ディスポーザブル）の部材がチューブだけなので低コストである，回転つまみだけで操作ができる，回転数が低いので簡単に手動操作ができる，などがあげられる．

B 遠心ポンプ

　遠心ポンプの動作原理は図4に示すように，血液がポンプヘッドの中央部の流入ポートから流入する．流入した血液は毎分数千回転にも及ぶ速度で回転する回転子につられて回転する．回転した血液には外側に向かう遠心力が発生する．ポンプヘッドの外周には接線方向に流出ポートがあり，ここから血液が吐出する．

　遠心ポンプの回転子は製品によって特徴があり特性も若干異なる．回転子に羽根をもつ羽根型（インペラー型），羽根をもたず滑らかな三角錐の回転子をもち血液の粘性によって回転を伝える粘性型（コーン型），回転子に溝があり溝を血液が流れながら回転する流路型がある．羽根型は産業用ポンプとして一般的で，もっとも多くの種類がある．粘性型は医療用としてはじめて商品化されたポンプであり，回転子の回転力が血液に伝わりにくいので比較的高回転となる．

　血液と接触するポンプヘッドとモーター部は分離しなければならない．そこで，機械的に分離した状態で，回転子に埋め込まれた磁石と，モーター部に埋め込まれた磁石の磁気結合（magnetic-coupling）によって回転力を伝達する方法がとられる（図5）．

　ポンプヘッド内の回転子は軸受によって位置が変わることなくポンプヘッド内で滑らかに回転することができる．しかし，軸と軸受が接触すれば摩擦熱が発生し，この熱によって蛋白凝固という形で血栓を形成するか，赤血球の細胞膜を壊し溶血の原因となる．各社の遠心ポンプの軸受にも特徴がある．図5aのようなボールベアリングを用いた遠心ポンプは，ベアリング部に血液が浸潤するとベアリングがスムーズに回転しなく

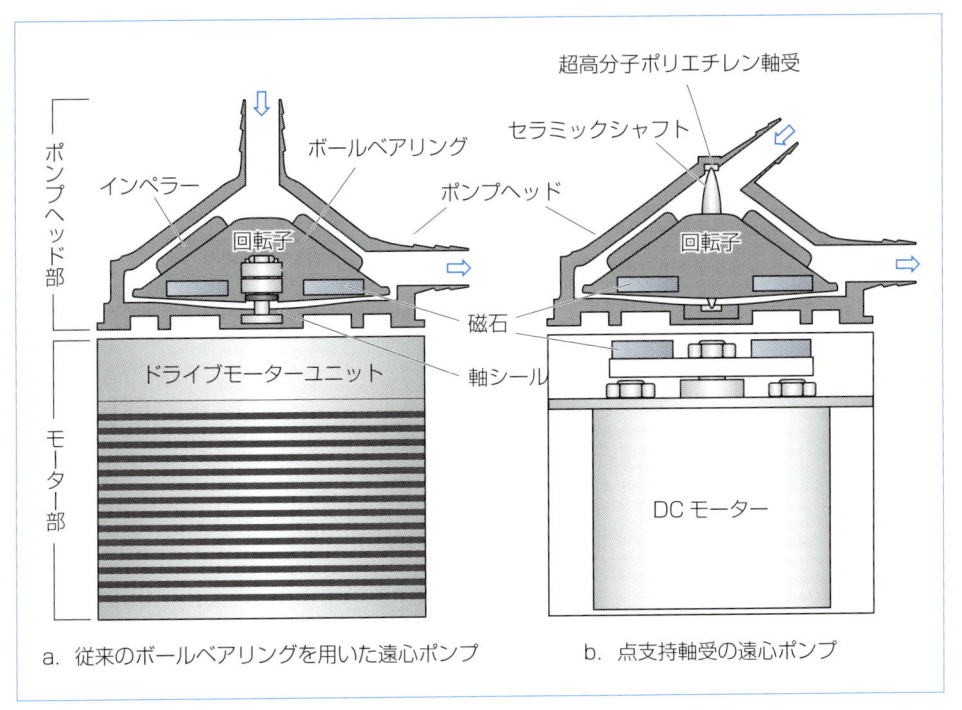

図5 遠心ポンプの構造と軸受の違い

a. 従来のボールベアリングを用いた遠心ポンプ
b. 点支持軸受の遠心ポンプ

(文献1より引用)

なり発熱するため，長期の使用には向かない．軸部を点で支える点支持（ピボット）軸受（図5b）は，軸部に積極的に血液を循環させることで，発生した熱を血液が奪う形で過熱を抑えていて，長期使用を可能にしている．この点支持軸受には，下部だけの一点支持軸受のポンプもある．

遠心ポンプの発熱は軸部によるものだけでなく，回転子やポンプヘッドと血液の摩擦，血液同士の摩擦でも発生するため，回路を遮断したままでポンプを回転させると発熱し内部の血液は熱で変性する．よって遠心ポンプは送血を止めたならば，ただちにポンプの回転も止めなければならない．

前述したように遠心ポンプは圧力発生型のポンプであり，発生した圧力によって二次的に流量が得られる．発生する遠心力（圧力）は以下の式で求められ，回転数の2乗に比例する．

$$F = mr\omega^2$$

[F：遠心力，m：流体の質量，r：回転軸からの半径，ω：角速度（回転数）]

発生するポンプの流入部と流出部の圧較差を揚程と呼ぶ．遠心ポンプの圧力-流量特性を図6に示す．送血回路の抵抗が増えたり血圧の上昇があれば送血圧が上昇し，揚程が上がるため，流量が低下する．この圧力に対する流量変化の傾きは，ポンプの回転子の形式とポンプヘッドの大きさで異なる．ポンプ回転数を上げると特性は上方に移動し流量は増加するが，流量は揚程によっても変化するため，回転数と流量は必ずしも比例しない．したがって，遠心ポンプは回転数から流量が算出できないため，必ず血流量計

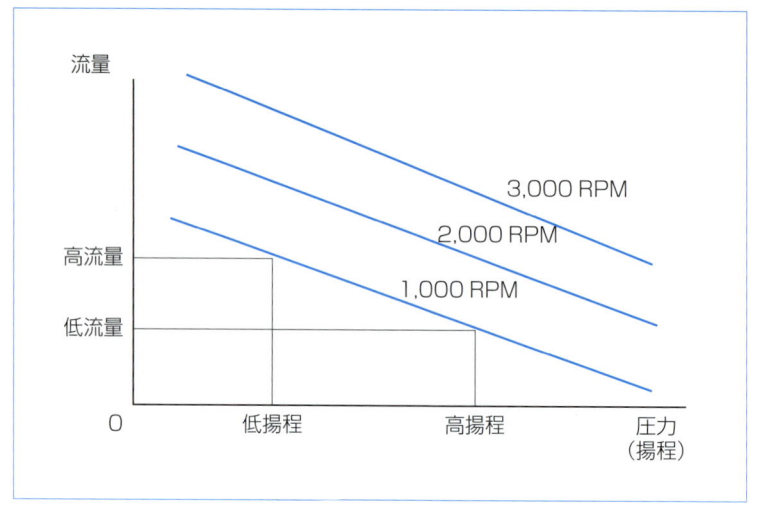

図6　遠心ポンプの特性（圧力-流量）

が必要となる．流量計には超音波のドプラ効果により血流速を計測して流量を求める超音波流量計が用いられる．

　遠心ポンプの利点として，吐出圧が遠心力により発生する圧力を超えることがないため，回路が閉塞しても接続部が抜ける危険性が少ない．ポンプヘッドが空気で満たされるとポンプ機能を失うため大量の空気を送りにくい，などがあげられる．

II 人工肺

　開発当初の人工肺はステンレス板に血液を薄く延ばし，ここに直接酸素ガスを吹き込んで酸素加させるスクリーン型人工肺や回転円盤型人工肺であった．その後，静脈血内に直接酸素ガスを吹き込んで気泡を発生させ気泡の表面で酸素加する気泡型人工肺が登場した．気泡型人工肺によって人工肺がディスポーザブルとなり人工心肺が広く普及したが，血液とガスが接触するため溶血や炎症反応を惹起し長時間の体外循環には耐えられなかった．その後，ガス交換膜によってガス相と血液相が分離された膜型人工肺が考案され，長時間の体外循環が可能になった．現在，人工心肺に用いられるのは膜型人工肺のみであるので，ここでは膜型人工肺についてのみ解説する．

A ガス交換膜

　現在の膜型人工肺は直径0.1 mmほどの中空糸のガス交換膜を数千本束ねた構造になっていて，ガス交換膜と血液の接触面積は1～3 m^{2}に及ぶ．そして，血液相とガス相のガス分圧の差（圧力勾配）で膜を介してガス交換が行われる．

　ガス交換膜を構造で分類すると図7に示すように，均質膜（実質膜），多孔質膜，非対称膜，複合膜に分けられる．

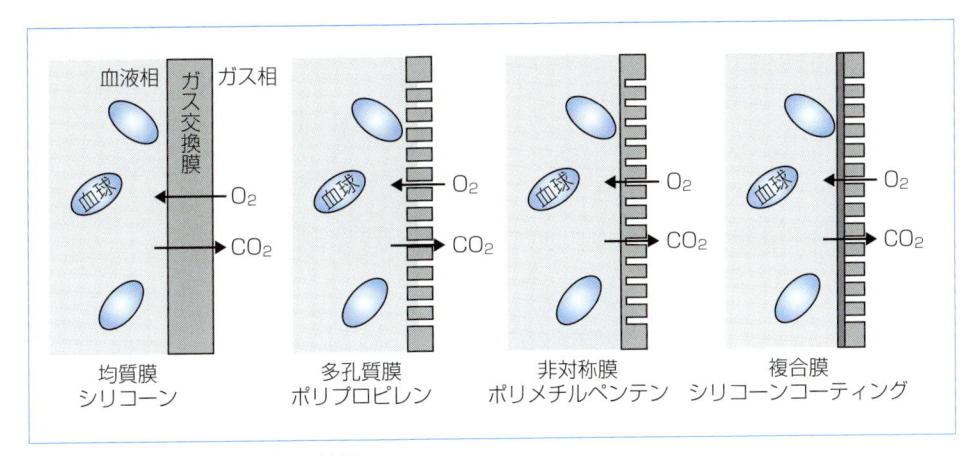

図7 ガス交換膜の種類と特徴

(文献1より引用)

　均質膜としては，一般にシリコーンゴムとして知られる，シロキサン結合による主骨格を有する人工高分子化合物のシリコーン膜がある．シリコーン自体は酸素透過性と生体適合性に優れるが，強度的に弱いので膜を厚くする必要があり，結果的にガス交換能が落ちる．それを補うため膜面積を増やす必要があり，人工肺が大型化する欠点がある．

　多孔質膜の材質としてはポリプロピレンが用いられる．ポリプロピレンそのものにはほとんどガス透過性がないが，ガス透過膜としての形成時に0.05 μmほどの微細な孔が開けられ，この孔を通してガス交換が行われるため，多孔質膜は高いガス交換性能を有する．多孔質膜は製造コストが低いため，人工心肺用の人工肺のガス交換膜としてもっとも多く使用されている．多孔質膜は人工心肺のような数時間の使用では問題にならないが，補助循環（extracorporeal membrane oxygenation：ECMO）のような長期使用の場合は徐々に膜の撥水性が失われ，微細孔から血漿が漏れ出す血漿漏出（plasma-leak）を起こす．血漿漏出を起こした場合には，ガス交換能が著しく低下するので，人工肺の交換を余儀なくされる．

　非対称膜は多孔質膜の欠点を補うため，血液相側の表面の孔が塞がれた構造に成形されている．膜はポリメチルペンテンを用いたものが商品化されている．非対称膜においても血液相側の表面の孔が完全には塞がれていないので，plasma-leakが起こることもある．

　複合膜も多孔質膜の欠点を補うために開発された．ポリプロピレンの血液相側にシリコーンをコーティングして血漿漏出を防いでいる．長期間使用する人工肺として理想的なガス交換膜と言えるが，製造コストが高い．

B　構造と特性

　人工肺は中空糸の内部を酸素と空気の混合ガスが流れ，中空糸の外側を血液が還流する（図8）外部環流型となる．

　人工肺は体温を調整する熱交換器を内蔵している．熱交換は血液相と熱交換水相をス

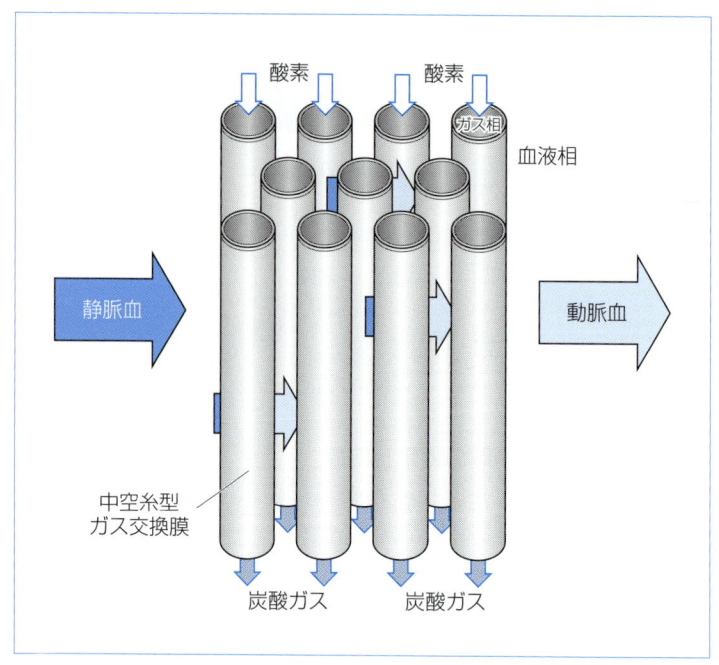

図8　膜型人工肺のガス交換

（文献1より引用）

表1　人工肺の特性

送血側ガス	酸素濃度↑	ガス流量↑
PaO_2	↑	----*
$PaCO_2$	----	↓

*ガス流量が不十分な場合は↑となる．

テンレスなどで隔離して行われるが，万一隔壁からの漏れが生じ熱交換水が血液に流入した場合には汚染されるので，漏れテストを必ず実施する．漏れテストは充填前に人工肺に冷温水槽を接続して熱交換水を循環させ，人工肺の血液相に水が漏れていないかを点検する．あるいは，組み立て前に冷温水槽とは接続せず，充填作業を終えたところで人工肺に圧力をかけたときに，圧の低下がなく，また人工肺の熱交換水ポートから充填液が漏れていないかを点検する．

人工肺のガス交換能力は，酸素移動量が吹送する酸素混合ガスの酸素濃度に，炭酸ガス除去能が吹送する酸素混合ガスの流量に比例するので**表1**の関係が成り立つ．

III　血液回路

人工心肺の血液回路は心臓機能と肺機能を代行する体外循環回路と，出血の吸引やベント，心筋保護などの補助的な機能をする付属回路とに分かれる（**図9**）．

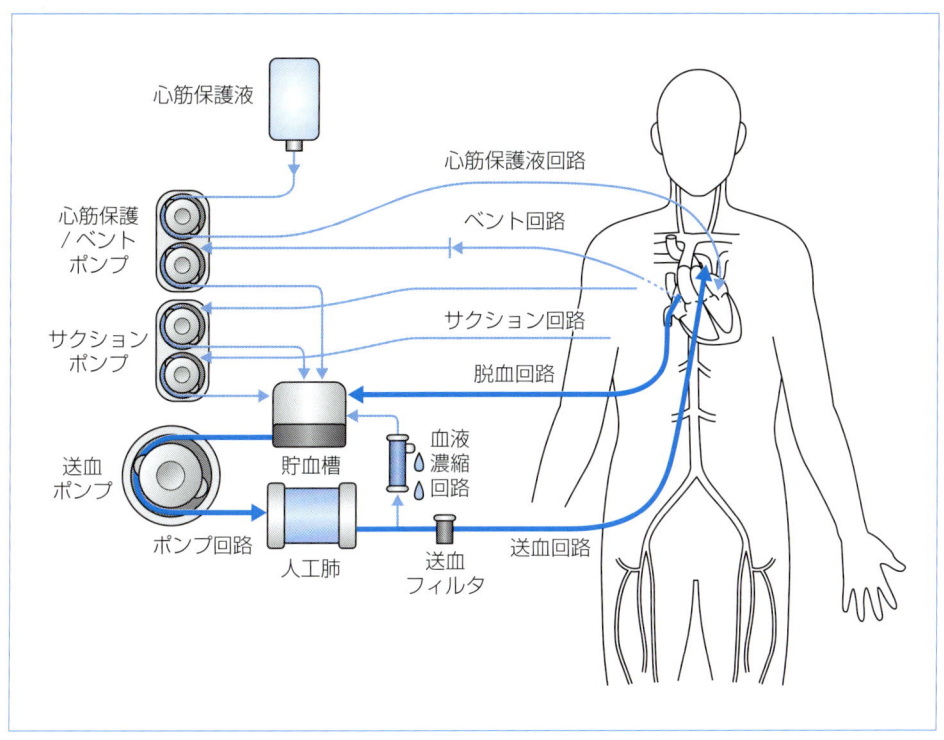

図 9　人工心肺回路の基本構成
⬅体外循環回路，←付属回路．

A　体外循環回路

　体外循環回路は脱血回路，貯血槽，ポンプ回路（送血ポンプ），人工肺，送血フィルタ，送血回路からなる．

　貯血槽が大気に開放されているハードシェル型貯血槽（ハードシェルリザーバ）を用いると開放回路になる（**図10a**）．開放回路における脱血は脱血回路に脱血ポンプを用いるポンプ脱血，貯血槽を陰圧にして脱血する陰圧吸引補助脱血，患者と貯血槽の落差で脱血する落差脱血のいずれかを用いる．落差脱血と吸引補助脱血での脱血流量の調節は脱血回路への鉗子操作あるいは圧閉器（オクルーダ）を用いる．開放回路では脱血流量と送血流量のバランスで貯血量が維持されるので，その調節には高い操作技術を必要とする．

　貯血槽を大気に開放しないシート型貯血槽（ソフトリザーバ）を用いると，閉鎖回路となる（**図10b**）．また図11のように，体外循環回路から大気解放された貯血槽を分離した場合も閉鎖回路となる．このような閉鎖回路は送血ポンプが脱血ポンプとしても機能しており，基本的に送血流量と脱血流量が等しいため，安定した体外循環が行える．また循環する血液が空気に触れない利点がある．一方，脱血回路から空気が流入した場合，貯血槽から自然に空気が除去されないため，何らかの方法で気泡を除去する必要がある．

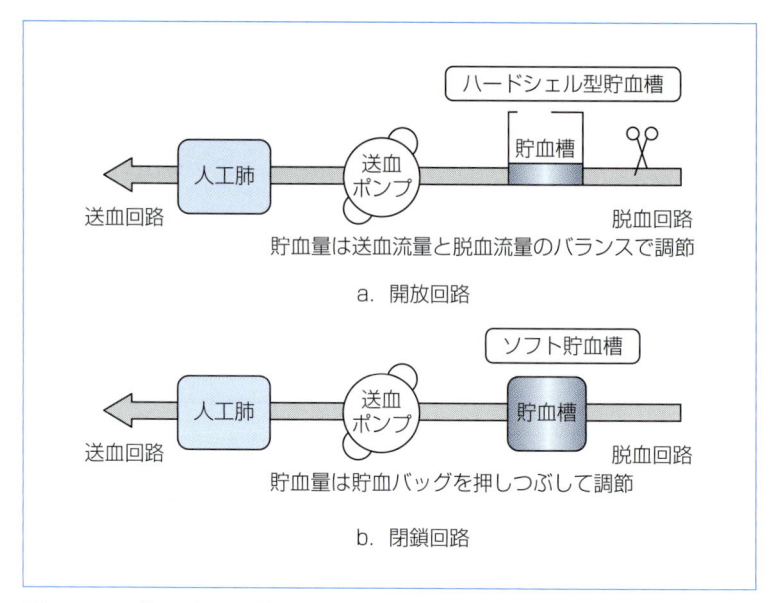

図 10　開放回路と閉鎖回路

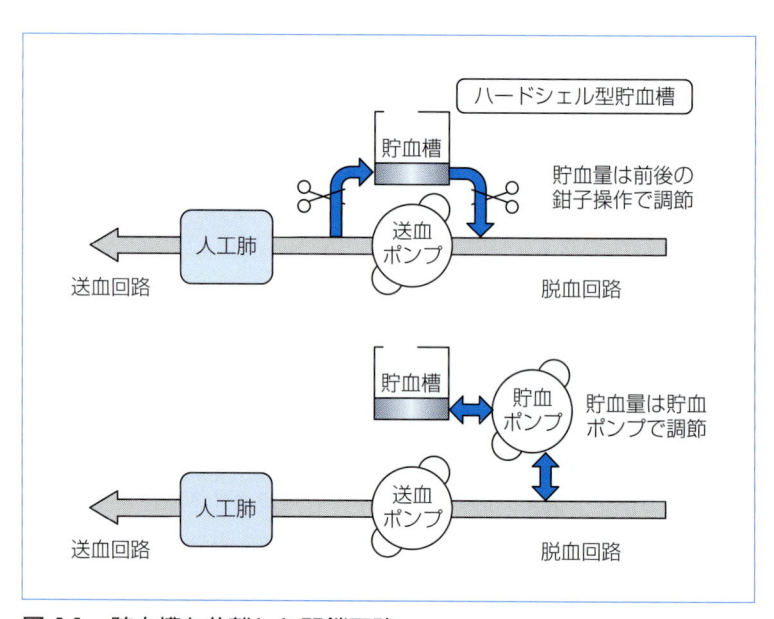

図 11　貯血槽を分離した閉鎖回路

　閉鎖回路は，血液透析，成分採血，補助循環（PCPS，ECMO，VAD）などで広く用いられているが，人工心肺においては開放回路が圧倒的に多い．

B 付属回路

　サクション回路は術野での出血をサクションポンプで吸引し，貯血槽に導く回路であ

る．通常2系統使用する．

　ベント回路は心腔内の血液を吸引し，左室の前負荷の調節，無血視野の確保，心腔内の気泡の除去などを行う．逆流すると心臓内に空気が流入する事故になるので逆流防止弁が取りつけられる．

　心筋保護液回路は心臓を停止させ酸素消費を抑えることで心筋を保護する心筋保護液を注入する回路である．保護液のバッグ（貯液槽）と血液と混合回路（血液併用心筋保護の場合），温度を調節する熱交換器からなる．気泡，温度，圧力のセンサも取りつけられる．

　血液濃縮回路（除水回路）は限外濾過によって余剰水分を除去する回路である．水分と同時に血液中の電解質なども除去できる．除水回路にポンプを取りつける方法と，送血圧によって除水回路に血液を循環させる方法がある．

IV　カニューレ

　カニューレは生体と人工心肺の接点となる．右房あるいは上大静脈，下大静脈に挿入して静脈血を体外に導く脱血カニューレ，大動脈に挿入して体外循環された血液を体内に導く送血カニューレがある．そのほか，ベントカニューレ，心筋保護液カニューレなどがある．

　カニューレはその挿入部位で形状が異なる（**図12**）．生体に挿入するカニューレは体外循環回路のなかでもっとも細くなる．カニューレを流れうる流量は，下記のHagen-Poiseuilleの式で示されるように，カニューレの半径の4乗に比例し，長さに反比例する．

　　$Q = (P \pi R^4) / (8 \mu L)$

　　（Q：流量，P：圧力，R：流路の半径，μ：粘性，L：長さ）

　すなわち流体力学的にはカニューレの内径で人工心肺の最大流量がほぼ決まると考えてよい．ただし臨床においては，カニューレ位置や側孔の数なども流量を左右する要素となる．

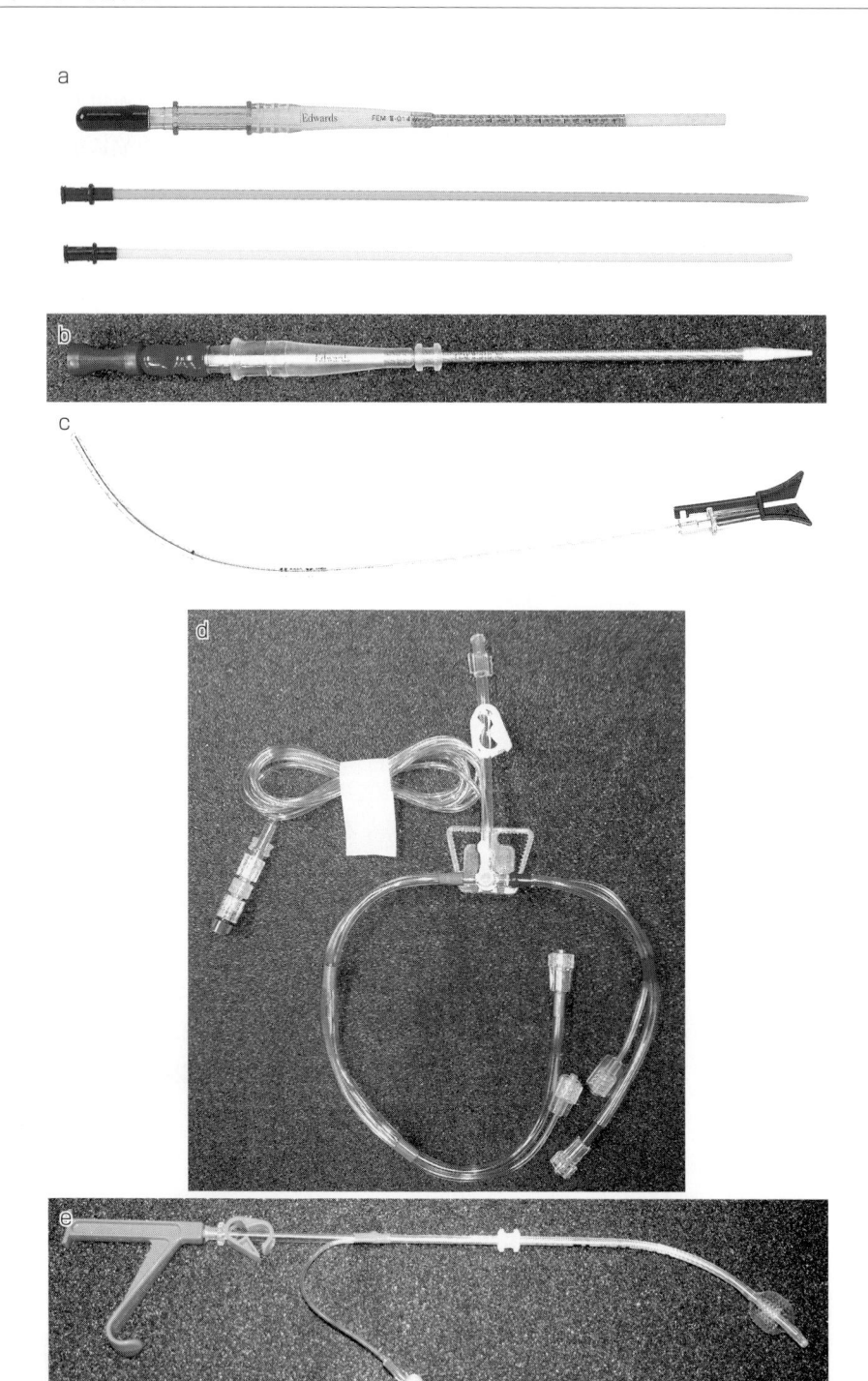

図12 人工心肺用カニューレ
a：エドワーズフェモラルカニューレ（静脈脱血用），b：エドワーズフェモラルカニューレ（動脈送血用），c：エドワーズベントカテーテル，d：エドワーズ心筋保護用アダプター，e：エドワーズ心筋保護用カニューレレトロ，

Ⅳ. カニューレ　31

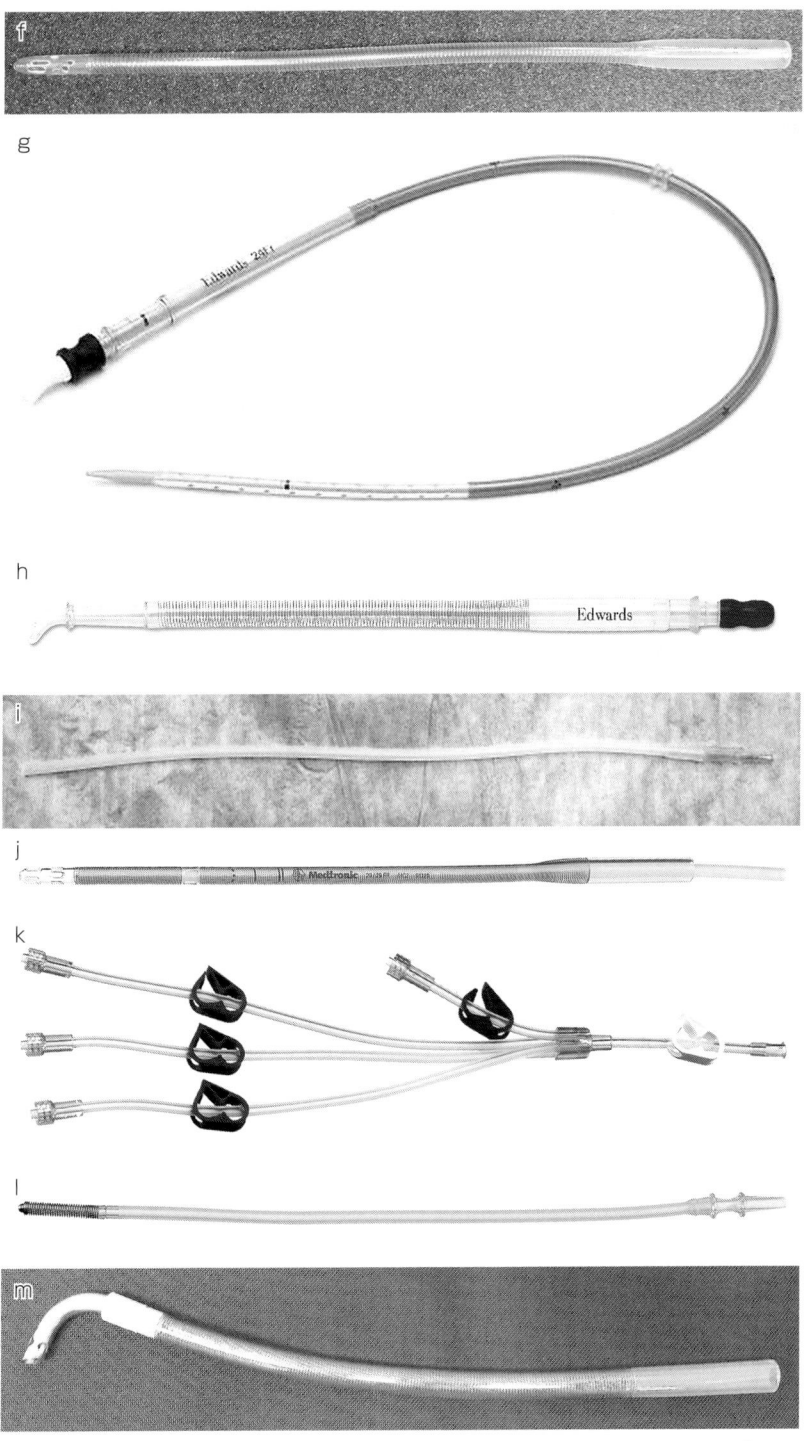

f：エドワーズ静脈脱血カニューレ（シングル静脈脱血用シンフレックスタイプ），g：エドワーズ静脈脱血用カニューレ，h：エドワーズ動脈送血カニューレ，i：心膜排液用カテーテル（ドボンチューブ），j：メドトロニック２段静脈カニューレ，k：メドトロニックマルチパーフュージョンセット，l：メドトロニック心嚢用サッカーカテーテル，m：メドトロニック静脈カニューレパシフィコ（ライトアングルメタルチップ），

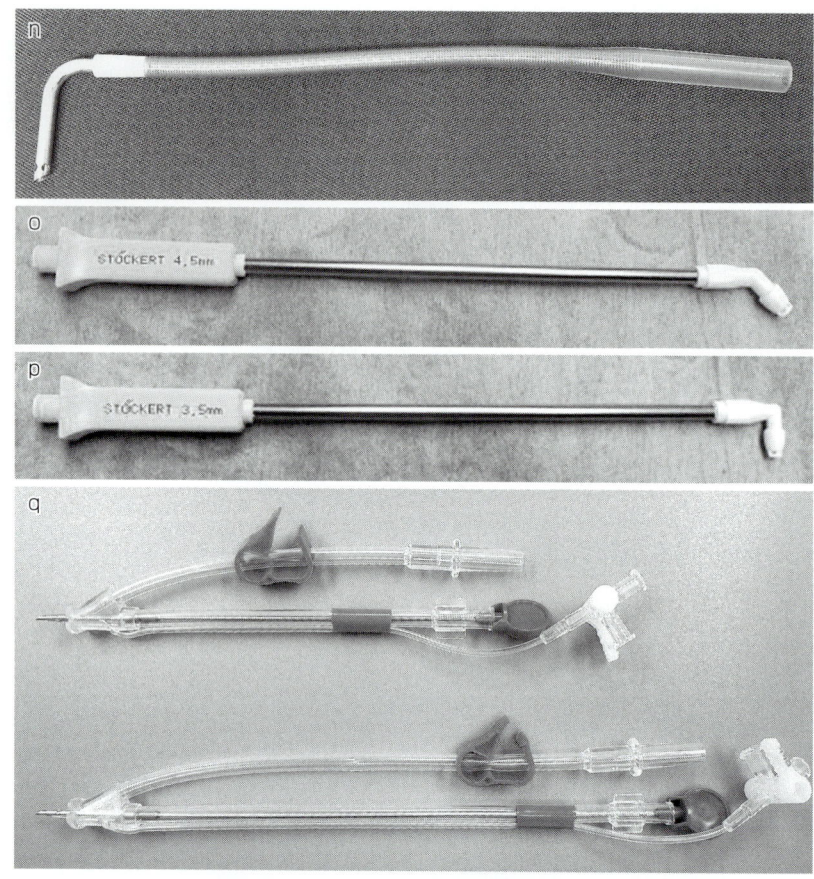

n：メドトロニック静脈カニューレパシフィコ（ライトアングルメタルチップ）ロングチップ，o：冠動脈カテーテル右，p：冠動脈カテーテル左，q：東洋紡心筋保護用カニューレアンテフレックス．
（a～h：エドワーズライフサイエンス社資料より引用，j～n：メドトロニック社資料より引用）

参考文献

1) 安達秀雄，百瀬直樹：人工心肺ハンドブック，第2版，中外医学社，東京，2010
2) Gravlee GP et al：Cardiopulmonary Bypass：Principles and Practice, 3rd Ed, Wolters Kluwer, Baltimore, 2008

4 人工心肺の実際

実際の人工心肺では情報収集からの体外循環プランの作成，組み立て，充填，点検，体外循環の導入，維持，離脱，終了後の血液回収，回路の廃棄まで一連の流れがあり，どれも安全で良好な体外循環にとって重要である．

I 情報収集

患者の基本情報や術式，血液検査データなどを収集し，必要灌流量や充填薬液量の計算，体外循環法や使用材料を決定して体外循環プランを作成する．本項では当院での方法を例にあげ解説する．

事前のカンファレンスで，患者の基礎情報［氏名，年齢，性別，ID番号，血液型，身長，体重，ヘマトクリット（Ht）値またはヘモグロビン（Hb）量］，疾患名，術式，重症度，体外循環法（送血部位，脱血部位，心筋保護法，ベント方法など），必要材料などの把握と，それに伴う急変時の対応などについて情報交換を行う．心臓外科医と麻酔科医とのあいだで心エコー検査，CT，MRI画像などの結果に関しても検討されるので，そのときの情報も確認しておけばより詳細に患者の状態を知ることができる．その際，専用のカンファレンスシート（図1）を用いることにより技士間での情報共有ができる．

また，事前のカンファレンスである程度情報は取得しているが，手術直前の血液検査データ（Ht，HbやPlt，BUN，Crなど）を確認する必要がある．体外循環中の尿量を確認しながら血圧の調節や利尿薬の検討をする．透析患者の場合には，術中に透析を実施しながら体外循環を行うこともあるため，確認が必要である．

II 準備からカニュレーションまで

A 人工心肺回路の組み立て

各施設により準備されている装置，使用資材に違いがあると思うが当院で行われている方法で説明する．

使用する貯血槽や人工肺，回路などの梱包を開ける前に滅菌日を確認し，使用期限内であることを確認する．組み立ては基本的に清潔操作でチューブの折れや亀裂，三方活栓などのキャップの緩みに注意を払い，各資材を開ける．

梱包を開けたら人工心肺装置に貯血槽，人工肺をセットする角度や位置を決め，ホル

34　4章　人工心肺の実際

心臓外科カンファレンスシート ME 用					
手術日	（　）	患者氏名		年齢	歳
疾患名		予定術式			

MEMO

術式・アプローチ	FULL（OPEN）・Port Access（第4・第5）・左肋間開胸・Second（J・T）・腋下・腹部
人工心肺　有・無	PCPS 回路　・　脳分離　・　PCPS　・　ECMO
送血部位	AO　・　FA　・　腋下　・　鎖骨下　・　グラフト　・　その他（　　　）
脱血部位	SVC　・　IVC　・　FV　・　RA（1本脱血）　・　内頸静脈　・　その他（　　　）
心筋保護	アンテ　・　レトロ　・　セレクティブ　・　Vf　・　ラピッドペーシング

資材	弁形成	A弁・M弁・T弁　リング　・　人工腱索＋リング
	弁置換	（A弁　・　M弁）機械弁（　　　）・　生体弁（　　　）
	人工血管	上行・弓部・下行・胸腹部4分枝・腹部（Y・クワトロ）・ベントール・その他（　　）
	CABG	吻合部位　　ヵ所
		グラフト　LITA　・　RITA　・　RA（右・左）　・　SVG（右・左）　・　GER
	小児	パッチ（　　　）・　グラフト（　　　）
	その他	脊髄冷却還流　・　CSF　・　クライオアブレーション

図1　カンファレンスシート

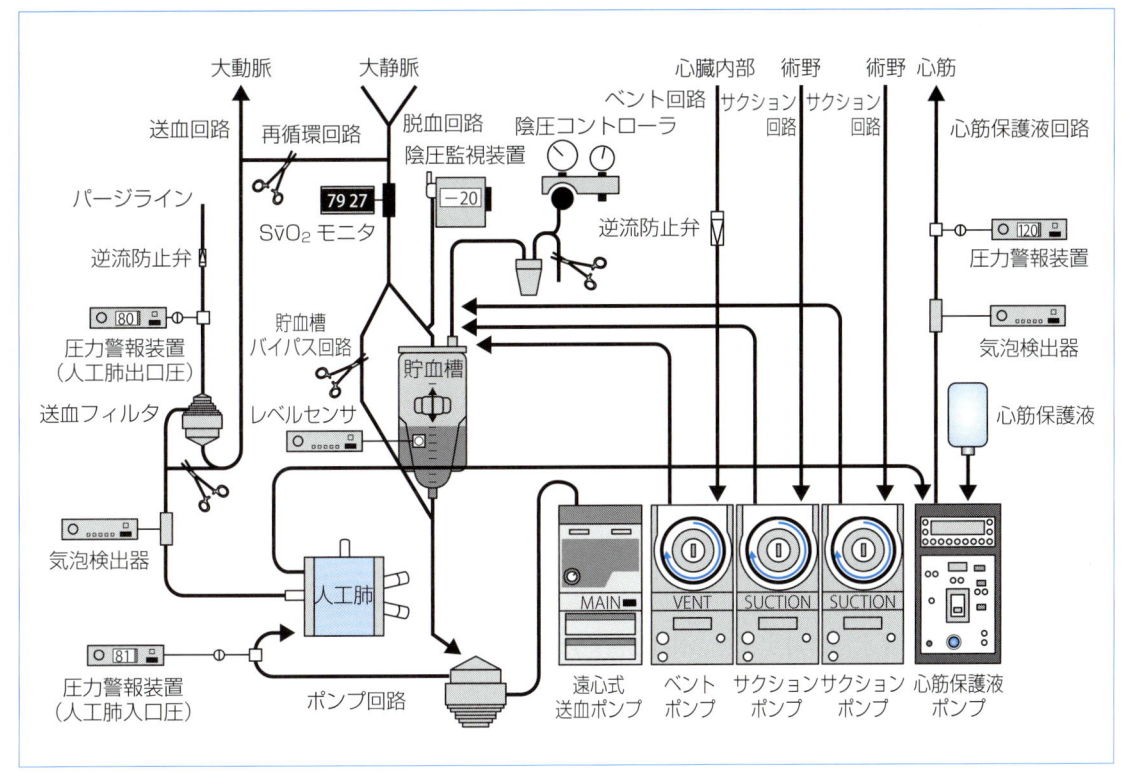

図2 体外循環システム

(Clin Eng **23**：829，2012より引用，改変)

ダを固定してからセットする．ホルダの固定を行ったら，角度や位置を再現できるようにしておくとよい．

　人工肺の熱交換器と冷温水槽を接続し，循環させ破損（水漏れ）がないことを確認する．

　回路の組み立ては血液の流れに沿って，脱血回路，貯血槽，血液ポンプ，人工肺，送血回路と組み立てる．続いてベント回路，サクション回路，血液サンプリング回路，心筋保護液回路などを組み立てる．回路は誤接続，ねじれ，屈曲などに注意して接続する．ローラーポンプにポンプチューブをかける場合には流入側と流出側をよく確認し，チューブがポンプヘッドの外周に沿うようにセットする．体外循環システムを**図2**に示す．

　組み立て終了後，接続部の確認を行う．送血回路は高い内圧がかかると柔軟性のある回路は膨らみ接続部に液体が侵入し，摩擦抵抗と引っかかりを失って抜ける危険性があるため，接続部をプラスチックベルト（タイバンド）で締めて補強を行う場合もある．

B 回路の充填

　回路の組み立てが終わると各箇所に鉗子を用いる．鉗子は色つきのカラー鉗子を使用し，たとえば送血回路は赤，脱血回路は青，再循環回路は黄色など，使用する場所によっ

て色を決めて視覚的に認識しやすくしている．充填の前に気泡抜きが容易となるように，動脈フィルタに炭酸ガスを吹送する．空気の主な成分である窒素は水や血液に溶け込みにくく，空気が血管に送られると末梢血管に詰まり空気塞栓を起こす．炭酸ガスは水や血液に溶け込みやすいため，炭酸ガスの気泡は残留しにくく，また，体内に入っても血液や組織に吸収されて塞栓症が起こりにくい．このような理由から動脈フィルタを炭酸ガスに置換しておくことで気泡抜きが容易になる．

主な充填液には重炭酸リンゲル液を希釈液とし，利尿と浸透圧調整のためマンニトール液，膠質浸透圧を維持するための代用血漿剤，施設によってはヘパリンや麻酔薬，ステロイド薬，抗菌薬などを使用することもある．

貯血槽に充填する前に，充填液として使用する薬剤を確認してから貯血槽に蓄える．その後，充填液を回路に満たし，残留している気泡を除去する．とくに送血回路，動脈フィルタ，心筋保護液回路の気泡は確実に除去しておく．

C 各部の点検

冷温水槽の設定温度の確認を行う．遠心ポンプでは流量計のセットと補正，ローラーポンプでは圧閉度の調整，また各部の圧力計のゼロ点校正を行う．ベント回路，サクション回路は空気陰圧方式により圧閉度調節を行う．さらに各部の接続を確認するとともに，鉗子の位置，閉鎖すべき回路の確実な閉鎖，開放する箇所の確実な開放，各種機器の動作チェックなどを行う．

これらのチェックはチェックリストを作成して行うと確実に点検できる（図3）．細部まで点検するために多くのチェック項目を設けてしまうと，緊急時などとくにチェックが重要である場面でチェックを省かざるをえなくなる．内容を吟味し重要項目に絞り込んだチェックリストが実用的である．また，確実にチェックが行われたのか，誰がチェックを行ったのかを記録に残しておくことが望ましい．

D カニュレーション

人工心肺回路で血液は凝集するように働くため，カニューレを挿入する前に300 U/kg程度のヘパリンが投与される．投与後，凝集能力が抑えられているか活性化凝固時間（activated coagulation time：ACT）で確認する．ACT値が200秒を超えたのを確認してから人工心肺のサクションポンプを回転させ，出血を貯血槽に回収する．

ACT値が480秒以上になったらカニュレーションを開始する．通常ACT値400秒以上とされているが，ACT測定装置の誤差±20％を考慮し，480秒以上としている．

送血カニューレが上行大動脈あるいは大腿動脈に挿入されたあと，人工心肺の送血回路と接続される．このとき，送血圧が患者の動脈圧とともに拍動的に振れるのを確認する（pulsation check）．これは送血カニューレの挿入位置や状態を判断するために有用である．そして，送血圧をモニターしながら実際に少量の充填液を送り，速やかな圧の低下を確認し，偽腔へのカニュレーションでないことを確認する．異常がないことを確認したらretrograde autologous priming（RAP）を開始する．大動脈に挿入したカ

人工心肺チェックリスト

日付　　　年　　月　　日
患者名　　　　　　　　　　　　　担当者　　　　　　　　　　　確認者

〈患者関連〉
- □□ 患者の氏名，年齢，性別，ID，疾患名，術式の確認
- □□ 身長，体重の確認
- □□ 血液型の確認
- □□ アレルギーなどの確認
- □□ Hb, Ht, TP などデータの確認
- □□ 適正灌流量

〈人工心肺装置〉
- □□ 電源は所定のコンセントに確実に接続されている
- □□ バッテリはフル充電状態である
- □□ ローラーポンプの回転方向は所定の回転方向である
- □□ ローラーポンプの回転は正常である
- □□ 回転数，流量表示は正常である
- □□ オクルージョンは適正である
- □□ ハンドクランクは準備されている

〈回路，人工肺関連（脳分離回路含む）〉
- □□ 回路，人工肺，フィルタ内に気泡はない
- □□ 回路，人工肺，フィルタより漏れはない
- □□ 各接続部は確実に接続されている
- □□ 動静脈バイパスラインはクランプされている
- □□ 貯血槽バイパスラインはクランプされている
- □□ フィルタのバイパスラインはクランプされている
- □□ 採血ラインの三方活栓は off になっている
- □□ フィルタの三方活栓は off になっている
- □□ 圧ライン，温度測定ラインは確実に接続されている
- □□ 圧ラインは校正されている

〈貯血槽関連〉
- □□ サクション，ベント回路は確実に接続されている
- □□ 貯血槽より漏れはない
- □□ 輸液・輸血回路は所定の位置に接続されている
- □□ 貯血槽レベルは所定のレベルである

〈心筋保護液関連〉
- □□ ミオテクター (high, low, TWBCP) の準備はできている
- □□ 回路内に気泡はない
- □□ 回路より漏れはない
- □□ 圧ライン，温度測定ラインは確実に接続されている
- □□ 血液ライン，晶質液ラインのポンプは所定の位置である
- □□ 心筋保護液装置の設定は所定の設定になっている

〈安全装置関連〉
- □□ レベル・気泡センサは所定の位置に装着されている
- □□ 各安全装置は所定の設定・作動になっている

〈ガス関連〉
- □□ 酸素，圧縮空気は確実に接続されている
- □□ Flow, FiO$_2$ ツマミはスムーズに動く
- □□ Flow はスムーズに上昇下降する
- □□ 酸素ラインは人工肺に確実に接続されている

〈遠心ポンプ〉
- □□ 電源は所定のコンセントに確実に接続されている
- □□ バッテリはフル充電状態である
- □□ フローセンサは所定の位置に接続されている
- □□ 回転数，流量表示は正常である
- □□ 振動，異音などはない
- □□ ハンドクランクは準備されている

〈VAVD〉
- □□ 壁吸引圧は正常値（-350 mmHg 以上）である
- □□ 陰圧コントローラは正常に作動する
- □□ 陰圧吸引補助ラインは所定の位置に確実に接続されている
- □□ 陰圧モニタは脱血回路に接続されている
- □□ 陰圧モニタのアラーム設定は +5 mmHg である
- □□ 静脈貯血槽の各ポートの確認（密閉されているか）
- □□ 陽圧防止弁は正常に作動する
- □□ 陰圧吸引補助ラインの大気開放ラインは開いている
- □□ カニューレ挿入部位，サイズを確認する

〈冷温水槽，熱交換器関連〉
- □□ 電源は所定のコンセントに確実に接続されている
- □□ 水量，温度設定を確認する
- □□ 人工肺，心筋保護の熱交換器に確実に接続されている
- □□ 熱交換器からの漏れはない

〈自己血回収・血液濃縮関連〉
- □□ 各回路は確実に接続されている
- □□ 装置は正常に作動する
- □□ 吸引圧は適正圧で接続されている
- □□ ヘパリン入り生食の準備はできている
- □□ 洗浄用生食の準備はできている
- □□ 自己血伝票の準備はできている

〈その他〉
- □□ 所定薬剤，検査用品の準備はできている
- □□ データマスタまたは BioTrend の準備はできている
- □□ チューブクランプは所定の位置にある
- □□ 酸素ボンベは所定の位置にある
- □□ 懐中電灯，清潔ハサミなどは所定の位置にある
- □□ 予備の人工肺，回路は所定の位置にある

図3　チェックリスト

ニューレから患者の血液を逆流させ、患者血液で回路を充填させる方法で低充填量化が可能となる。当施設では、最初1,300 mLで回路の充填、気泡除去を行い、動脈カニュレーション後、RAPを開始する。収縮期血圧が80 mmHg以下にならないよう観察しながら、300〜600 mLの充填液をコレクションバッグに回収することで、実際の充填量は700〜1,000 mLとなる。人工心肺前のヘモグロビン値が10 mg/dL程度の患者でも、人工心肺開始後のヘモグロビン値は8 mg/dL程度となる。RAPを行うことにより、充填量が低減できるほかに、血液の逆流により送血カニューレの確実なカニュレーションも確認できる。続いて脱血カニューレが挿入され、脱血回路と接続された時点で体外循環が開始できる状態となる。

III 実際の操作

A 体外循環開始

体外循環に先立ち、陰圧吸引補助脱血（vacuum assisted venous drainage：VAVD）の陰圧開始、人工肺に吹送する酸素濃度、ガス流量を設定する。ガス流量は人工肺の性能にもよるが、一般的な人工肺であれば目標とする体外循環血流量に対して1/2程度（V/Q＝0.5）、酸素濃度は常温体外循環であれば50％程度である。送血ポンプに遠心ポンプが用いられている場合には、送血回路の内圧が動脈圧より少し高くなるまで（10〜20 mmHg程度）遠心ポンプを回転させておく。

執刀医、麻酔科医、看護師に連絡をとり、体外循環を開始する。脱血回路の鉗子をゆっくり開け、しっかりと脱血がなされることを確認したら、送血回路の鉗子を開け、送血を開始する。貯血槽の液面に注意しながら、送血圧、血圧を確認し、徐々に目標血流量（full flow）まで上げていく。十分に脱血ができないときは脱血カニューレの位置、脱血回路の折れ、曲がりを確認し執刀医に随時報告して対処する。十分に脱血できるときは貯血槽の液面に注意し、血圧の維持、適正な送血圧と血流量、確実な血液のガス交換を確認してから、脱血量を増やし貯血槽のレベルを上げて心腔内（右房）への血液の流入を減らしていく。これにより心拍出量が低下し脈圧が小さくなっていく。この時点では心臓も活動しているため循環血液の一部が人工心肺により循環されている。この状態を部分体外循環（partial perfusion）と呼ぶ。

体外循環開始と同時に血液は充填液により希釈され末梢血管抵抗は急激に減少する。これに伴い急激な血圧の低下、イニシャルドロップ（initial drop）が生ずることがある。低血圧が続くようであれば体外循環血流量を増やすか末梢血管を収縮させる薬剤を投与し対処する。また、予防のためにRAPなどのプライミングボリュームの減少や、開始時にゆっくりと目標血流量まで増加させるなどの方法がある。

目標血流量に達したら執刀医に伝える。目標血流量の時点で左房左室ベントを挿入するため大動脈遮断の前で外気を引き込まないようにするため容量負荷が必要である。患者の動脈圧の波形が現れたら、人工呼吸を止め、ベントカニューレを挿入する。挿入後、ベント吸引を開始する。吸引は陰圧防止弁から空気を引き込まない程度にする。心筋保

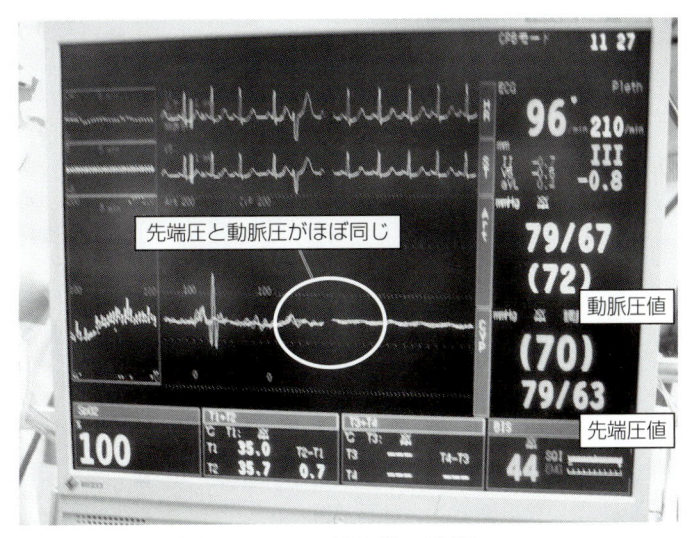

図4　心筋保護液カニューレ挿入時の確認

護液カニューレ挿入時には確実に挿入されているか確認する方法の一つに先端圧がある．先端圧は動脈圧とほぼ同じでなければならない（図4）．

B 冷却

　目標血流量が得られたら，術式や患者の状態により低体温体外循環を行う．冷却開始の指示が出たら，心電図，患者の動脈圧，送・脱血温，患者の体温を確認しながら冷却を行う．

　体外循環時など急速に冷却する場合には各臓器や組織は均一に冷却されない．このため体外循環では送血温，脱血温のほか，直腸温，膀胱温，咽頭温など複数の体温がモニタされている．とくに直腸温は反応が遅いため，目標とする直腸温まで冷却を続けると他の臓器は過度に冷却され，結果的に直腸温は目標温度より低くなってしまう．多くの場合，脱血温と直腸温の平均温度が目標とする直腸温になった時点で冷却を停止すると，徐々に直腸温は低下し目標温度に近づく．また，体温低下とともに酸素消費量は減少するため，人工肺への吹送ガスの調整を行う．動脈血酸素分圧（PaO_2）は酸素濃度を増すと上昇し，動脈血炭酸ガス分圧（$PaCO_2$）は酸素濃度に依存せず，ガス流量を増やすと低下する．

　冷却を行わずに室温による体温の低下（32℃前後），もしくは保温に努め36℃前後を維持したまま体外循環を行う施設もある．また，術式によっては心機能を維持し，部分体外循環のままで手術を行うこともあるが，このような症例は冷却を行わない．

C 完全体外循環

　心臓のポンプ機能が失われ血液灌流のすべてが体外循環により維持されている状態を

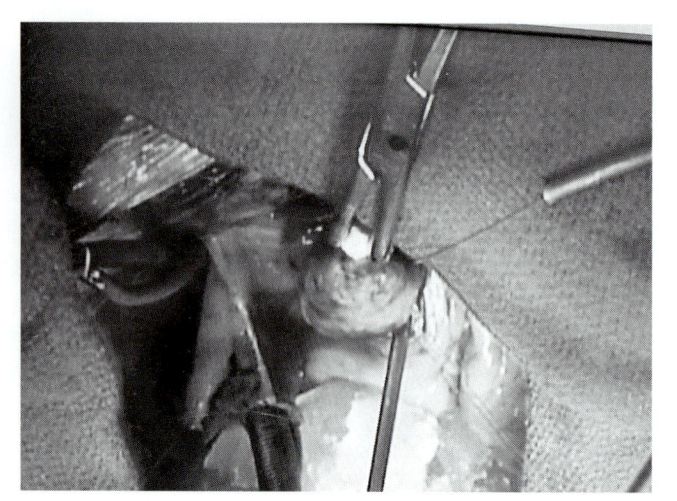

図5 大動脈遮断

完全体外循環（total perfusion）と呼ぶ．上下大静脈から脱血していて，上下の脱血カニューレの周囲を締め，右房への流れを止めた時点，あるいは大動脈に遮断鉗子をかけた時点，もしくは心室細動となった時点で完全体外循環に移行する．

心臓停止に伴い心室内の血液は拍出されなくなり，流入する血液により心室の過伸展が生ずる．これを防止するため貯血レベルを上げ心臓に流入する血液を減らすほか，ベントが挿入されている場合はベント流量を上げて対処する．

D 大動脈遮断

目標血流量に達し体外循環に問題がなければ，心臓内部あるいは冠動脈への血液流入を完全に止めるため，大動脈を遮断する（**図5**）．大動脈を遮断するときは大動脈壁への負担を軽減するため，送血ポンプの流量を落として一時的に血圧を50 mmHg以下に下げてから大動脈を遮断する．遮断鉗子をかけたのちに回路内圧を確認しながら元の送血量に戻す．送血量を元に戻すときに回路内圧が異常に高いときは，遮断による送血カニューレの異常が疑われるので，その旨を執刀医に速やかに伝え対処する．

E 心筋保護液注入

大動脈遮断後，心筋保護液を注入する．一般的には心筋保護液は大動脈基部より冠動脈へと流れるように注入する．大動脈を切開し直接左右の冠動脈口より心筋保護液を注入する場合もある．また，冠静脈洞より逆行性に注入することもある．当施設では順行性や逆行性など患者の状態に合わせた統合的な心筋保護を行っている（**表1**）．注入量は成人で初回10～20 mL/kg，以後20～30分おきに初回量の半量（5～10 mL/kg）を目安に追加注入する．注入圧は順行性に注入する場合は60～80 mmHg程度，逆行性に注入する場合は30～40 mmHg程度で注入する．心筋保護液を投与すると心筋活動は抑制さ

表1　統合的心筋保護

初回	antegrade cold BCP (8：1) K=25 mEq/L，温度5℃，注入圧80 mmHg，注入量20 mL/kg
2回目	retrograde cold BCP (8：1) K=20 mEq/L，温度15℃，注入圧40 mmHg，注入量10 mL/kg
3回目	retrograde cold BCP (8：1) K=20 mEq/L，温度15℃，注入圧40 mmHg，注入量10 mL/kg
4回目 (以後，2回目から繰り返し)	antegrade cold BCP (8：1) K=20 mEq/L，温度15℃，注入圧80 mmHg，注入量10 mL/kg
人工弁装着後	continuous retrograde tepid BCP blood+KCl，K=10 mEq/L，温度29℃，注入圧20 mmHg
心内操作終了後	terminal warm BCP (TWBCP) blood+KCl，K=10 mEq/L，温度37℃，注入圧50 mmHg
TWBCP後	controlled aortic root reperfusion blood only，温度37℃，注入圧80 mmHg

BCP (blood cardioplegia)：血液添加心筋保護液．

れ，心室細動であった心電図は心静止していく．

　心筋保護液注入時にとくに重要なのが注入圧の確認である．順行性で注入圧が上がらない場合，大動脈弁からの逆流の可能性がある．また逆行性では，心内操作により心筋保護カニューレが移動し，注入圧が高い場合には深く挿入されていることがある．そのため，カニューレの先端圧および経食道心エコーで逆流などがないかを確認することが重要である．

F　体外循環維持

　心筋保護液注入後，術野の心内操作がはじまる．循環動態や温度に急激な変化はなくなるが，流量，血圧，尿量，血液検査，温度，脳局所酸素飽和度（rSO$_2$）などのデータの監視がなされ，必要に応じて循環血液量，血流量，吹送ガス流量と酸素濃度，温度などを適時調節する．完全体外循環中は**表2**に示すような条件を保つ．

　血液サンプリングは体外循環開始時に必ず実施し，体外循環中は温度や灌流量の状態変化があるときなど少なくとも60分以内の間隔で行う．また連続的血液ガス分析装置を使用していても同様である．前回に異常値や不安要素がある場合は適宜検査を行う．原因が重大な場合や特定できない場合には執刀医，麻酔科医と協議する．原因がわからないまま安易に補正しない．また，連続的血液ガス分析装置（CDIシステム500，テルモ社）（**図6**）を使用することによりリアルタイムで血液データを確認できる．

　体外循環中は多くの場合，過度の希釈での膠質浸透圧低下による血管外への水分の移動や排尿，出血などにより貯血量が減少していくため，適時，輸血または輸液が必要となる．吸引ポンプは，吸引量が足りなければ術野の無血視野が確保できず，過度の吸引は溶血の原因となるため適時操作する必要がある．吸引管の先が組織にあたると吸引できず，吸引回路は極度の陰圧になり血液が損傷する．吸引管が組織にあたりはじめると

表2 完全体外循環中の条件

平均動脈圧	60〜80 mmHg
CVP	0 mmHg 付近
動脈血血液ガス（α-stat）	pH 7.35〜7.45 PaO₂ 200〜250 mmHg PaCO₂ 35〜45 mmHg
混合静脈血酸素飽和度	SvO₂ 70〜90%
電解質	K 3〜6 mEq/L Ca 1〜1.2 mEq/L
Ht	21〜30%
Hb	7.0〜10.0 g/dL
ACT	480秒以上
尿量	1 mL/時/kg 以上

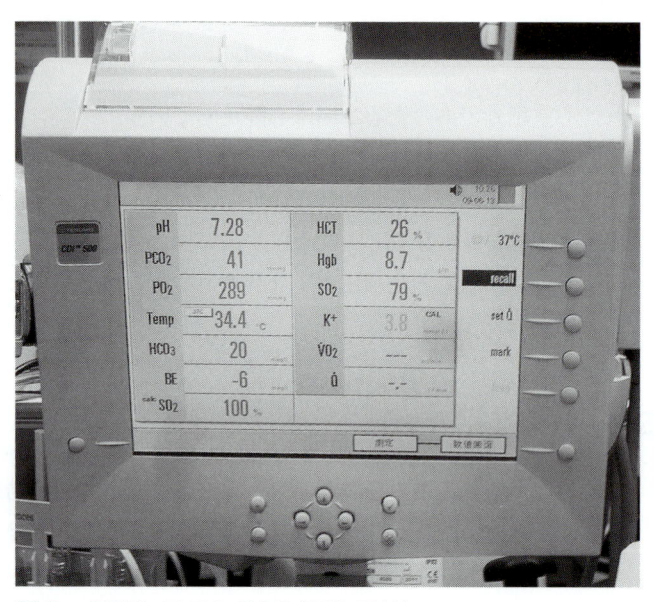

図6 CDIシステム500（テルモ社）

キュッキュッという音が生じてくることが多く，吸引回路が陰圧になると血液が前後運動し，さらに陰圧がかかると吸引回路が上下動する．その場合は執刀医に伝え，対処してもらう．ベントポンプは，吸引量が足りないと心臓の過伸展の可能性があり，創部から血液が溢れて無血視野が確保できなくなる．

G 復温開始

心内操作が終わりに近づいた時点で術者と話し合い復温を開始する．冷却に比べ復温には時間がかかるため，復温時間を見越して開始する．このとき，送血温と脱血温の温

度差は10℃以内とし，水温が42℃，血液温が37℃を超えないように注意する．また復温の場合も体温の上昇は均一ではなく直腸温の反応が遅い．体温の上昇に伴い組織の酸素消費量が増加するため，血流量，ガス流量，酸素濃度を調節する．麻酔科医に連絡し，麻酔器の換気を再開してもらう．徐脈のときはペーシングを行う．

H 大動脈遮断解除

　心内操作の終了時，terminal warm blood cardioplegia（TWBCP）を行う．TWBCPは再灌流障害を防ぐため，注入圧50 mmHgで行う[1]．TWBCP後，controlled aortic root reperfusion（CARP）を行う．TWBCPの前にcontinuous retrograde tepid BCPを行う場合もある．

　心拍再開後，大動脈遮断解除を行う．空気脳塞栓を予防するために手術台の頭部を低くして，遮断時と同じく，送血ポンプの流量を落として一時的に血圧を50 mmHg以下に下げてから遮断解除する．遮断鉗子が外れたことを確認して，元の灌流量まで徐々に戻す．遮断解除と同時に左房左室ベントと大動脈基部ベントを十分に吸引し，心臓内部に残留した気泡を取り除く．遮断解除早期には左室からの拍出がない程度にし，左室機能の回復を待つ．大動脈基部ベントは上行大動脈，心腔内に残っている気泡を排除する目的で使用する．心臓のポンプ機能の回復とともに，上下大静脈の遮断テープを緩め，再び部分体外循環となる．動脈圧に脈圧が現れるのを確認しながら心機能の回復にあわせてベント流量を下げていく．さらに貯血レベルを徐々に下げ，さらに脈圧が現れるのを確認する．遮断解除から体外循環離脱開始まで，術野においてさまざまな操作が行われているので，この間，十分に復温しておく．

I 体外循環離脱

　人工心肺からの離脱の条件は，心機能の回復と，術野での止血の確認，確実な復温である．心機能は心電図や血圧，経食道心エコーによる心臓の壁運動などにより評価する．サクション回路から多量の血液が吸引される場合には，止血が確実ではない．この状態で体外循環を停止させると循環血液量の調節が困難となるため，確実な止血を確認する．

　離脱の条件を確認できたら換気と部分体外循環であることを確認し，徐々に貯血槽の血液を体内に戻していき，心臓に流入する血液量を増やしていく．脈圧が増大し心拍出量の増加が確認できたら，貯血レベルを安定させながら体外循環血流量を減らしていく．このとき，血圧，SvO_2が安定するようであれば，さらに貯血レベルを下げて血管内容量を増加させ，循環血液量を増やしていく．貯血レベルを下げても血圧やSvO_2が不安定で，CVPだけが上昇するようであれば心機能の回復が思わしくないことが多く，体外循環からの離脱を慎重に行わなければならない．平均血圧60 mmHg以下で，SvO_2も70％以上保てないケースは早期の離脱は困難で，しばらく補助循環が必要である．

　心機能が回復し体外循環血流量を1 L/分以下まで下げても血圧，SvO_2が安定しているようであれば，執刀医，麻酔科医，看護師に連絡し，体外循環を停止する．

体外循環停止後は循環動態が不安定になることがある．そのときは貯血槽の残血を少しずつ送血し，循環血液量を補う必要がある．また，出血や心機能の低下により，体外循環を再開することがあるので準備をしておく．

J 体外循環終了後の処理

体外循環が終了し，安定した循環動態と止血が確認されたら脱血カニューレ，送血カニューレが抜去される．カニューレ抜去後も不意の出血や循環動態の悪化により体外循環を再開することもあるので，手術チームの承諾が得られるまでは，術野側の人工心肺回路を降ろさないでおく．続いて，ヘパリンを中和するため，投与されたヘパリンとほぼ同量のプロタミンが投与される．プロタミン投与が開始されたら，サクションポンプを止め，人工心肺への血液回収を終了する．また，プロタミンショックや血圧が低下することがあるので，いつでも人工心肺が開始できる準備をし，血行動態を常に監視する必要がある．

体外循環が終了した時点では，人工心肺回路には多くの残血があり，回路内の血液を回収し，患者に返血する．

参考文献

1) 草川 實ほか：開心術における心筋保護法．体外循環の実際，草川 實（編），南江堂，東京，p128，1991
2) 笹山幸司ほか：人工心肺操作の実際．最新人工心肺，阿部稔雄，上田裕一（編），名古屋大学出版会，名古屋，p155-175，1999
3) 百瀬直樹：体外循環の実際．人工心肺ハンドブック，安達秀雄，百瀬直樹（編），中外医学社，東京，p8-45，1999
4) Bojar RM：心臓血管外科における診断技術．心臓手術の周術期管理，天野 篤（監訳），メディカルサイエンスインターナショナル，東京，p57-85，2008

5 人工心肺とモニタリング

I 心電図

1 用途，位置づけ

人工心肺の前後における心電図の用途は，不整脈の検出，心筋虚血の検出および電解質異常の検出である．

2 基本原理，構成

標準的な肢誘導（I, II, III）をモニタする場合は3本のリードを用いるが，これらに加えて胸部誘導をモニタするためには胸部電極と不関電極を加えた最低5本のリードが必要となる．

3 機器選択，使用方法

心電図モニタリングに関しては誘導および測定モードの選択が重要である．

a. 誘導の選択

不整脈の診断にはP波の有無が重要であり，P波が明確に認められることの多い第II誘導が用いられる．一方，心筋虚血に由来する心電図変化は虚血部位に依存しており，第II，第III，aVF誘導における虚血性変化は右冠動脈領域の虚血を示唆し，胸部誘導における虚血性変化は左冠動脈領域の虚血を示唆する．

b. 測定モードの選択

心電図モニタでは信号をフィルタリングしてノイズを除去しており，ノイズ除去を重視したモニタモードと原波形の再現を重視した診断モードがある．モニタモードでの使用が一般的だが，心電図波形の正確な表示が必要な場合には診断モードの使用も考慮する．

4 リスクマネジメント

装着，モニタリングに関する大きなリスクはない．

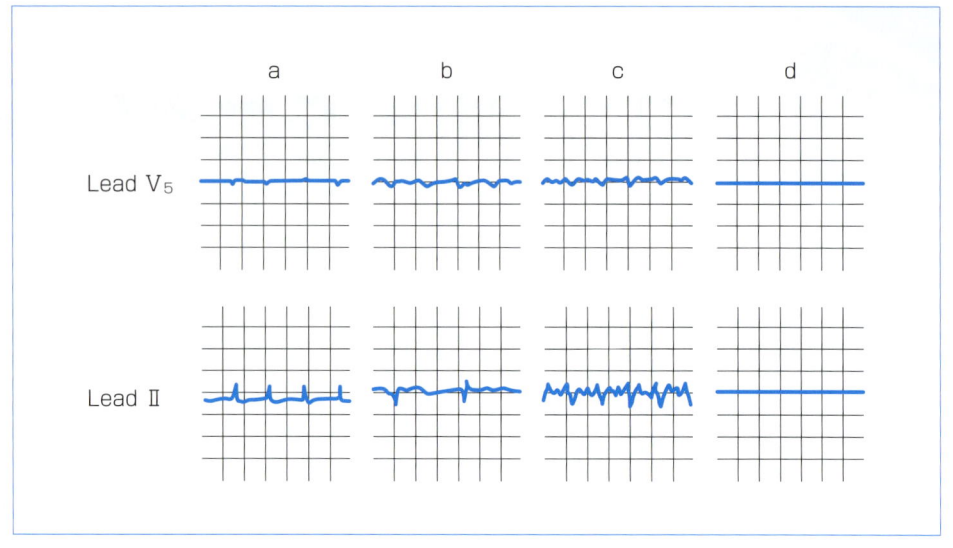

図1 人工心肺中にみられた心電図アーチファクトの1例
この症例では人工心肺ポンプのケースと人工心肺の温度センサを電気的に結合することによってアーチファクトが消失した(d)と報告されている.

(文献1より引用)

a. ノイズ発生時の対応

　心電図のノイズとして電極での抵抗上昇および電気メスの影響が広く知られている.電極での抵抗の上昇を防止するための確認事項として,電極と皮膚の接触が十分であるか,汚れ,消毒薬などによって電極と心電図リードの接触が不良となっていないかどうかなどがあげられる.電気メスに由来するノイズを完全に除去することは困難であるが,右足に装着される不関電極を電気メスの対極板の近傍に貼付すること,異なるコンセントからモニタと電気メスの電源をとることが有効であるとされている.このほか,人工心肺に特有の問題として人工心肺の回転数と一致したノイズが生じることがしばしば報告されている.この現象の原因は明らかではないが,ローラーポンプのハウジングを麻酔器などに接地するとノイズが消失したとする報告がみられる(**図1**)[1].

II 血管内圧モニタ

1 用途,位置づけ

　連続的に血管内圧を測定するために用いるシステムである.血管内へのカテーテル挿入を必要とするが,リアルタイムかつ連続的に血圧が測定できる点,採血が容易に行える点が利点である.

2 基本原理，構成

　心臓外科手術中には動脈圧に加えて，後述する肺動脈カテーテルを用いて中心静脈圧，肺動脈圧を測定することが一般的である．この場合の一般的な構成を図2に示した．圧力を電気信号に変換するトランスデューサ（図2①），血管内に留置したカテーテルとトランスデューサを連結するチュービングおよび回路内への血液逆流を防止するための加圧バッグ（図2②）およびフラッシュデバイスからなる．回路内凝血塊形成を防止するために加圧バッグ内の生理食塩水にヘパリンを添加することが多いが，ヘパリン惹起性血小板減少症発生のリスクを減らすためヘパリンを使用しない施設もある．

3 機器選択，使用方法

　生理食塩水バッグはおよそ300 mmHgに加圧する．加圧が不足した場合，波形のなまり，血液の逆流，回路内凝血などがみられる．

　トランスデューサおよびケーブル（図2③）は動脈圧が赤，中心静脈圧が青，肺動脈圧が黄色で表示されていることが多い．

　血管内圧モニタではゼロ点校正を行う必要がある．ゼロ点校正の位置としては第5肋間中腋窩線あるいは胸骨柄の5cm下方が広く用いられている．ゼロ点校正後にトランスデューサの位置が変化すると測定値が変化するので注意が必要である（図3）．

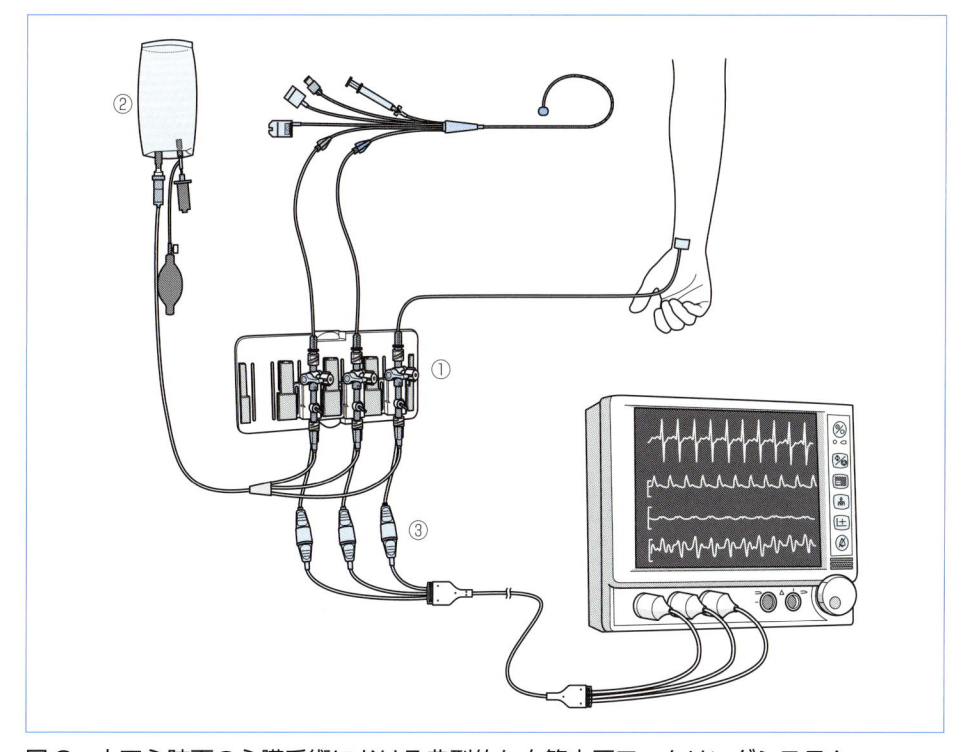

図2　人工心肺下の心臓手術における典型的な血管内圧モニタリングシステム
（エドワーズライフサイエンス社資料より引用，改変）

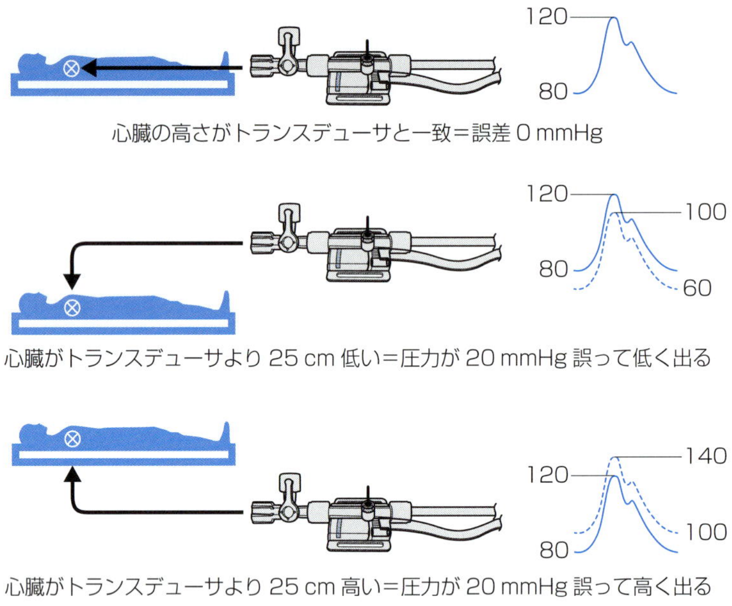

図3 トランスデューサの位置と測定誤差
(エドワーズライフサイエンス社資料より引用,改変)

4 リスクマネジメント

　血管内圧の数値は波形から算出しているため,正確な波形がモニタで再現されていることが前提となる.正確な波形が再現されない原因として回路内の気泡,回路あるいはカテーテルの屈曲,先あたりなどがあげられており,これらによる波形のひずみがないことを常に確認しておく[2].

　人工心肺離脱直後には橈骨動脈でモニタする動脈圧が左室圧あるいは大動脈圧よりも10～40 mmHg低く表示される事象が17～40％の症例でみられると報告されている[3].原因としては前腕の血管拡張,動静脈シャントなどがあげられているが,不明な点が多い.人工心肺離脱20～90分後には消失する場合がほとんどであるとされている.

III 心拍出量モニタ

A 肺動脈カテーテル

1 用途,位置づけ

　肺動脈カテーテル(Swan-Ganzカテーテル)を用いることによって中心静脈カテーテルの機能に加えて肺動脈圧,肺動脈楔入圧および熱希釈法による心拍出量測定が可能で

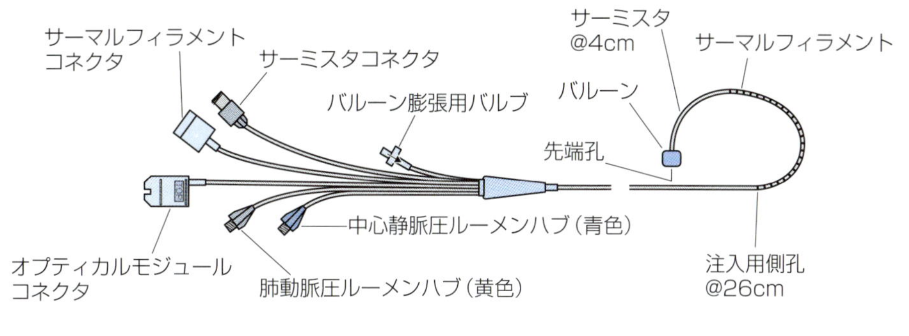

図4　肺動脈カテーテルの構造
CCO機能およびSvO₂モニタ機能を有する肺動脈カテーテルの構造を示した．
（エドワーズライフサイエンス社資料より引用，改変）

ある．心臓外科手術では，連続心拍出量測定（continuous cardiac output：CCO）機能および混合静脈血酸素飽和度（SvO₂）モニタ機能を有するものが広く使用されている．

2 基本原理，構成

CCO，SvO₂測定機能を有する肺動脈カテーテルの外観を図4に示した．

肺動脈圧および中心静脈圧はそれぞれのルーメンに圧トランスデューサを接続して測定する（図4）．肺動脈楔入圧はバルーンを拡張させた状態での肺動脈圧を用いるが，バルーン拡張は可能な限り短時間にとどめるべきであるとされている．いずれも前負荷の指標として用いられているが，容量不足状態（hypovolemia）での感度が低い点，胸腔内圧の影響を受ける点などに注意が必要である．

CCO測定はサーマルフィラメントによって血液を間欠的に加熱し，その温度変化をカテーテル先端のサーミスタで検出し，右室を通過する心拍出量を測定している．CCO測定は自動化されており，測定開始後およそ60秒ごとに行われている．

肺動脈の血液は上大静脈，下大静脈および冠静脈洞からの血液が合流しており，混合静脈とみなされている．SvO₂は全身における酸素の需給バランスを反映し，需給バランスが悪化すると低下するため，70％以上を維持することが推奨されている．SvO₂の測定原理を図5に示す．

3 機器選択，使用方法

挿入に際して先端圧波形の変化を参照しながらカテーテルを左右いずれかの肺動脈主幹部まで誘導する．バルーン拡張時に肺動脈楔入圧波形，バルーン非拡張時に肺動脈圧波形が認められる状態が適切な位置である．X線透視あるいは経食道心エコーによる確認も行われる場合がある．

CCOは数回の測定の平均値が表示されている．STATモードを表示することによっ

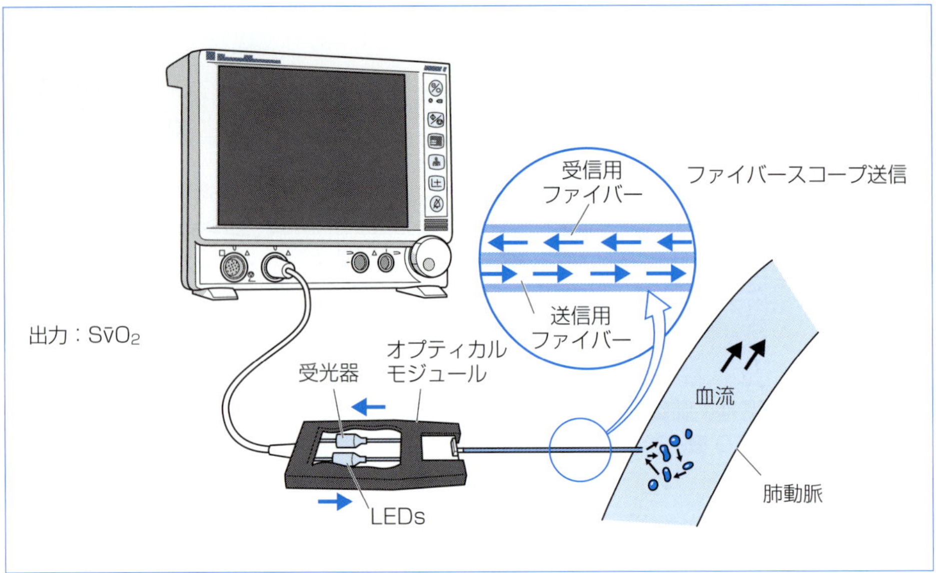

図5 混合静脈血酸素飽和度（SvO₂）モニタの概要
（エドワーズライフサイエンス社資料より引用，改変）

て平均化する前の測定値が参照できる．

　SvO₂モニタには校正（キャリブレーション）が必要である．挿入前に行う体外キャリブレーションと挿入後に肺動脈の血液を採血して行う体内キャリブレーションとがある．後者は挿入後に肺動脈血のガス分析を行い，酸素飽和度およびヘモグロビン濃度を入力して行う．

4 リスクマネジメント

　中心静脈カテーテルと比較して肺動脈カテーテルは侵襲が大きく，合併症のリスクが高いと考えられている[4]．具体的にはカテーテルが心腔内を通過することによる不整脈発生，カテーテル関連血流感染症の頻度の増加，およびカテーテルの位置不良に起因する肺動脈損傷などがあげられている．カテーテルの適切な位置は図6に示したように左右いずれかの肺動脈主幹部である．図7に示したようにカテーテルが過剰に先進した状態で先端のバルーンを拡張させると肺動脈を損傷する可能性がある．

B 低侵襲心拍出量モニタ

1 用途，位置づけ

　肺動脈カテーテルよりも低侵襲に心拍出量を測定するためのモニタであり，さまざまな原理に基づいたモニタが存在する．心臓外科手術に関しては観血的動脈圧および中心静脈カテーテルは不可欠である点と，人工呼吸離脱後も厳重なモニタが必要である点を

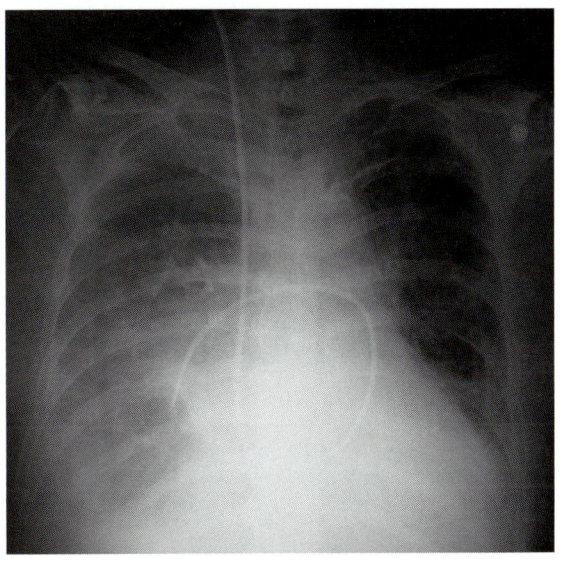

図6 上大静脈から左肺動脈に挿入された肺動脈カテーテルの模式図
（エドワーズライフサイエンス社資料より引用）

図7 右肺動脈末梢部まで過剰に深く挿入された肺動脈カテーテルを示す胸部X線写真

考慮すると動脈圧波形解析法が対象となる[5]．

2 基本原理，構成

観血的動脈圧波形の波形下面積が一回心拍出量と比例することが知られており，この関係を用いて一回心拍出量を算出し，心拍数を乗じて心拍出量を表示している．ただし，観血的動脈圧波形の波形下面積と一回心拍出量の関係は血管抵抗に影響を受けて変動するため，何らかの方法で補正する必要がある．

3 機器選択，使用方法

実際に熱希釈法による校正を行う装置［PiCCO（Pulsion社）およびEV1000（エドワーズライフサイエンス社），図8］と動脈圧波形の変化を参照しながら自動的に調整を行う装置（FloTrac／Vigileo，エドワーズライフサイエンス社）とがある．いずれもCCOと比較して，変化に対する追従性が高く，ほぼリアルタイムの測定が可能である．

熱希釈法による校正を行う機器では中心静脈カテーテルおよび温度センサーを備えた専用の動脈留置カテーテルが必要であるが，校正直後の測定精度は高いとされている．正確なモニタリングには定期的な校正が必要であり，PiCCOに関しては6〜8時間ごとの校正が推奨されている．校正を必要としないFloTrac／Vigileoの場合は一般的な動脈カテーテルによる測定が可能である．橈骨動脈および大腿動脈での測定が推奨されているが，これまでのところ，足背動脈でも同程度の精度であると報告されている．

正確な動脈圧波形および心拍数の算出が必要であり，大動脈内バルーンパンピング

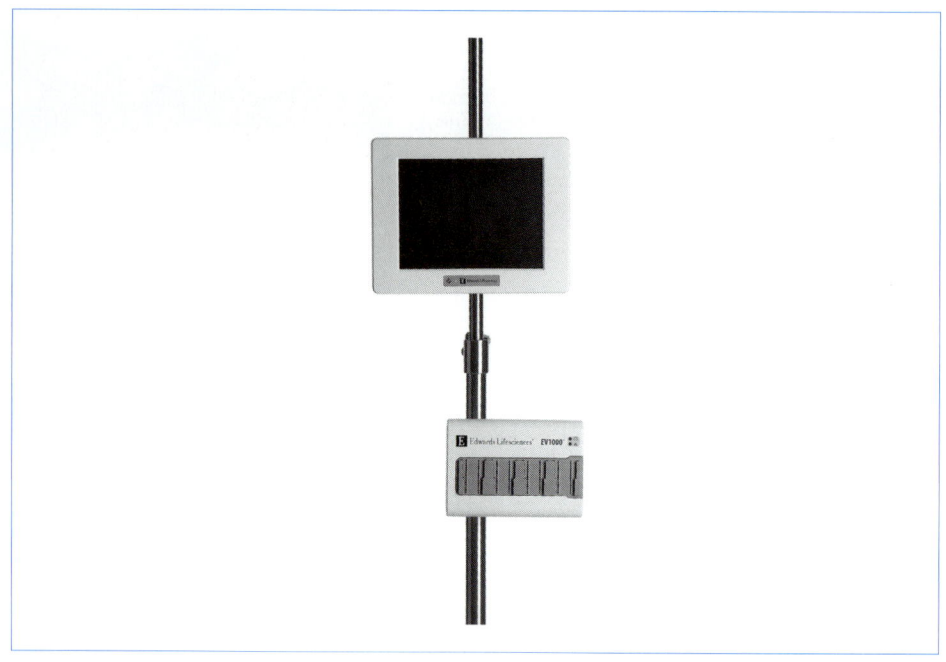

図8 動脈圧波形解析法を用いた低侵襲心拍出量モニタ（EV1000，エドワーズライフサイエンス社）

（エドワーズライフサイエンス社資料より引用）

（intraaortic balloon pumping：IABP）使用時，大動脈弁閉鎖不全症など特殊な動脈圧波形を生じる病態，および心房細動など心拍数が不安定な症例では正確なモニタリングが困難である．

4 リスクマネジメント

装着，モニタリングに関するリスクは，動脈カテーテルおよび中心静脈カテーテルの注意点とほぼ同じである．

IV 中枢神経系モニタ

A 処理脳波モニタ

1 用途，位置づけ

大脳皮質の電気的活動は鎮静度が大きくなるに従って高振幅徐波化し，鎮静度が小さく（浅く）なるに従って低振幅速波化する．これらの変化をモニタしながら鎮静薬の投与量を調節することによって鎮静薬不足による術中覚醒，鎮静薬過剰投与による覚醒遅延を防止できるとされている．また大動脈解離や脳分離体外循環の際に脳灌流が急激に

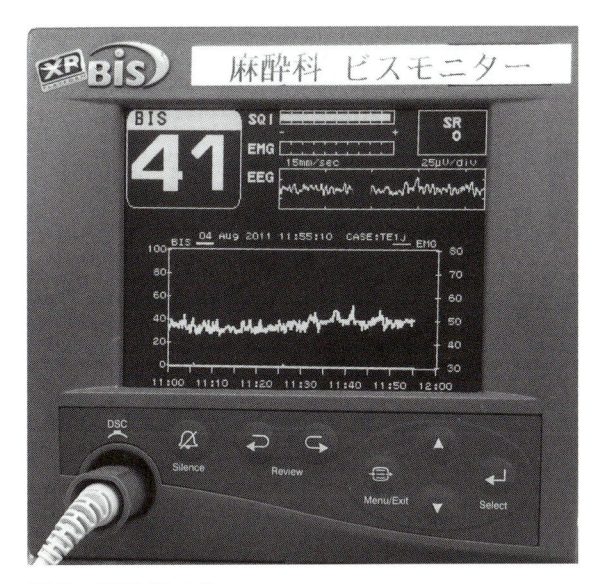

図9 BISモニタ
SQI (signal quality index)：信号品質指数，EMG (electromyogram)：筋電図，SR (suppression ratio)：バーストサプレッション比．

低下すると処理脳波モニタの指標も急激に低下すると報告されている．

2 基本原理，構成

　大脳皮質の電気的活動の変化をより簡単に評価するために，脳波から得られる鎮静度を0～100までの数値として表示している．また，電気的活動の静止が生じた時間幅をsuppression ratio (SR) として表示する．大脳皮質の電気的活動低下はbispectral index (BIS) 値などの指標の低下およびSRの増加として表される．

3 機器選択，使用方法

　現時点で広く用いられている装置はBISモニタ（コヴィディエン社）であり（図9），ほかにもEntropy（GEヘルスケア社）など類似のシステムが存在する．
　ディスポーザブルのセンサと前額部の皮膚との間の抵抗（インピーダンス）が小さいことが重要であり，装着直後にチェックが行われる．インピーダンスが高い場合は貼付状況を再確認する．
　一般的にBIS値が40～60であれば術中覚醒の可能性は低いと考えられている．小児については同じ鎮静度であっても若干，高めの数値を示すとされている．
　麻酔深度増加あるいは低体温など中枢の電気的活動が抑制される状況にないにもかかわらず，急激なBIS値の低下，SR増加などの所見が認められた場合には広範な脳虚血の可能性があり，別の手段で脳灌流の適否を確認するべきである．

4 リスクマネジメント

装着,モニタリングに関する大きなリスクはない.筋電図および電気メスノイズが混入すると指標が大きくなり,覚醒との鑑別が必要となる.筋電図(図9のEMG)表示が参考となる.

B 誘発電位モニタ

1 用途,位置づけ

処理脳波モニタと同様に鎮静度を評価するために用いられる聴性誘発電位(auditory evoked potential:AEP)と脊髄機能のモニタリングに用いられる感覚誘発電位(sensory evoked potential:SEP)および運動誘発電位(motor evoked potential:MEP)とがある.体外循環と関連した使用法としては下行大動脈手術の際の脊髄機能をモニタリングする手段としてSEP,MEPが用いられている[6,7].

2 基本原理,構成

各種の刺激に対する神経の伝達機能をモニタし,伝導路を構成する要素の機能を評価する.AEP,SEPおよびMEPは,それぞれ聴覚刺激による脳波活動,末梢神経刺激による脳波活動,中枢の電気あるいは磁気刺激による末梢の筋電図をモニタしている.刺激に対する潜時の延長,電位の低下は伝導路の機能低下を示唆する.

3 機器選択,使用方法

誘発刺激によって発生する脳波は皮質脳波よりもさらに低電圧であり,刺激に対する反応を加算することによってノイズを除去する必要がある.このため,専用の解析装置を用いる.モニタリングする部位,機能によって刺激電極,測定電極の適切な装着部位を選択する(図10).下行大動脈手術中にMEP,SEPなどで脊髄機能の低下を認めた場合にはただちに血行再建の追加,脳脊髄液ドレナージ,脊髄冷却などの処置を行い,非可逆的な脊髄損傷を防止する.

4 リスクマネジメント

誘発電位は麻酔薬,筋弛緩薬による影響を受けるため,測定時には麻酔方法に関して麻酔科医とあらかじめ打ち合わせておく.

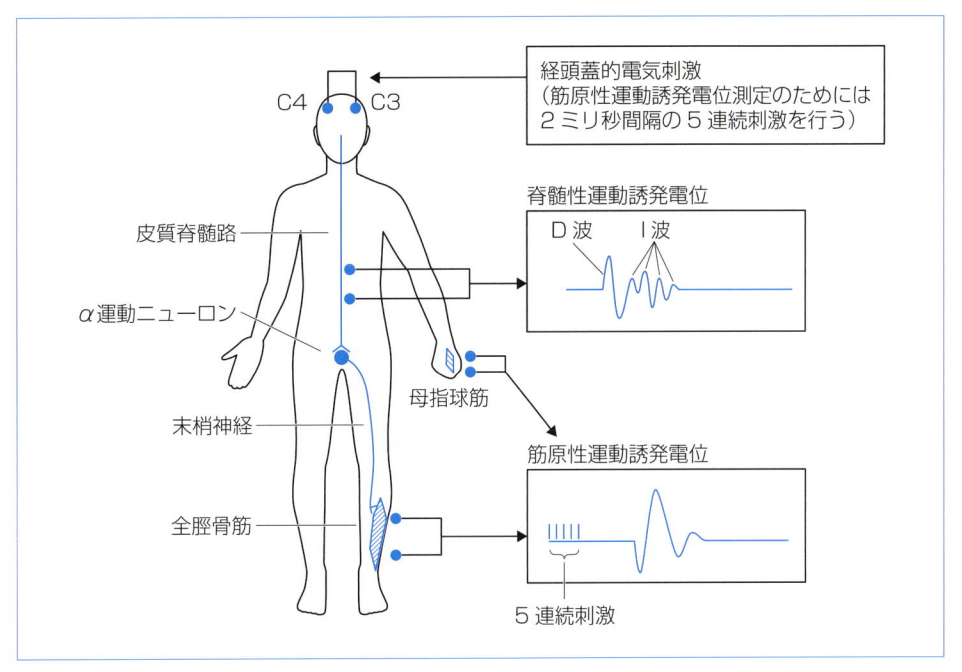

図10 運動誘発電位の概要

(文献6より引用)

C 脳オキシメトリ

1 用途,位置づけ

　　頭蓋骨直下の脳組織の酸素化を非侵襲的,連続的にモニタするための装置である.心臓外科手術中には血栓,アテローム塞栓による脳塞栓,循環停止,脳分離体外循環などの際の脳血流低下などが原因となって脳梗塞あるいは術後認知機能低下を生じる可能性が他の術式よりも有意に高いとされている.

2 基本原理,構成

　　近赤外光が頭蓋骨を透過しうることを利用して前頭骨直下の前頭葉大脳皮質の酸素飽和度を測定する方法であり(図11),脳組織酸素飽和度($SctO_2$)あるいは局所酸素飽和度(rSO_2)と呼ばれる[8,9].測定方法に由来する名称として近赤外線分光法が使われることもある.測定値は動脈血25%,静脈血75%が混合したものとみなされている.

3 機器選択,使用方法

　　数種類の脳オキシメトリが発売されており,原理はおおむね同一であるが,測定波長,表示項目などに差がみられる.
　　心臓手術患者におけるrSO_2の平均値は67±10%とされている[10].$rSO_2<50$%あるい

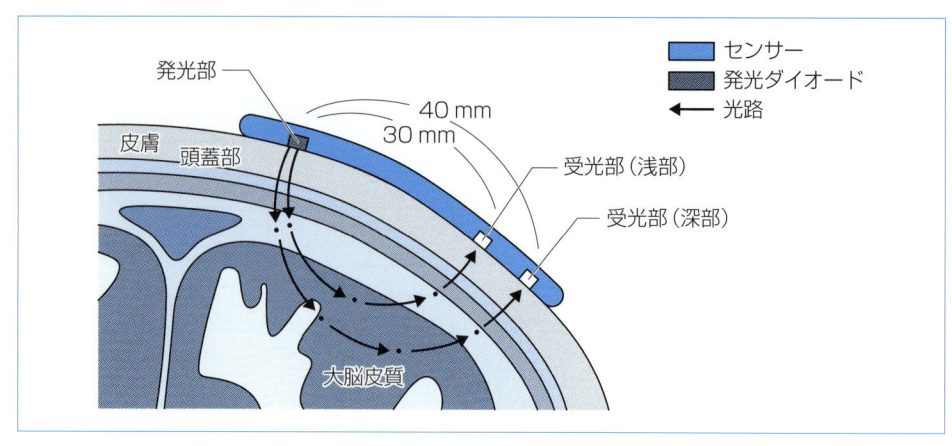

図11 脳オキシメトリ

表1 ACT測定装置の特徴

	Helena Laboratories 社 アクタライク MINI		ITC 社 ヘモクロンレスポンス	ITC 社 ヘモクロン Jr. シグニチャー＋
テストチューブの名称	A-ACT	MAX-ACT	HRFTCA510	ACT＋
血液量	2.0 mL	0.5 mL	2.0 mL	0.05 mL
検出機構	テストチューブ内のマグネットとテストウェル内のデュアルディテクターの磁気的相互作用	テストチューブ内のマグネットとテストウェル内のシングルディテクターの磁気的相互作用	テストチューブ内のマグネットとテストウェル内のシングルディテクターの磁気的相互作用	カートリッジの検査用チャネルを通過するLED光量の変化

(文献12より引用，改変)

は対照値から20％以上の低下は脳組織における酸素の需給バランスの悪化を示唆しており，何らかの対応が必要である．

4 リスクマネジメント

装着，モニタリングに関する大きなリスクはない．

V 凝固系モニタ

A ヘパリン活性モニタ

1 用途，位置づけ

人工心肺中のヘパリンの効果をモニタするために用いる機器であり，活性化凝固時間（activated coagulation time：ACT）を測定する装置が広く用いられている[11]．わが国

で頻用されている機器の特徴を**表1**に示す[12]．

2 基本原理，構成

　もっとも一般的なヘモクロンシステムはカオリン，セライト，ガラスビーズなどの凝固促進因子およびマグネットを含むテストチューブに全血を注入し，テストウェル内で加温しながら回転させる構造である．凝固が進行し，マグネットの回転が停止するまでの時間がACTである．

3 機器選択，使用方法

　ヘパリン投与前の基準値は120秒前後であり，ヘパリン投与によって延長し，プロタミンによってヘパリンの作用が拮抗されることによって基準値に回復する．人工心肺中の目標値は施設によりさまざまだが，400秒以上を用いている施設が多いようである[13]．

4 リスクマネジメント

　安定した測定値を得るためには検体の撹拌が重要であり，取扱説明書では10回撹拌することと記載されている．

参考文献

1) Metz S：ECG artifacts during cardiopulmonary bypass：an alternative method. Anesth Analg **72**：715-716, 1991
2) 小竹良文：動脈圧波形．臨床麻酔 **32**：999-1008, 2008
3) Rich GF, Lubanski RE Jr, McLoughlin TM：Differences between aortic and radial artery pressure associated with cardiopulmonary bypass. Anesthesiology **77**：63-66, 1992
4) 小竹良文：熱希釈法による心拍出量測定の問題点．臨床麻酔 **28**：503-518, 2004
5) 小竹良文：その他の心拍出量測定．Intensivist **3**：229-243, 2011
6) Kawaguchi M, Furuya H：Intraoperative spinal cord monitoring of motor function with myogenic motor evoked potentials：a consideration in anesthesia. J Anesth **18**：18-28, 2004
7) 垣花　学：大動脈手術における脊髄保護．麻酔 **58**：315-326, 2009
8) 長谷川智巳，大北　裕：心臓血管領域：脳血流モニターと運動神経誘発電位．胸部外科 **62**：655-660, 2009
9) 大江克憲：小児心臓手術における近赤外線分光法脳酸素モニタリング．臨床麻酔 **35**：307-318, 2011
10) Edmonds HL Jr：Central nervous system monitoring. Kaplan's cardiac anesthesia.The Echo Era, 6th Ed, Kaplan JA, Reich DL, Savino JS eds, Saunders, St. Louis, p466-495, 2011
11) 平﨑裕二：検査と読み方②全血凝固能検査．麻酔科医・集中治療医に必要な血液凝固，抗凝固，線溶系が分かる本，武田純三，田中健一（編），真興交易医書出版部，東京，p36-45, 2011
12) 木下春奈，東條圭一，藤井正実ほか：血液凝固測定器の比較．体外循環技術 **36**：353-355, 2009
13) 柴崎雅志，中嶋康文，小嶋亜希子ほか：心臓外科手術時における初回ヘパリン投与量とACT値の関係についての多施設比較検討．麻酔 **59**：535-539, 2010
14) モニタリングのすべて．麻酔科診療プラクティス13，稲田英一（編），文光堂，東京，2004
15) ミラー麻酔科学，武田純三（監修），メディカルサイエンスインターナショナル，東京，2007

6 人工心肺時の麻酔

I 人工心肺の生体への影響

　人工心肺とは「生体自身の循環を維持できない状態ないしは一時的に停止しなければならない状態に際して，自己肺と自己心を一時的に代行するために人工の肺や人工の心臓を用い，全身の臓器血流を維持する方法」である．人工心肺は非生理的な循環であり，生体に対しストレスとなる(**表1**)．

A 炎症反応

　人工心肺では心肺回路という異物に血液が接触することから，補体の活性化が生じ，好中球が活性化され好中球由来の活性酸素が発生し，全身の炎症反応が起き全身性炎症反応症候群（systemic inflammatory response syndrome：SIRS）の状態となる．人工心肺により活性化されるサイトカイン，アラキドン酸代謝物，補体などは人工心肺後の低酸素血症と関連があるとされ，人工心肺中に持続血液濾過を行うことで肺障害を減らすことが期待できる．またステロイドには炎症性サイトカインの抑制効果があるとされるが，免疫系や糖代謝への悪影響の報告[1]もあるため使用の際には注意が必要である．

B 非拍動性

　人工心肺で用いる血液ポンプにはローラーポンプと遠心ポンプがあり，いずれも非拍動性で，自己心の拍動パターンとは異なり非生理的である．頚動脈狭窄症，脳血管障害，腎機能低下症例では，拍動流のほうが望ましいとされており，この場合は拍動流を用いることもあるが，高灌流量，高灌流圧の非拍動流人工心肺で対応することもある．

C 血液希釈

　人工心肺の開始に伴い回路内充填液が急速に体内に流入し，血液は希釈される．ヘマトクリット（Ht）値が低下することにより血液粘稠度は低下し，微小循環の改善と灌流圧の低下が起こる．しかし過度のHt値の低下は酸素運搬能の低下をきたし，組織の虚血を起こす危険性がある．実際，Ht値の低さは死亡率に関係し，高次脳機能障害や腎障害のリスク因子となることが示唆されている[2]．

表1　人工心肺の非生理的侵襲
血液と人工的異物面の接触
全身の炎症反応と止血凝固異常
血球成分の物理的損傷
肺循環系の血流消失
非拍動流
血液希釈
低体温
抗凝固薬の使用
血流の末梢組織間の再分配
虚血再灌流障害

表2　低体温の分類
軽度低体温：32〜35℃
中等度低体温：28〜32℃
高度低体温：20〜28℃
超低体温：20℃以下

D 低体温

　人工心肺中は，心筋保護の目的と臓器組織の酸素需要を減少させる目的で低体温が併用される（表2）．低体温では，その温度に応じて人工心肺の灌流量を低下させることが可能となる．しかし低体温の短所として，末梢血管抵抗の上昇，血液粘稠度の増加，出血傾向などがある．さらに20℃前後の高度〜超低体温では細胞膜の変化が起き，イオンバランスの異常や酵素活性の変化によるエネルギーの需要供給の変動や，酸素解離曲線の移動による組織への酸素供給の低下が指摘されている[3,4]．人工心肺時間が3時間以内であれば直腸温で32〜34℃，3時間を超える場合は26〜28℃，3時間を超え循環停止を併用する場合は20℃前後で管理するのが一般的とされている．
　しかし，近年は，術後不整脈が少ない，人工心肺後低心拍出量症候群の頻度が低いなどの理由から，人工心肺中の体温管理は多くの施設で常温による管理が行われている．

E 溶血

　人工心肺開始とともに，赤血球は主に機械的要因により破壊され，溶血が生じる．溶血により遊離したヘモグロビンは，速やかに血液中のハプトグロビンと結合して主に肝臓で処理される．血中の遊離ヘモグロビン濃度が22〜35 mg/dL以上になると尿中にも排泄され，200 mg/dLを超えると腎不全を発症する危険性がある．溶血に関係する因子には，人工心肺回路表面の性状，血液速度，人工肺における高分圧酸素，気泡型人工肺での血液への気泡混入，ローラーポンプによる圧閉，術野での吸引操作などがある．

II 心臓麻酔と麻酔薬

　心臓麻酔に限らず，全身麻酔に必要な要素は，①鎮痛，②鎮静，③筋弛緩であり，人工心肺中もこれらの要素を考慮して，吸入麻酔薬，静脈麻酔薬，麻薬と筋弛緩薬を投与する．人工心肺中に吸入麻酔薬を用いる場合は気化器を人工心肺回路に組み入れることが必要となるため，心臓麻酔では経静脈的な薬物が用いられることが一般的である．

A 吸入麻酔薬

　吸入麻酔薬は用量依存性の循環抑制作用をもつ．循環抑制の機序は心筋抑制作用，血管拡張作用，交感神経抑制作用であり，いずれも血圧を低下させる．吸入麻酔薬の利点の一つがanesthetic preconditioning効果を有することである．これは，吸入麻酔薬によりischemic preconditioningと同じ作用が心筋細胞内で起き，心筋虚血や再灌流傷害に対して直接の保護作用を示すというものである[5,6]．心臓手術でのイソフルランやセボフルランの使用は，その心筋保護効果のため死亡率や心合併症の発症頻度を減少させ，患者の予後を改善することが報告されている[7,8]．

B 静脈麻酔薬

　静脈麻酔薬は直接血行性に中枢神経系に移行するため短時間で確実に作用が発現する．吸入麻酔薬に比べ，静脈麻酔薬は人工心肺中でも安定した麻酔深度を維持することができる．一般に静脈麻酔薬は心抑制が弱いとされ，とくにミダゾラム（ドルミカム®）は心臓麻酔の維持だけでなく導入にも安全に使用できる．プロポフォールは心拍出量の減少と体血管抵抗の低下により低血圧をきたすため，心機能が低下した症例の麻酔導入にはあまり適さないが，麻酔維持に用いる場合には，調節性に優れることからよく用いられている．人工心肺中で低体温時には，プロポフォールの血中濃度が予想より高めとなることがあり，少し低めの目標血中濃度となるような設定（4〜6 mg/kg/時）で持続投与することが望ましい．

C 麻薬

　麻薬は強力な鎮痛作用を有し，循環抑制作用が少ないため心臓麻酔において中心的な役割を果たす．しかし，麻薬だけでは術中覚醒の可能性があることや，術後の呼吸管理が必須となることから，吸入麻酔薬や静脈麻酔薬との併用が行われる．麻薬の長所と短所を表3に示すが，新しい麻薬であるレミフェンタニル（アルチバ®）は調節性に優れ，

表3　麻薬の長所と短所

1．長所
循環抑制作用が少ない
循環作動薬の作用に影響しない
重要臓器の血流が保たれる
静脈麻酔薬や吸入麻酔薬の量を減らし循環抑制を軽減できる
2．短所
徐脈を起こしやすい
麻酔導入時の筋硬直
術後のイレウスの原因となりうる
術中覚醒の可能性がある
呼吸抑制のため術後の人工呼吸管理が必要

蓄積性がないため，術中の鎮痛を十分に行っても術後の呼吸抑制の心配はなく，早期抜管に適した薬剤である．

D 筋弛緩薬

　筋弛緩薬は術中の体動やシバリングを抑制する目的で投与する．また，開心中に自発呼吸が出現すると心腔内に空気を吸い込む危険性があるため，これを予防する目的もある．非脱分極性の筋弛緩薬が主に用いられ，成人ではベクロニウム（マスキュラックス®）やロクロニウム（エスラックス®）がよく用いられる．ベクロニウムは麻薬と併用すると高度の徐脈となることがあり，小児では徐脈を避ける目的で，副交感神経遮断作用を有するパンクロニウムが選択されることが多い．

III 人工心肺時の麻酔薬による影響

　人工心肺使用時は，分布容積の増大，血漿蛋白濃度の変化，体温の変化，回路への吸着などの要因により，麻酔薬の薬物動態は大きく変化する[9]．

A 血液希釈，吸着

　人工心肺の開始に伴い血液は希釈される．血液の希釈に加え薬物が人工心肺回路に吸着されるため，薬剤の血漿中濃度は低下する．さらに，希釈に伴い血漿蛋白濃度が低下するため，薬物の蛋白非結合分画濃度が上昇し薬理活性が変化する．ミダゾラムは人工心肺開始に伴い血漿中濃度が低下し，離脱後に濃度が回復する．プロポフォールは蛋白結合率が97〜98％と高く，人工心肺中は低蛋白血症により薬理活性を有する非蛋白結合の割合が増加するため，薬効については人工心肺前後で変化しないともいわれている[10]．

B 低体温

　低体温に伴い組織，腎，肝，膵の血流の低下，酵素活性の変化のため薬物の排泄が遅延する．プロポフォールは肝で88％が代謝されることから，低体温時には血中濃度が予想より高めとなることがある[11]．加温に伴い薬物代謝は回復するため，浅麻酔となる危険性があるため注意する．筋弛緩薬の効果も低体温に伴う代謝の低下により延長し，加温により回復する[12]．フェンタニルも血液希釈により人工心肺開始後濃度が低下するが，人工心肺中は肝での代謝が減少し，排泄が遅延する[13]．

　一方，常温や軽度低体温で人工心肺を行う場合は投与した薬物の代謝がそれほど抑制されないことがあり，この場合も浅麻酔のため術中覚醒が起こる可能性がある[14]．術中覚醒を予防する目的で，鎮静レベルを示すbispectral index（BIS）モニタが用いられるが，BISモニタは人工心肺下，とくに32℃以下の低体温では異常値を示すことがある

IV 運動誘発電位と麻酔薬

運動誘発電位（motor evoked potential：MEP）は大脳運動野を刺激し，脊髄硬膜外や筋肉から記録される誘発電位であり，運動機能の指標となる重要なモニタである．麻酔薬により著明に影響を受けるため，胸部下行大動脈瘤の手術でMEPモニタを用いるときは，麻酔薬の選択を考慮する必要がある．筋弛緩薬はMEPに影響するため使用しないか，筋弛緩レベルが一定となるように調節する．吸入麻酔薬もMEPを高度に抑制するため，使用は避けるべきである．プロポフォールやベンゾジアゼピンは高濃度ではMEPを抑制するが，通常使用量では影響は少ないとされている．一方，ケタミン，レミフェンタニル，フェンタニルはほとんど影響しない．このことから，MEPモニタリング時の麻酔は完全静脈麻酔が望ましい．また，大動脈遮断時には，投与されたプロポフォールが上半身に分布するため，プロポフォールの脳内濃度が著しく上昇し，脳波ならびにMEPが抑制されることがある．

V 呼吸管理

A 人工心肺中の呼吸管理

人工心肺中は，人工肺により酸素化と二酸化炭素の排泄が行われるため換気の必要はない．しかし，人工心肺後の低酸素血症がしばしば問題となる．人工心肺後の低酸素血症の原因としては，先に述べたSIRS以外に，無気肺が頻度の高い原因であり，人工心肺を用いた心臓手術の64％に無気肺が生じるとの報告[17]がある．人工心肺離脱後の無気肺を予防するために人工心肺中に5～10 cmH$_2$Oの持続気道陽圧（continuous positive airway pressure：CPAP）を行ったほうがよいとする報告[18]がある．

一方，高いCPAPは，ベントカニューレや逆行性冠灌流カニューレの挿入などの手術操作の妨げ，肺損傷や心腔内への空気の吸い込みなどの問題がある．また，人工心肺離脱時に十分に肺を拡張させることで（40 cmH$_2$O，15秒間）無気肺は改善できるとの報告[19]もあり，人工心肺中のCPAPの必要性については結論が出ていない．ただし，離脱前に十分に無気肺を解除することは必要である．

B 分離肺換気

胸部，胸腹部大動脈瘤の手術は右側臥位，左開胸で行い，術野の確保のために分離肺換気が必要となるが，通常の肺や縦隔手術の分離肺換気と比較して，以下の理由のため管理がより困難となる．①大動脈瘤による気管支の圧迫や偏位のため，気管支ブロッカーチューブや左用ダブルルーメンチューブを左気管支に挿入するのが難しいことがあ

る．②長時間の手術や人工心肺の影響で全身の浮腫が起き，胸腹部臓器の重量増加により右気管支が狭窄，閉塞すると，右肺での換気が困難となる．③肺の癒着剝離やヘパリン化により大量の肺出血が起きたとき，この血液が非換気側から換気側肺にたれ込んで，両肺とも障害される危険性がある．

　分離肺換気の方法には，ダブルルーメンチューブを用いる方法とシングルルーメンチューブを用いる方法の2つがある．シングルルーメンチューブを用いる場合は，気管支ブロッカーが付属したチューブを用いる方法とスタンダードの気管チューブに気管支ブロッカーを併用する方法がある．ダブルルーメンチューブは分離の完成度が高く，非換気側の血液が換気側にたれ込む心配が少なく，非換気側の吸引も容易である．しかし，内腔が細いため気道内圧が高くなり，換気困難となることがある．また，手術終了時にダブルルーメンチューブをシングルルーメンチューブに入れ替える必要があり，長時間手術で粘膜浮腫が高度な場合は入れ替えのリスクが高くなる．

VI 人工心肺中の循環管理

　人工心肺中の灌流量と灌流圧は，患者の状態，術式に加え，低体温や血液希釈の程度を考慮して決定される（「第9章 体外循環の病態生理」参照）．

　灌流圧は一般的に60〜80 mmHgであれば重要臓器の酸素供給に支障はないとされているが，高血圧や糖尿病患者などでは脳血流の自動調節が障害されている可能性が高く，高めの灌流圧が選択される．

　灌流圧は，灌流量をほぼ一定に保ち（2.2〜2.4 L/分/m^2），血管拡張薬や血管収縮薬の投与により調整する．具体的には，灌流圧が低い場合はフェニレフリン（ネオシネジン®）を50 μgずつ静脈内投与して反応をみる．また，灌流圧が高い場合は，ニトロプルシド（ニトプロ®）を150 μg/mLに調整し，150〜300 μgずつ静脈内に単回投与する．高灌流圧が続く場合は，ニトログリセリン（ミリスロール®）0.5〜5 μg/kg/分の持続投与を行うこともある．

　現在の人工心肺は定常流が主流であり，生理的な拍動流に比べ血流障害，代謝障害が生じやすいことが知られている．非拍動下に大動脈内バルーンパンピング（intraaortic balloon pumping：IABP）を駆動させると拍動流となり，全身の重要臓器の灌流を改善することが期待される．IABPの使用により尿量増加がみられたとする報告[20]や，もやもや病合併患者の心臓手術で，IABPを用いて人工心肺中の拍動流を維持し，神経学的な後遺症なく管理したとの報告[21]がある．

　成人人工心肺の灌流量（2.2〜2.4 L/分/m^2）は，全身麻酔下の成人の常温での酸素消費量から決定される．血液灌流が十分であるかは静脈血の酸素飽和度をモニタし，全身の酸素需給バランスを評価することで行い，65％以上であれば全身の血液灌流は十分と考えられている．

VII 人工心肺離脱時の循環管理

A 離脱の手順

　人工心肺からの離脱は，機械的な血流から自己の生理的な循環への移行である．離脱は，①循環動態の評価，②呼吸状態の評価，③麻酔や代謝の評価など，**表4**に示す手順で進めていく．前負荷，後負荷，心筋収縮性，心拍数の状態を調整し，復温や電解質のチェックを行い，心機能の回復を確認しながら，徐々に心臓に容量負荷をかけ，自己心拍に移行していく．容量負荷により中心静脈圧が上昇し，十分な動脈圧が得られない場合は，人工心肺による補助循環を行い心機能の回復を待つ．

　離脱時の薬物投与の選択は，①人工心肺時間，②心筋保護の状態，③術前の心機能，などにより決定される．多くはドパミンやドブタミンといった強心薬で十分であるが，必要に応じてPDE III阻害薬を併用する．PDE III阻害薬はとくに肺高血圧の際に選択される．高度の徐脈や房室ブロックなどの伝導障害時には，β_1刺激薬を用いるよりは，ペースメーカーが積極的に使用される．人工心肺から離脱する際に，人工心肺回路の脱血側の混合静脈血酸素飽和度（$S\bar{v}O_2$）は有用なモニタとなる．心臓への容量負荷をかけたときに心機能が回復している場合は$S\bar{v}O_2$が上昇するが，離脱に耐えられない場合は，$S\bar{v}O_2$は低下する．$S\bar{v}O_2$が60％以下の場合は人工心肺からの離脱が困難で，補助循環を必要としたとの報告[22]がある．

B 離脱困難とその対応

　術前の心不全，高度の心機能低下や心肥大を認めた症例や，術中に心筋虚血や心筋障害をきたした症例では，ポンプ流量を下げていくと心不全徴候がみられ，人工心肺からの離脱困難となることがある．また，見過ごされた心臓異常や不十分な心内修復の場合も同様に，離脱困難の原因となる（**表5**）．

表4　人工心肺離脱の手順

1. 循環動態の評価	2. 呼吸状態の評価
循環作動薬の準備	無気肺の解除
心拍数：80〜100 bpm	胸腔内貯留液の除去
体血圧：収縮期100 mmHg，平均70 mmHg	人工呼吸器の設定
肺動脈楔入圧10〜15 mmHg，平均肺動脈圧20 mmHg	3. 麻酔や代謝の評価
心係数2.2 L/分/m^2以上	十分な麻酔深度
不整脈の評価と治療	体温の回復：膀胱温，直腸温で36℃以上
前負荷の調整	Ht値：20〜25％
後負荷の調整	K値：4.0〜5.0 mEq/L
左室，右室の大きさ，収縮・拡張機能の評価	その他の電解質の補正（Ca, Mg）
僧帽弁や三尖弁の弁逆流の増悪がないか	酸塩基平衡の補正
	血糖値の補正

表5 人工心肺離脱困難の原因

1. 左室機能障害 ・術前からの左室機能障害 　　心不全 　　心筋肥大 ・気絶心筋 　　長時間の大動脈遮断 　　術前からの虚血 　　不十分な心筋保護 　　再灌流障害 ・心筋虚血 　　不十分な冠動脈血行再建 　　冠動脈の機械的閉鎖（ドレーンによる圧迫， 　　胸骨閉鎖時のグラフト屈曲や伸展） 　　空気塞栓，血栓 　　冠動脈開口部閉鎖（大動脈弁置換術） 　　回旋枝損傷（僧帽弁手術） 　　冠動脈スパスム 2. 右室機能障害 ・術前の肺高血圧や右室機能障害 ・気絶心筋：左室と同様の原因 ・心筋虚血 　　空気塞栓 　　冠動脈開口部閉鎖（大動脈弁置換術） ・肺高血圧症 　　プロタミン投与 　　高炭酸ガス血症 　　低酸素血症 　　アシドーシス ・胸骨閉鎖時の右室圧迫	3. 不整脈 ・心房細動 ・房室間の同期異常 ・房室結節の損傷 4. 僧帽弁逆流症 ・不十分な弁形成，置換人工弁の機能異常 ・心筋虚血：壁運動異常，乳頭筋不全 ・過剰輸液 5. 僧帽弁前尖の収縮期前方運動と左室流出路狭窄 ・僧帽弁形成術後 ・左室肥大：大動脈弁狭窄症，肥大型心筋症 6. 見過ごされた心臓異常 ・遺残短絡 ・大動脈カニュレーションによる大動脈解離 7. その他の心筋抑制を起こす要因 ・低酸素血症：気胸，血胸，無気肺 ・高炭酸ガス血症 ・電解質異常：高 K 血症，低 Ca 血症，低 Mg 血症 ・アシドーシス：代謝性，呼吸性 ・低体温

　　離脱困難の原因を検索し，必要なら再度人工心肺下に処置を行う．カテコラミンやPDE Ⅲ阻害薬を用いても，左房圧もしくは肺動脈楔入圧が 20 mmHg 以上，心係数 1.8 L/分/m² 以下が持続する場合，あるいは心電図上で不整脈，徐脈，虚血が顕在化するときは IABP を使用する．IABP を使用しても離脱困難で，左室駆出率の著明な低下がみられる場合は，経皮的心肺補助（percutaneous cardiopulmonary support：PCPS）や心室補助（ventricular assist device：VAD）などの機械的循環補助の適応も考慮すべきである．

Ⅷ 中枢神経系合併症とその管理

A 脳合併症

　　人工心肺の技術の進歩に伴い，脳梗塞や脳出血などの大きな脳合併症は 1～5％ まで

表6 人工心肺中の脳障害の予防法

酸塩基平衡管理：中等度低体温下人工心肺はα-stat で管理する
高体温の防止：送血温を37℃以下に制限することで高体温を予防
術野の血液：吸引血をそのまま人工心肺に返血せず，Cell Saver を使用
大動脈の評価：経食道心エコーや大動脈エコー（epiaortic echo）による大動脈硬化性病変の評価と術式変更
動脈側フィルタ：人工心肺に動脈フィルタを組み込むことで塞栓症を軽減
血糖管理：非糖尿病患者も周術期の血糖値を 200 mg/dL 以下に維持する
血液希釈の軽減：プライミング容量を減らし血液希釈の程度を減らし，輸血の必要性を軽減させる
炎症反応の軽減：人工心肺の表面積の減少や生体適合性をもつ素材の使用

（文献22より引用）

減少したが，認知障害などの高次脳機能障害は30～70％と依然多くみられる．脳障害の原因としては，脳低灌流や脳塞栓症に加え，炎症反応や遺伝的因子の関与が指摘されている．

脳低灌流には，①人工心肺中の低灌流圧，②低酸素血症，③酸塩基平衡，④血液希釈，⑤血管抵抗の低下，⑥術前からの脳血管障害（狭窄や閉塞）などが関係している．脳灌流のモニタには，頚静脈球部酸素飽和度，近赤外線脳酸素モニタ，経頭蓋超音波ドプラなどの脳循環代謝モニタや脳波や誘発電位などの電気生理的モニタが用いられる．もっともよく用いられているのは近赤外線分光法（near infrared spectroscopy：NIRS）で，脳内の局所酸素飽和度を非侵襲的に測定することができる．

脳塞栓症には，空気，動脈硬化性病変，大血管操作などが関与する．送血カニューレの挿入，大動脈遮断・解除に伴い塞栓や微小塞栓が発生し，経頭蓋超音波ドプラで得られる血流速度波形内に一過性の高輝度信号（high intensity transient signals：HITS）として検出される．

脳障害の発生要因が多因子的であるため，予防も多方面から考慮する必要がある．Shann ら[23]が提唱している「人工心肺中の脳障害の予防法」を表6にあげる．塞栓や脳低灌流を予防し，脳循環代謝を考慮した管理が重要で，経食道心エコーによる動脈硬化性病変の評価，Cell Saverや動脈側フィルタの使用，人工心肺中の低灌流圧，高灌流圧，高血糖，炎症反応などを避けることが脳障害の予防に有用である．また，人工心肺離脱の際の復温時には脳内の温度が高温になることがあり，高体温による脳への悪影響が指摘されている．送血温に注意し，人工心肺後の復温を緩徐に行うことで，脳の高体温を予防し，術後の認知障害の発生を減少させたとする報告[24]がある．

B 脊髄保護

胸部下行大動脈の術後の重篤な合併症の一つに対麻痺があり，患者のQOLや予後に大きく影響する．対麻痺の発生率は，胸部大動脈瘤手術で2.3％[25]，胸腹部大動脈瘤手術で22％程度と報告[26]されている．対麻痺は脊髄の虚血により引き起こされ，術中にAdamkiewicz動脈の血流が一時的に途絶することが原因の一つと考えられている．ま

た，脊髄循環は平均動脈圧と脳脊髄液圧の差に依存するため，手術時の低血圧や大動脈遮断に伴う脳脊髄液圧の上昇も脊髄虚血の発生要因と考えられている．

胸部下行大動脈瘤の手術では，上下肢のMEPを比較し，下肢のMEPのみに振幅の低下や波形の消失がみられた場合は脊髄への血流が低下したと考え，早急に対応する必要がある．大動脈の遮断解除や該当する肋間動脈の選択的送血と血行再建を行う．同時に低体温，脳脊髄液ドレナージ，高めの体血圧の維持など，脊髄保護や脊髄血流維持を目的とした処置を行う．脳脊髄液圧はMEPに異常がない場合は15 mmHg以下に，異常を認めた場合は10 mmHg以下となるようにドレナージする．脳脊髄ドレナージにより急性硬膜下血腫をきたしたという報告[27]があり，その他，脳ヘルニア，髄膜炎などの合併症に対する注意も必要である．

IX 血液凝固系の管理

A ヘパリン

活性化血液凝固時間（activated clotting time：ACT）はもっとも簡便な血液凝固機能の測定法であり，正常値は100～120秒で，人工心肺を用いる心臓手術でのACTの目標値は350～400秒以上とされている．人工心肺回路内での血液凝固を抑制する目的で未分化ヘパリンが投与されるが，それ以外に，ヘパリンには人工心肺中の凝固因子の消費を抑え，人工心肺離脱後の凝固障害を防止し，出血量を減少させる効果もある[28]．

人工心肺中は，血液希釈や低体温の影響によりACTは延長する可能性があるが，実際にはそれほどACT値は変化せず，一般に問題となることはない．また，血小板数の減少もACTを延長させるが，軽度から中等度の血小板減少ではACT値はそれほど変化することはない．ただし，血小板数が3～5万/μL以下の場合にはACTは延長する．

B プロタミン

人工心肺が止まったらプロタミンによるヘパリンの中和を行う．ヘパリンの血中半減期を70～120分（用量依存性）[29]と見積もって推定するか，ヘパリン投与量とACT値のdose-response curveを参考にして，循環血液中のヘパリン量を推定し，ヘパリン100単位あたり1～1.3 mgのプロタミンの投与を行う．

プロタミンの過量投与は抗凝固作用や抗血小板作用を示すため，ACTの測定を適宜行い，過剰投与に注意する．いったんACTが回復しても，人工心肺離脱後はヘパリンのリバウンド（heparin rebound）に注意し，ACTを測定しプロタミンの追加投与を行う．ヘパリンリバウンドとはプロタミン投与後にヘパリン化状態に戻ってしまうことである．プロタミンの半減期がヘパリンに比べ短いため，プロタミンが速やかに血中から消失してしまい，中和されなかったヘパリンの効果が残存するというものである．また，組織に移行したヘパリンが放出されることもリバウンドの原因とされており，ヘパリンは血管の内膜や結合織に貯蔵されたり，内皮から細網内皮系や血管平滑筋，細胞外液に

表7　ヘパリン抵抗性の原因

1. AT-Ⅲ消費亢進
    1) トロンビン産生に伴うAT-Ⅲ消費
        外傷
        敗血症
        熱傷
        悪性腫瘍
        体外循環
        DIC
    2) AT-Ⅲの消費，喪失
        ヘパリン投与
        DIC
        ネフローゼ
2. AT-Ⅲ産生低下
    先天性の酵素欠損など

移行すると考えられている．リバウンドはプロタミン投与後も4〜6時間後まで起こりうるため，ACTのモニタリングを行い，必要に応じてプロタミンの投与を行う．

　人工心肺中の血液凝固モニタには，ソノクロットやトロンボエラストグラムなどもある．これらはいずれも血液凝固線溶系の全過程が評価できる検査法であり，人工心肺中のヘパリン，プロタミン拮抗だけでなく血小板機能や線溶機能も考慮した血液凝固系の管理に用いられる．

C　ヘパリン抵抗性

　ヘパリン抵抗性とは，ヘパリンを500単位/kg投与しているにもかかわらずACTが480秒に達しない状態と定義され，多くはヘパリンの追加投与で対応が可能である．ヘパリン抵抗性は臨床的にはAT-Ⅲ不足と同義と考えられ，AT-Ⅲの消費の亢進もしくは産生の低下に分けられる（**表7**）．トロンビン産生に伴うAT-Ⅲ消費とは，損傷部位ではトロンビンが大量に産生され，そのトロンビンを抑制するためにAT-Ⅲが消費された状態を指す．

　ヘパリン抵抗性の対策としては，AT-Ⅲの補充でAT-Ⅲ製剤を30〜60単位/kg投与し，ヘパリンを追加投与してACTを480秒以上に保つように調節する．AT-Ⅲ活性が60％以下になるとヘパリン抵抗性が出現するとされており，術前にヘパリン治療を受けた患者では，AT-Ⅲ活性の低下を伴うことが多いが，正常のAT-Ⅲ活性のこともある．術前にヘパリン投与を受けていた症例のベースラインのACT値が低い場合は，ヘパリン抵抗性である可能性が高い．ヘパリン抵抗性の原因には，敗血症，肝障害，薬物の使用などもあり，第Ⅷ因子活性の上昇，血小板機能異常などもヘパリン抵抗性の原因となる．

D 人工心肺による止血凝固異常と対処

　人工心肺中の機械的な血小板の破壊，低体温，ヘパリン効果の残存やリバウンド，術前投与の抗凝固薬や抗血小板薬の残存効果などが止血凝固異常の原因となる．さらに，血流と心肺回路の接触により凝固因子と血小板が活性化することにより，人工心肺で生じる炎症反応と相互に関連して血栓形成性に傾き，血小板や凝固因子が消耗性に減少し，また血小板の機能低下が起こる．

　人工心肺は，血栓形成を促進すると同時に線溶系を活性化する．その結果，フィブリンの凝集を阻害し，血小板機能を抑制する．抗プラスミン薬は人工心肺回路による線溶亢進を調節することで止血状態を維持する薬剤で，出血量を減少させ，輸血必要量を減少させることが期待できる．出血量を減少させる機序について完全には解明されていないが，①血小板機能の維持，②線溶活性の抑制，③抗炎症作用，が主たる機序と考えられている．

　抗プラスミン薬にはアプロチニンとトラネキサム酸があるが，アプロチニンは術後の腎障害，心筋梗塞，脳卒中などの増加[30]や，術後生存率の低下などの問題[31]から，現在は使用が中止されている．トラネキサム酸は古くから用いられている安全な薬剤であり，プラスミノーゲンと結合して，そのフィブリンとの結合を抑制することで線溶系の活性化を抑制する．トラネキサム酸の使用法としては，人工心肺導入時の初期投与量として10 mg/kg/時，人工心肺中の維持量として1 mg/kg/時の静脈内投与が行われる．

参考文献

1) Mayumi H, Zhang QW, Nakashima A et al：Synergistic immunosuppression caused by high-dose methylpredonisolone and cardiopulmonary bypass. Ann Thorac Surg 63：129-137, 1997
2) Karkouti K, Djaiani G, Borger MA et al：Low hematocrit during cardiopulmonary bypass is associated with increased risk of perioperative stroke in cardiac surgery. Ann Thorac Surg 80：1381-1387, 2005
3) Fukumoto K, Takenaka H, Onitsuka T et al：Effect of hypothermic ischemia and reperfusion on calcium transport by myocardial sarcolemma and sarcoplasmic reticulum. J Mol Cell Cardiol 23：525-535, 1991
4) Undar A, Vaughn WK, Calhoon JH：The effects of cardiopulmonary bypass and deep hypothermic circulatory arrest on blood viscoelasticity and cerebral blood flow in a neonatal piglet model. Perfusion 15：121-128, 2000
5) Kersten JR, Schmeling TJ, Hettrick DA et al：Mechanism of myocardial protection by isoflurane：role of adenosine triphosphate-regulated potassium (KATP) channels. Anesthesiology 85：794-807, 1996
6) De Hert SG, ten Broecke PW, Mertens E et al：Sevoflurane but not propofol preserves myocardial function in coronary surgery patients. Anesthesiology 97：42-49, 2002
7) Landoni G, Fochi O, Torri G：Cardiac protection by volatile anaesthetics：a review. Curr Vasc Pharmacol 6：108-111, 2008
8) De Hert S, Vlasselaers D, Barbé R et al：A comparison of volatile and non volatile agents for cardioprotection during on-pump coronary surgery. Anaesthesia 64：953-960, 2009
9) Gedney JA, Ghosh S：Pharmacokinetics of analgesics, sedatives and anaesthetic agents during cardiopulmonary bypass. Br J Anaesth 75：344-351, 1995
10) Dawson PJ, Bjorksten AR, Blake DW et al：The effects of cardiopulmonary bypass on total and unbound plasma concentrations of propofol and midazolam. J Cardiothorac Vasc Abesth 11：556-561, 1998

11) Russell GN, Wright EL, Fox MA et al：Propofol-fentanyl anaesthesia for coronary artery surgery and cardiopulmonary bypass. Anaesthesia **44**：205-208, 1989
12) Beaufort TM, Proost JH, Maring J et al：Effect of hypothermia on the hepatic uptake and biliary excretion of vecronium in the isolated perfused rat liver. Anesthesiology **94**：270-279, 2001
13) Mets B：The pharmacokinetics of anesthetic drugs and adjuvants during cardiopulmonary bypass. Acta Anaesthesiol Scand **44**：261-273, 2000
14) Heier T, Caldwell JE, Sessler DI et al：Mild intraoperative hypothermia increases duration of action and spontaneous recovery of vecuronium blockade during nitrous oxide-isoflurane anesthesia in human. Anesthesiology **74**：815-819, 1991
15) Hirschi M, Meistelman C, Longrois D：Effects of normothermic cardiopulmonary bypass on bispectral idex. Eur J Anaesth **17**：499-505, 2000
16) Schmidlin D, Hager P, Schmid ER：Monitoring level of sedation with bispectral EEG analysis：comparison between hypothermic and normathermic cardiopulmonary bypass. Br J Anaesth **86**：769-776, 2001
17) Gale GD, Teasdale SJ, Sanders DE et al：Pulmonary atelectasis and other respiratory complications after cardiopulmonary bypass and investigation of aetiological factors. Can Anaesth Soc J **26**：15-21, 1979
18) Loeckinger A, Kleinsasser A, Lindner KH et al：Continuous positive airway pressure at 10 cmH$_2$O during cardiopulmonary bypass improves postoperative gas exchange. Anesth Analg **91**：522-527, 2000
19) Magnusson L, Zemgulis V, Tenling A et al：Use of a vital capacity maneuver to prevent atelectasis after cardiopulmonary bypass：an experimental study. Anesthesiology **88**：134-142, 1998
20) 郷良秀典，金田良和，古川昭一：A-Cバイパス術における拍動流体外循環の効果．胸部外科 **42**：974-981, 1989
21) Kashima I, Inoue Y, Takahashi R：The use of intra-aortic balloon pump as cerebral protection in a patient with moyamoya disease undergoing coronary artery bypass grafting. Interact Cardiovasc Thorac Surg **7**：522-523, 2008
22) 百瀬直樹，後藤　悟，小林浩二ほか：体外循環離脱時のSvO$_2$による心機能の評価．体外循環技術 **67**：108-111, 2002
23) Shann KG, Likosky DS, Murkin JM et al：An evidence-based review of the practice of cardiopulmonary bypass in adults：a focus on neurologic injury, glycemic control, hemodilution, and the inflammatory response. J Thorac Cardiovasc Surg **132**：283-290, 2006
24) Grigore AM, Grocott HP, Mathew JP et al：The rewarming rate and increased peak temperature alter neurocognitive outcome after cardiac surgery. Anesth Analg **94**：4-10, 2002
25) Estrera AL, Miller CC, Chen EP et al：Descending thoracic aortic aneurysm repair：12-year experience using distal aortic perfusion and cerebrospinal fluid drainage. Ann Thorac Surg **80**：1290-1296, 2005
26) Bicknell CD, Riga CV, Wolfe JHN：Prevention of paraplegia during thoracoabdominal aortic aneurysm repair. Eur J Vasc Endovasc Surg **37**：654-660, 2009
27) Subramaniam B, Panzica PJ, Pawlowski JB et al：Epidural blood patch for acute subdural hematoma after spinal catheter drainage during hybrid thoracoabdominal aneurysm repair. J Cardiothorac Vasc Anesth **21**：704-708, 2007
28) Despotis GJ, Joist JH, Hogue CW et al：The impact of heparin concentration and activated clotting time monitoring on blood conservation：a prospective randomized evaluation in patient undergoing cardiac operation. J Thorac Cardiovasc Surg **110**：46-54, 1995
29) Cohen JA：Anticoagulation and its reversal dring cardiovascular surgery. Current Review in Clinical Anesthesia **1**：106-112, 1981
30) Mangano DT, Tudor IC, Dietzel C：The risk associated with aprotinin in cardiac surgery. N Engl J Med **354**：353-365, 2006
31) Schneeweiss S, Seeger JD, Landon J et al：Aprotinin during coronary-artery bypass grafting and risk of death. N Engl J Med **358**：771-783, 2008

7 人工心肺時に必要な経食道心エコーの知識

I 経食道心エコーの位置づけ

　経食道心エコー（transesophageal echocardiography：TEE）は心血管系の診断機器として有用であり，血行動態の評価，術式や麻酔法の決定・変更，手術結果の評価などに用いられることから，心臓血管外科手術に必須のものとなっている．さらに，手術に伴う合併症の軽減や予後の改善が期待できることが報告されている[1,2]．

　心臓血管外科手術の成績向上には，術式の確立とともに，人工心肺の安全性の確立が重要な要件であり，TEEは人工心肺の安全性においても大きな役割を果たしている．送血・脱血カニューレ，ベントカニューレ，大動脈基部カニューレや逆行性冠灌流用のカニューレなど各種カテーテル挿入のガイドや，心筋保護がうまくいかないときの原因究明など，かつては盲目的に行われてきた操作をTEEにより確認することが可能となり，重大な合併症を未然に防ぐことができるようになった．また，心腔内遺残空気の除去や人工心肺離脱困難の鑑別診断と治療法の決定にも用いられる．TEEから得られた情報を心臓血管外科医，麻酔科医，臨床工学技士，看護師の手術チームが共有することで，安全かつ確実な手術が可能となる．

II 人工心肺開始前

A 心機能評価

　血圧，中心静脈圧，肺動脈圧，心拍出量などのカテーテルから得られる情報とTEE所見を合わせて，術前の血行動態のベースラインを把握する．左室と右室の前負荷，後負荷，収縮能，局所壁運動，拡張能，ならびに各弁機能について一通り評価する．人工心肺離脱時には，この情報が輸液負荷や循環作動薬の選択に有用となる．

B 術前診断の再評価

　術前診断の再評価は，人工心肺離脱後に手術結果の評価を行う際の重要な術前情報となる．予定術式の変更や追加手術の決定を行うのもこの時期であり，たとえば，僧帽弁閉鎖不全症に合併する三尖弁閉鎖不全症に対して三尖弁形成術が必要か否かを最終的に決定する．全身麻酔下での三尖弁閉鎖不全症の評価は，麻酔薬による循環抑制のため重

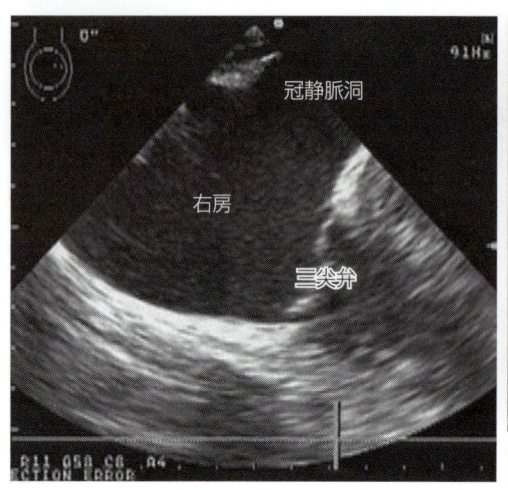

図1　左上大静脈遺残
左上大静脈遺残では，左中心静脈が無名静脈を介して上大静脈に流入するかわりに冠静脈洞に流入する．TEE所見では，房室間溝の拡大した大心静脈と拡大した冠静脈洞が特徴的である．とくに拡張した冠静脈洞は左上大静脈遺残を疑う重要な所見である．

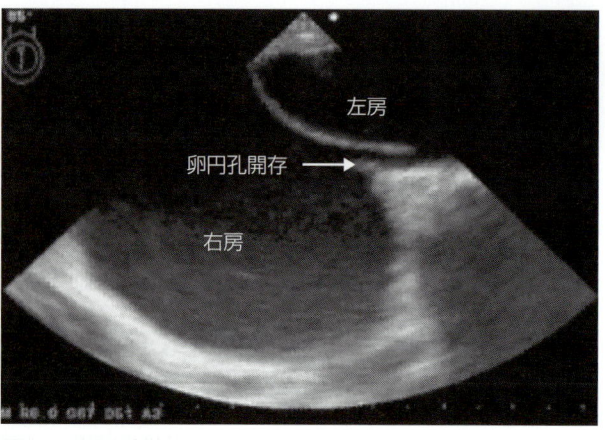

図2　卵円孔開存
二次中隔の開口部が卵円孔であり，一般に出生時の左房圧の上昇とともに閉鎖するが，成人の約20％に卵円孔開存が認められる．奇異性塞栓症の原因となるため，他の開心術が行われたときには開存卵円孔の閉鎖を考慮する．

症度が過小評価されることに注意する．冠動脈バイパス術では，壁運動異常から冠動脈の責任病変と術前の冠動脈造影の結果を確認するほかに，虚血性僧帽弁逆流や心室瘤など，疾患に関連した合併症の検索も行う．

C　人工心肺に関連する経食道心エコー所見

　　高血圧や大動脈弁狭窄症で左室肥大がみられる症例では，順行性の冠灌流に加え，逆行性による心筋保護液注入を併用することがある．大動脈弁閉鎖不全症や左上大静脈遺残（図1）を合併する症例では，心筋保護液の注入について特別な配慮が必要となる．その他，左房内血栓，卵円孔開存（図2），キアリネットワーク，ユースタキ弁（図3），テベシウス弁（図4），心膜液貯留（図5），胸水など，術前に診断がついていなかった病変や合併奇形を見つけることで，人工心肺の様式や術式が変更されることもある[3]．

D　動脈硬化性病変の評価

　　心疾患患者の多くは動脈硬化性病変を有している（図6）．これは人工心肺手術に際して塞栓症や動脈解離の原因となることがある．術前のCT画像や術中のTEE所見から大動脈の動脈硬化や石灰化の程度，可動性の評価を行い，上行大動脈のカニューレ挿入部位や遮断部位を決定する．上行大動脈の遮断部位は，TEEではblind zoneとなるため，TEEを用いて上行大動脈近位部，大動脈弓部，下行大動脈に高度な動脈硬化病変が認

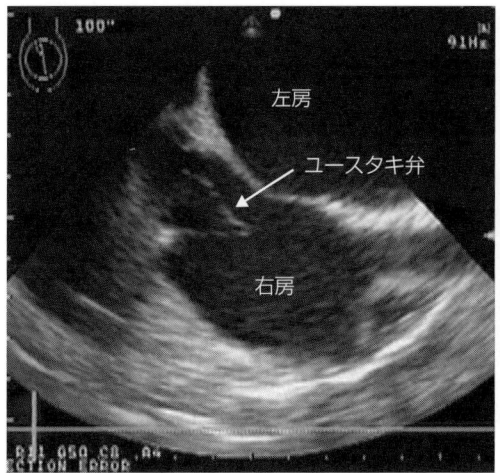

Ⅱ．人工心肺開始前　75

図3　ユースタキ弁
下大静脈の右房への開口部に存在する弁状の胎生期の遺残物．胎生期における機能は下大静脈内の酸素化された血液を卵円孔を通じて左房に流入させることである．ユースタキ弁が存在すると人工心肺の脱血カニューレの留置が難しいことがある．

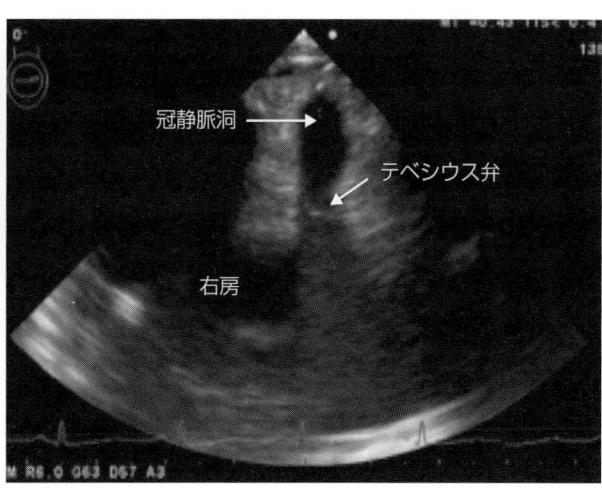

図4　テベシウス弁
冠静脈洞の出口にみられる線維性の構造物．テベシウス弁が存在すると逆行性冠灌流カテーテルを冠静脈洞に挿入するのが困難なことがある．

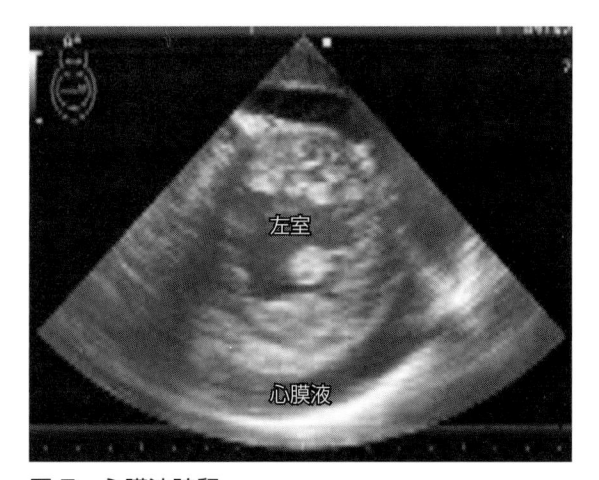

図5　心膜液貯留
心膜液は心臓周囲にエコーフリースペースとしてみられる．重力の関係で心臓背面に多く貯留する．心膜液貯留により心膜腔内圧が上昇し，心臓の拡張障害から血圧低下，静脈圧上昇，奇脈などをきたした状態を心タンポナーデと呼ぶ．

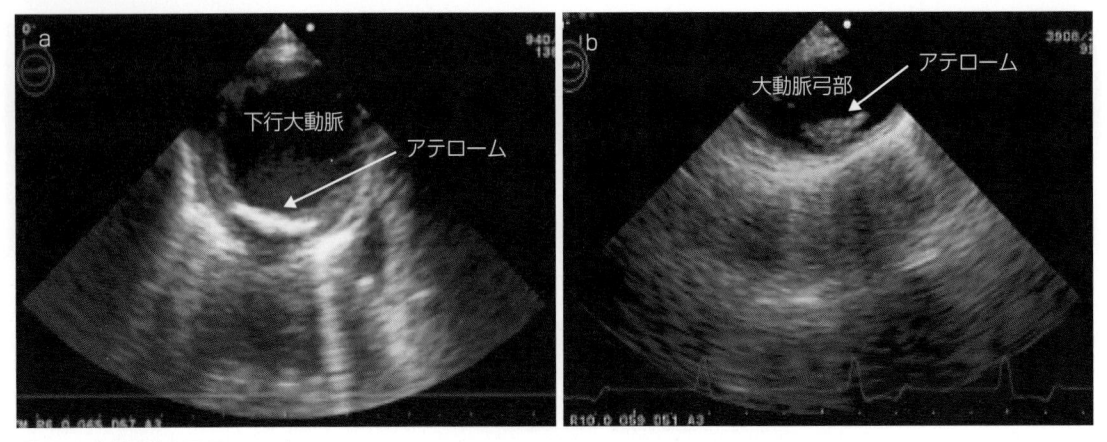

図6 大動脈のアテローム
動脈硬化性病変には大動脈壁のアテロームの付着，石灰化，大動脈瘤などがある．aは下行大動脈の4.5 mmのアテローム（Katz分類Grade 3）で，bは大動脈弓部にみられた7.3 mmの可動性のアテローム（Grade 5）である．

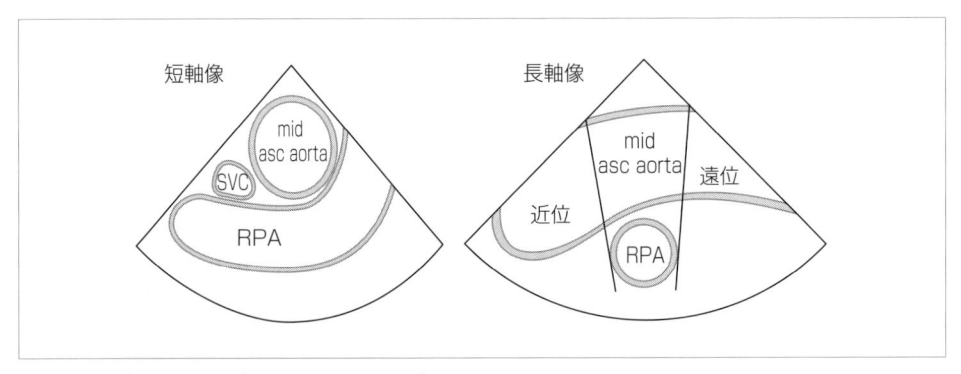

図7 大動脈エコー（epiaortic echo）
術野から直接上行大動脈にエコープローブをあてることにより，TEEのblind zoneである中部から遠位の上行大動脈の評価を行う．送血カニューレの挿入部位や大動脈遮断部位の動脈硬化性病変の検出に有用である．
RPA：右肺動脈，SVC：上大静脈，asc aorta mid：上行大動脈中部．

(文献4より引用)

められた場合は，上行大動脈のepiaortic echo（図7）で評価を行う[4]．また，周術期に大動脈内バルーンパンピング（intraaortic balloon pumping：IABP）を留置することもあるが，動脈硬化性病変が強い患者では禁忌となる．これらの病変を人工心肺使用前に確認することは，脳塞栓症の予防に重要である[5]．

III 人工心肺開始時

A 送血カニューレの挿入

　送血カニューレは上行大動脈に挿入することが多いが，場合によっては大腿動脈や腋窩動脈から挿入する．TEEでは上行大動脈の送血カニューレの挿入位置や先端の確認が難しいため，近位弓部を観察して，送血ジェットが動脈粥腫（アテローム）にあたっていないか，弓部分枝に向いていないか，などの評価を行う．一方，大腿動脈からの送血カニューレ挿入は，TEEで下行大動脈を描出して，ガイドワイヤが正しく血管内に存在することを確認したうえで行う．

　送血に関係するトラブルは，送血圧が高いことで気づくことが多い．トラブルには，①送血カニューレの迷入，②動脈アテロームの遊離による塞栓症，③動脈解離などがある．送血カニューレの迷入では，人工心肺開始直後に脳組織酸素飽和度の低下が起き，左鎖骨下動脈への迷入と判明した小児症例の報告がある[6]．動脈アテロームの遊離による塞栓症は，送血カニューレの挿入部からのアテロームの遊離や，送血ジェットによりアテロームが破壊されたdebris（破片）が全身に運ばれることで起こる．動脈解離は送血カニューレ挿入部位での発生がもっとも多く，いったん解離が発生し解離腔に送血されると（偽腔送血），解離は大動脈全体に広がり，脳をはじめとする全身の臓器灌流障害が起きる危険性がある（図8）．

B 脱血カニューレの挿入

　脱血カニューレは1本脱血の場合は右房に，2本脱血の場合は上大静脈と下大静脈に挿入する．脱血カニューレの挿入は，TEEで右房や上・下大静脈を描出して，ガイドワイヤが正しく血管内に存在することを確認してから行う．右房からの脱血カニューレが肝静脈に迷入したり（図9），ユースタキ弁（図3）やキアリネットワークにぶつかっ

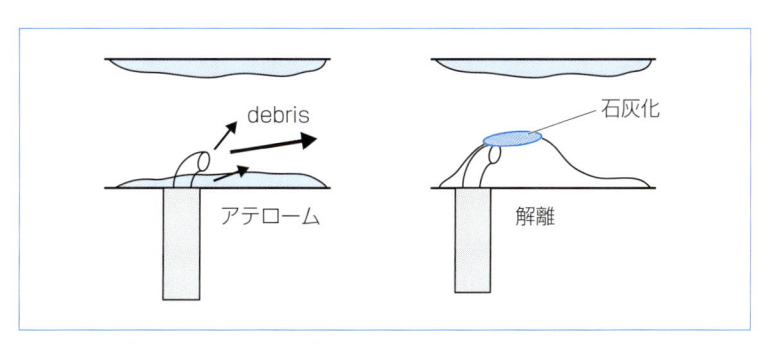

図8　塞栓症や動脈解離の機序
送血カニューレによるトラブルのうち，動脈アテロームの遊離による塞栓症と動脈解離の機序を示す．

（文献7より引用）

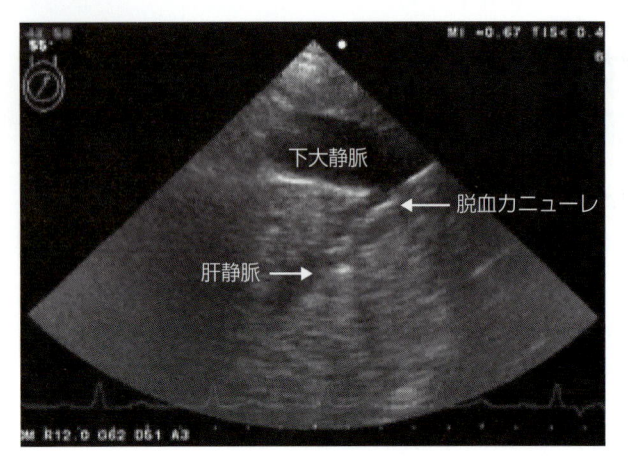

図 9 脱血カニューレの肝静脈への迷入
脱血カニューレが肝静脈に迷入している．右房から下大静脈への脱血カニューレの挿入を盲目的に行うと，しばしば肝静脈に迷入し脱血不良の原因となることがある．

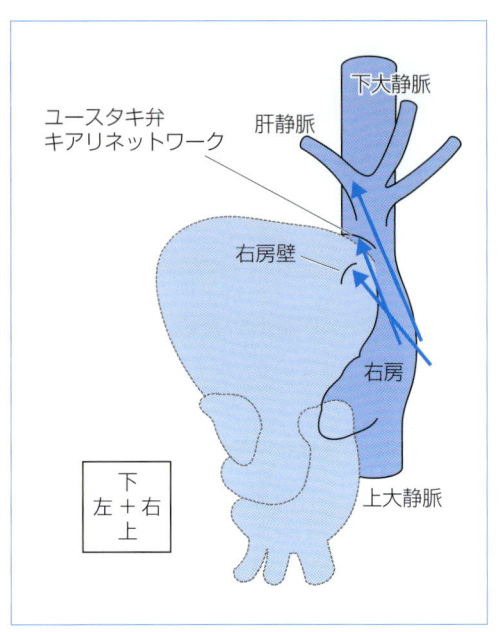

図 10 下大静脈への脱血カニューレ挿入困難の原因
右房から下大静脈への脱血カニューレ挿入困難の原因としては，①肝静脈への迷入，②ユースタキ弁やキアリネットワークにあたる，③右房にあたる，などが原因として考えられる．
(文献 7 より引用)

たりしてうまく下大静脈に進まないなどのトラブルがある（**図10**）．肝静脈への迷入は9.5％の症例で認められるとの報告[8]があり，脱血カニューレの挿入時にはTEEで下大静脈を描出して，肝静脈への迷入を予防する．また，下大静脈内であっても深すぎると肝静脈からの血液の脱血が不良となるため，TEEガイド下で適切な位置に誘導する．ユースタキ弁（**図3**）やキアリネットワークもTEEで確認し，脱血カニューレの挿入が難しい場合は術者に知らせる．左上大静脈遺残（**図1**）が認められる症例で，無名静脈による上大静脈への血流がない場合や右房を切開する手術の場合は，冠静脈洞への3本目の脱血カニューレの挿入が必要となる．

　低侵襲心臓外科手術や経皮的心肺補助（percutaneous cardiopulmonary support：PCPS）などでは，大腿静脈から脱血カニューレを挿入する．TEEで下大静脈を描出して，ガイドワイヤが正しく血管内に存在することを確認したのちに大腿静脈から下大静脈を経て右房に進める．右房からの挿入に比べ肝静脈に迷入することは少ないが，心房中隔欠損孔や卵円孔開存を介して左房に迷入（**図11**）することがあるためTEEによる監視が必要である．

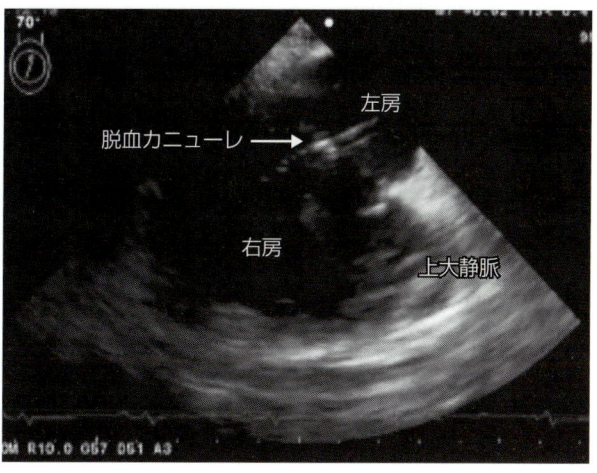

図11 脱血カニューレの心房中隔欠損孔への迷入
大腿静脈からの脱血カニューレが心房中隔欠損孔を介して左房内に迷入している．このままの状態で右房切開を行うと左心系に空気が迷入する危険がある．

C 心筋保護液注入

　心筋保護液には心臓を停止させて手術操作を容易にすることに加え，拡張期心停止を維持して心停止中の心筋を保護する目的がある．心筋保護液は冠動脈から順行性に注入する方法と，逆行性に冠静脈洞から注入する方法がある．逆行性冠灌流カニューレの挿入（**図12**）は，上行大動脈が拡大している症例では困難なことがある．また，冠静脈洞入口部にテベシウス弁（**図4**）が存在する場合はカテーテル先端がブロックされ，やはり挿入困難の原因となる．

　順行性の冠灌流で心筋保護が不十分になる機序は，①心筋保護液の灌流不全と，②心筋保護液の心筋からの洗い出し（wash out）の2つであり，その結果，速やかな心停止が得られなかったり，いったん得られた心停止が維持できずに拍動をはじめたり，ときに心室細動に移行することがある．心筋保護が不十分となる具体的な原因としては，①大動脈弁閉鎖不全症，②冠動脈病変，③心筋保護液注入ラインのトラブル，④脱血不良，⑤不完全な大動脈遮断などがある（**図13**）．大動脈弁閉鎖不全症があると心筋保護液が左室に逃げてしまい，冠動脈への流入量が低下するだけでなく，左室が過伸展して心筋の張力が増し，とくに心内膜下での冠動脈の灌流圧が低下するため心筋保護液の灌流不全となる．また高度の冠動脈狭窄が存在すれば，その領域の心筋保護は不十分となる危険性がある．脱血不良では，右房，右室の血液が肺動脈，肺を通過して左房，左室に戻り，結果的に左室の過伸展が起こる．また，左室に戻った血液が大動脈に移行して冠動脈に流入し，心筋保護液をwash outしてしまう．同様に，不完全な大動脈遮断の場合も大動脈基部に血液が漏出して，この血液が冠動脈に流入して心筋保護液をwash outする．これらの異常の早期発見と速やかな対応にTEEは有用である．

　心筋保護液注入時ならびに心内操作中の左室拡大を予防する目的で，心内ベントを左

図12 逆行性冠灌流カニューレの挿入
右房内に逆行性冠灌流カニューレの先端のバルーンを認める．カニューレはTEEガイド下で冠静脈洞に挿入，留置する．

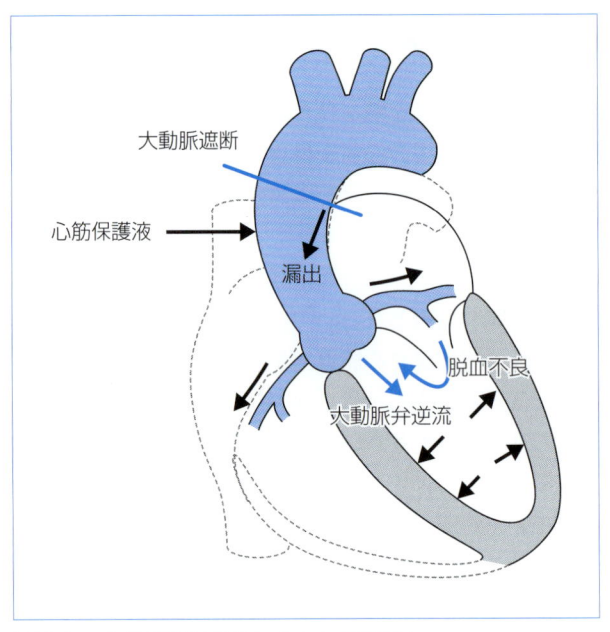

図13 心筋保護が不十分となる原因
順行性の冠灌流で心筋保護が不十分になる具体的な原因には，①大動脈弁閉鎖不全症，②冠動脈病変，③心筋保護液注入ラインのトラブル，④脱血不良，⑤不完全な大動脈遮断などがある．

(文献7より引用)

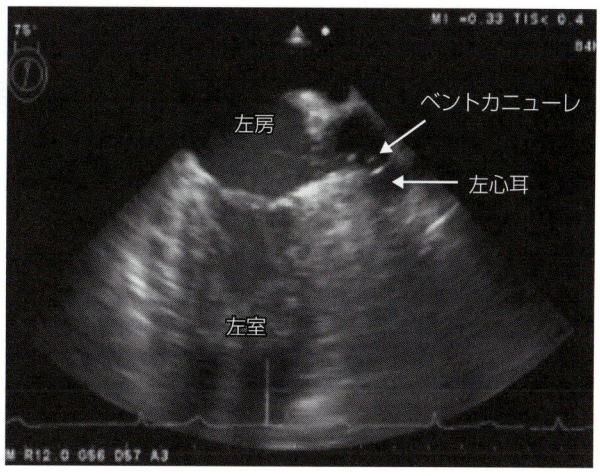

図14 ベントカニューレの迷入
右肺静脈から左室に向けて挿入したベントカニューレの先端が左心耳に挿入されている.

房，左室，肺動脈などに挿入する．右肺静脈から左室に向けて挿入したベントカニューレの先端が対側の左上肺静脈や左心耳に入り込みベント不良の原因となることがある（**図14**）．TEEを用いてベントカニューレを正しい位置に誘導する．さらに，ベントカニューレは心腔内遺残空気の除去や，人工心肺離脱時に左室機能が十分に回復するまで左室仕事量の低減と左室の過伸展を予防する目的にも用いられる．冠静脈洞からの逆行性冠灌流は，冠動脈高度狭窄病変や大動脈弁疾患で行われるが，左上大静脈遺残が認められる症例では，逆行性冠灌流は無効である．

Ⅳ 人工心肺離脱時（表1）

A 心腔内遺残空気の除去

自己心拍が再開し大動脈遮断が解除されたのちに，心腔内遺残空気を除去する．心腔内の遺残空気は，ほとんどすべての開心術で認められ，左心系の空気は適切に除去しないと動脈系に駆出され，空気塞栓として脳梗塞，心筋梗塞，心停止を含む不整脈の原因となる．遺残空気は，右上肺静脈（**図15**），右冠動脈洞，左心耳，左室心尖部など心腔内の高いところに貯留する（**図16**）．気泡型と貯留型があり，問題となるのは貯留型である[10]．空気が右冠動脈に迷入して，心電図上ST変化や心室の壁運動異常が出現することは比較的よくみられるが，灌流圧を高めに維持してしばらく保つことで回復する．手術台を傾けたり，心臓を揺すったりして，TEEによる空気の検索と誘導を行いながら，左房，左室ベントや大動脈基部ベントにより脱気する．開心中の術野での炭酸ガス使用も空気貯留を減らすうえで有用である．

表1 人工心肺離脱に有用な TEE 所見

1. 心腔内遺残空気の検索，排除
2. 循環管理
   前負荷，後負荷の適正化
   左室容積，左室駆出率，壁運動異常
   右室容積，右心機能，心室中隔の動き
   弁機能評価
   僧帽弁前尖前方運動
   左室流出路狭窄
3. 手術結果の評価
   壁運動異常の改善
   人工弁逆流
   弁形成：狭窄，遺残逆流
   遺残短絡の確認
4. その他
   心囊内血液貯留
   胸水貯留

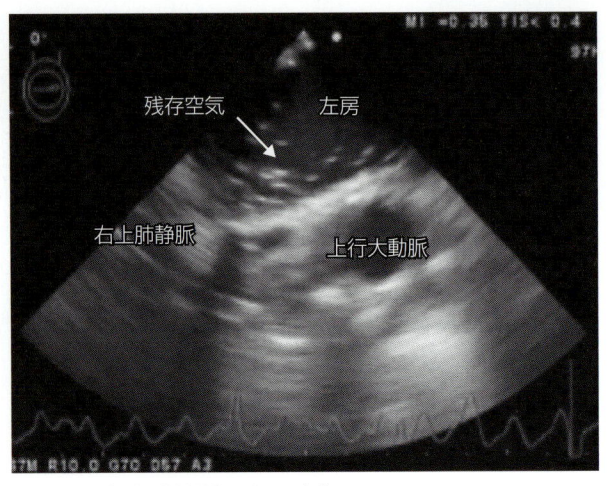

図15 右上肺静脈からの空気
右上肺静脈は解剖学的な理由から数 mL の空気が貯留しうる．肺血流再開とともに少しずつ気泡として出てくるが，いったん心腔内の空気を除去した後でもさらに空気が出てくることをしばしば経験する．

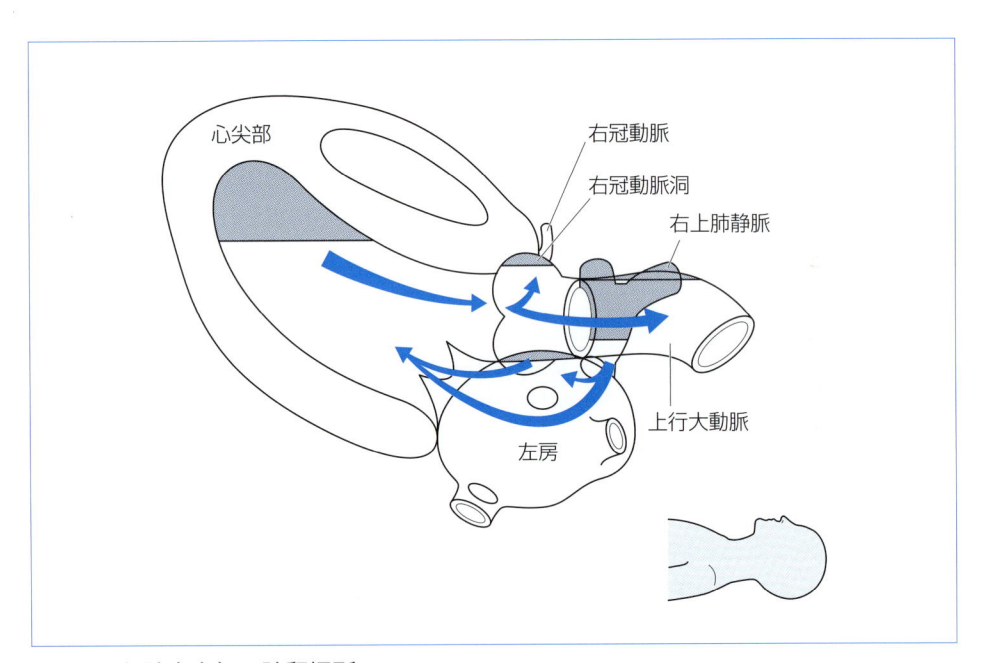

図16 心腔内空気の貯留場所
心腔内の空気は，右上肺静脈，右冠動脈洞，左心耳，左室心尖部など心腔内の高いところに貯留する．

（文献9から引用）

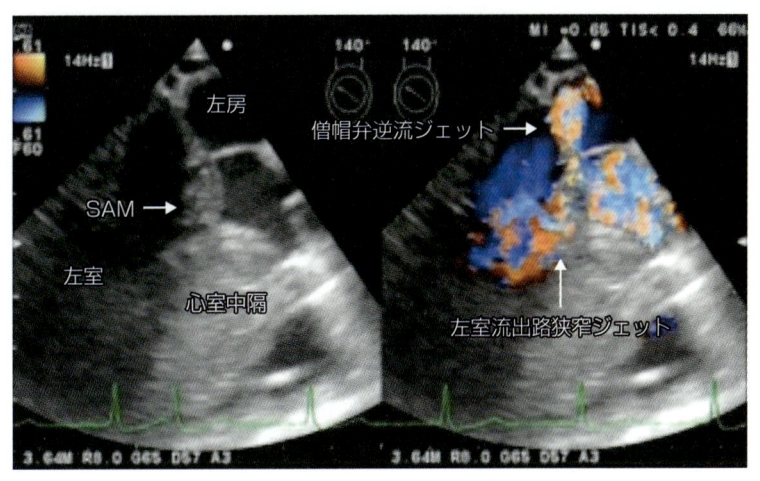

図17 術後の左室流出路狭窄
大動脈弁狭窄症で著明な左室肥大を合併した症例．大動脈弁置換術後に僧帽弁前尖の収縮期前方運動（SAM）と左室流出路狭窄がみられる．僧帽弁逆流ジェットと左室流出路狭窄ジェットを認める．

B 人工心肺からの離脱

　人工心肺からの離脱に際しては，復温や電解質のチェックを行い，心電図，動脈圧，肺動脈圧，中心静脈圧などの各種モニタで，心機能の回復が確認できたら徐々に心臓に容量負荷をかけ，自己心拍に移行していく．容量負荷により中心静脈圧ないし肺動脈圧が上昇してしまい，十分な動脈圧が得られない場合は，いったん脱血して心臓の負荷を軽減して，人工心肺による補助循環を行いつつ心機能の回復を待つ．人工心肺からの離脱が困難な場合は，左室，右室の前負荷，収縮性，壁運動，各弁機能などを，患者のベースラインと比較することが原因究明と治療法決定の有用な手がかりとなる．

C 手術結果の評価，合併症の検索

　血行動態がある程度安定した段階で手術結果の評価を行う．僧帽弁形成術では残存する逆流はどの程度か，弁狭窄が起きていないかをチェックする．弁置換術では弁のスタックや弁周囲逆流などの異常所見の評価を行う．僧帽弁手術に伴う合併症には，①溶血，②左回旋枝の損傷，③大動脈弁の損傷，④左室破裂などがある．左室破裂はまれな合併症であるが，いったん起きると致死率が65％と非常に高い重篤な合併症である．左室破裂は人工心肺から離脱する際に，大量の出血が術野に溢れてきて気づくことが多い．拍動下での修復は不可能であり，無理な止血操作による他部位の損傷から収拾がつかなくなることがないように，速やかに人工心肺を再開して，左室の圧負荷を軽減し破裂部位の同定と修復を行う．

　僧帽弁形成術や大動脈弁置換術を行ったのちに左室流出路狭窄がみられることがある[11]（**図17**）．高血圧，大動脈弁狭窄症，肥大型心筋症の症例の人工心肺離脱に際して強心薬が過剰に投与された場合にみられることがあり，TEEで左室流出路を描出し，連続

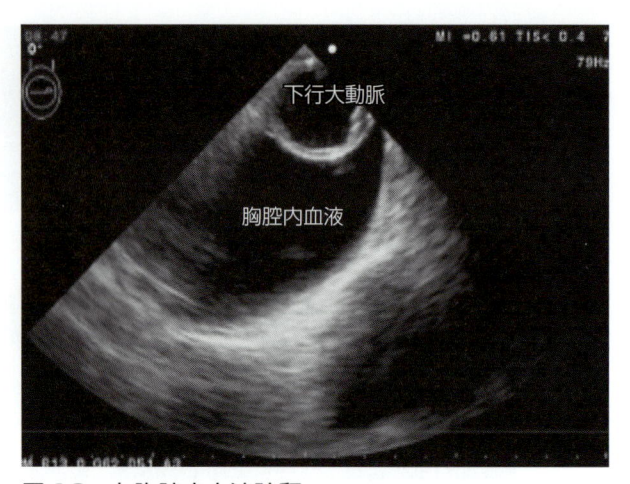

図18 左胸腔内血液貯留
左胸腔に血液が貯留している．患者が仰臥位のとき，胸腔は横隔膜レベルがもっとも低くなるため，頭側のレベルだけみていると胸腔内液の貯留を見逃す危険がある．

波ドプラで25 mmHg以上の有意な圧較差が存在した場合は流出路狭窄と診断される．
　術中に開胸になった場合は，胸腔内に血液が貯留し前負荷に影響するだけでなく，無気肺の原因ともなる（図18）．TEEで胸腔内を観察し，血液の回収を行うことで他家血輸血量を最小限にすることができる．血液を吸引してもらい肺を加圧して無気肺が改善するのもTEEで確認する．

参考文献

1) Fanshawe M, Ellis C, Habib S et al：A retrospective analysis of the costs and benefits related to alterations in cardiac surgery from routine intraoperative transesophageal echocardiography. Anesth Analg 95：824-827, 2002
2) Practice guidelines for perioperative transesophageal echocardiography. An update report by the American Society of Anesthesiologists and the Society of Cardiovascular Anesthesiologists Task Force on Transesophageal Echocardiography. Anesthesiology 112：1084-1096, 2010
3) Practice guidelines for perioperative transesophageal echocardiography. A repot by the American Society of Anesthesiologists and the Society of Cardiovascular Anesthesiologists Task Force on Transesophageal Echocardiography. Anesthesiology 84：986-1006, 1996
4) Glas KE, Swaminathan M, Reeves ST et al：Council for Intraoperative Echocardiography of the American Society of Echocardiography；Society of Cardiovascular Anesthesiologists. Guidelines for the performance of a comprehensive intraoperative epiaortic ultrasonographic examination：recommendations of the American Society of Echocardiography and the Society of Cardiovascular Anesthesiologists；endorsed by the Society of Thoracic Surgeons. J Am Soc Echocardiogr 20：1227-1235, 2007
5) Wilson MJ, Boyd SY, Lisagor PG et al：Ascending aortic atheroma assessed intraoperatively by epiaortic and transesophageal echocardiography. Ann Thorac Surg 70：25-30, 2000
6) Gottlieb EA, Fraser CD Jr, Andropoulos DB et al：Bilateral monitoring of cerebral oxygen saturation results in recognition of aortic cannula malposition during pediatric congenital heart surgery. Pediatric Anesthesia 16：787-789, 2006

7) 渡橋和政：体外循環と補助循環．DVDでみる経食道心エコー法アドバンス，南江堂，東京，p31-46，2007
8) Kirkeby-Garstad I, Tromsdal A, Sellevold OF et al：Guiding surgical cannulation of the inferior vena cava with transesophageal echocardiography. Anesth Analg 96：1288-1293, 2003
9) 渡橋和政：心腔内遺残空気．経食道心エコー法マニュアル，第3版，南江堂，東京，p269-281，2005
10) Tingleff J, Joyce FS, Pettersson G：Intraoperative echocardiographic study of air embolism during cardiac operations. Ann Thorac Surg 60：673-677, 1995
11) Luckie M, Khatter RS：Systolic anterior motion of the mitral valve-beyond hyertrophic cardiomyopathy. Heart 94：1383-1385, 2008

8 心筋保護法

I 心筋保護法の歴史

　1950年代，人工心肺による体外循環下の開心術が試みられるようになったが，人工心肺開発者のGibbon自身が手術するのを諦めたように，この時期の臨床成績は悲惨なものであった．この原因はさまざまであったが，心内操作中いかにして心筋にダメージを与えない，すなわち心機能を温存するか，という心筋保護法が確立していなかったことが低迷する手術成績に大きく影響していたと思われる．心筋保護法の基本的な考え方は，心筋の酸素需要の軽減か心筋への持続的酸素供給かのどちらか一方，もしくはこの2つの併用である．心筋の酸素需要を軽減する方法として，初期は左室内の血液をベンティングしながら心拍動下に手術を行う方法や心室細動下に手術を行う方法が採用された．また間欠的に大動脈遮断下に手術操作を行う方法も試みられた．心筋は単位重量あたりの酸素消費量が多く，常温阻血時間の安全限界は30分以内であることが現在では知られており，前述の方法では充分な酸素需要の軽減は得られず，いずれも低心拍出量症候群などを合併し予後不良となることが多かった．

　心臓を冷却して心筋の代謝を抑制することで酸素消費を軽減する方法も低体温手術として人工心肺を用いる以前から試みられており，1952年には，この方法での心房中隔欠損症に対する直視下欠損孔閉鎖術の成功例が報告されている．心臓局所冷却法（topical cooling）は，1959年にShumwayが報告した冷却リンゲル液を心嚢内に灌流する方法にはじまるが，その後，冷却効果を確実にするためにice slushを用いるようになり，現在でも多くの施設で行われている心筋保護法の一つとなっている．

　心筋保護液を用いelective arrestを得る心筋保護は，1955年Melroseらによって提唱された[1]．彼の心筋保護液の組成は，カリウム（K）濃度が245 mmol/Lと高すぎたため術後心筋壊死を起こす症例が多く臨床成績が悪かったために，汎用されるに至らなかった．1959年にYoungがK 74 mmol/L，マグネシウム（Mg）110 mmol/Lの液を発表してから徐々に使用され，1975年にBraimbridgeがSt.Thomas液を報告した[2]ころより世界中で汎用されるようになった．大動脈遮断とともにこれらの心筋保護液を冠動脈に注入することで，①迅速な化学的心停止による心筋細胞内エネルギー（ATP）の保存，②持続的心停止によるエネルギー消費の抑制，③均等な心筋冷却による代謝抑制，④代謝産物のflush outによる組織アシドーシスの防止などの効果が期待でき，前述の心臓局所冷却法と併用することで心臓阻血時間の大幅な延長が得られるに至った．さらに1978年Buckbergらによって従来の晶液性心筋保護液に血液を混合することにより酸素供給量を増大することで心筋保護効果が増すという血液添加心筋保護液（blood cardio-

表1　心筋保護法の歴史

1893年 Sidney Ringer：potassium arrests the heart
1955年 Dennis Melrose：potassium citrate to facilitate surgical exposure
1960年代 Bretschnider's "intracellular cardioplegia"
1973年 Gay and Ebert：revived hyperkalemic cardiac arrest in the USA
1975年 Hearse's "extracellular" cardioplegia St.Thomas' Hospital solution No. 1 and No. 2
1979年 Buckberg：blood cardioplegia
1981年 terminal warm blood cardioplegia
1986年 Kirklin：controlled aortic root reperfusion

plegia) の報告[3]がなされた．また1981年には，再灌流障害抑制のため大動脈遮断解除前に37℃のblood cardioplegiaを使用するterminal warm blood cardioplegia (TWBCP) が考案された[4]．1986年Kirklinらは，このBuckbergのTWBCPを改良したcontrolled aortic root reperfusion (CARP) を考案し優れた臨床成績を報告した[5]．1990年Buckbergらは逆行性の心筋保護液注入システムを考案し，順行性の心筋保護液注入と併せた統合型心筋保護法 (integrated blood cardioplegia) の有用性を示した[6]．

以上に述べたような種々の変遷を経て現在の心筋保護法が確立している（**表1**）が，心筋保護液の組成や温度，投与間隔，投与量，投与方法など詳細は施設間や症例ごとに異なっており，それぞれに一長一短があるのが現状である．それぞれの心筋保護法の特徴を理解し，適所に用いるのが肝要である．

II　心臓手術時の心筋障害

大動脈遮断時の心停止下では，それでなくても酸素需要の多い臓器である心臓の筋肉への酸素供給がなくなるので，心筋の酸素需要がゼロにならない以上，そのままでは時間の経過とともに心筋が障害されていくであろうことは容易に想像がつく．この場合の心筋障害は，酸素供給がなくなることによる心筋虚血に伴う障害であるが，虚血時間が長くなると心筋細胞内環境に変化をきたし，酸素供給再開時，さらに心筋が障害され再灌流障害のリスクが増す．次にこれら2つの心筋障害につき概説する．

A　心筋虚血

心筋の酸素需要と供給の不均衡によって引き起こされる．酸素供給が低下するとTCA回路を介したATP生成が行われなくなるので細胞内ATPは低下する．このため細胞膜上のATPを介した能動的イオンポンプは停止する．細胞内はアシドーシスに傾き水素イオンが増える．細胞内環境維持のためNa^+/H^+交換体により水素イオンが細胞内から汲み出され，代わりにNaイオンが増える．この増えたNaイオンを排出すべくNa^+/Ca^{2+}交換体の逆回転が起こり，細胞内Caイオンが増える．結果として虚血心筋細胞内にはNaイオンとCaイオンの蓄積が起こる（**図1**）．心筋は，虚血の程度と持続時間

図1　虚血心筋細胞内電解質変化

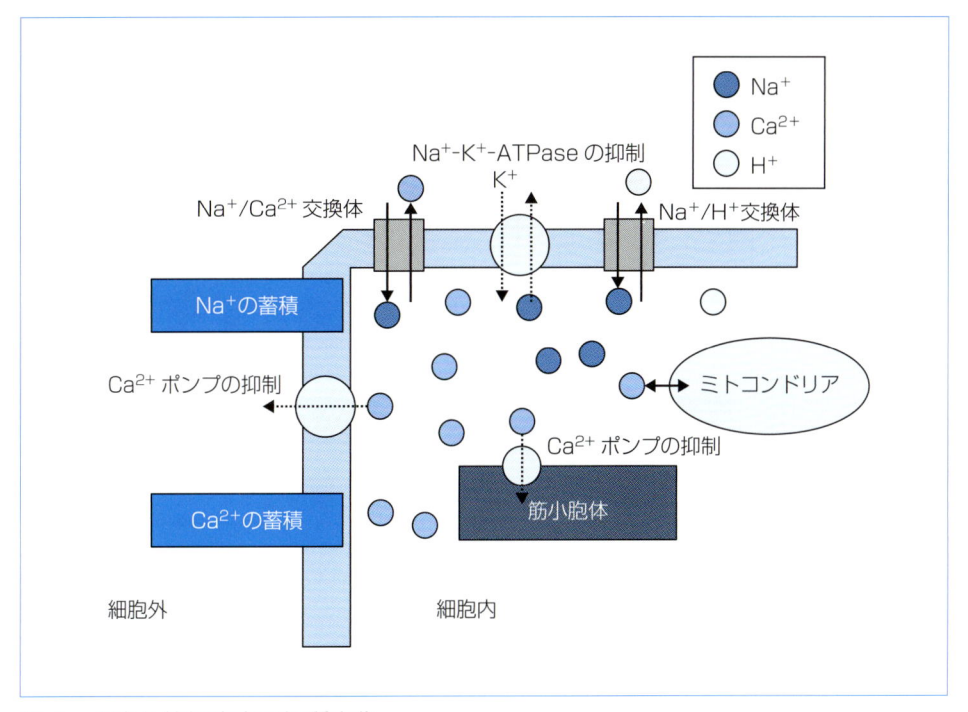

によってmyocardial stunning（心筋気絶状態）からmyocardial necrosis（心筋壊死）へと進んでいく．myocardial stunningは可逆的心筋すなわち虚血解除後に回復可能な心筋であるが，回復に時間がかかるとされる．Ellisら[7]は，2時間の虚血再灌流の心筋を観察し，90分を超える虚血により心筋内ATPは正常の25％まで低下し，再灌流4時間で正常の40％，7日後に正常レベルに回復することを報告している．回復遅延の機序として，細胞膜の透過性の変化に伴う再灌流時のATP大量流出[8]，ミトコンドリア機能低下によるATP合成能低下，Ca過負荷やフリーラジカル，プロテアーゼ活性によるATP再合成障害などによるものが考えられている．

　myocardial stunningの心筋細胞の電顕像では，ミトコンドリア近傍の脂肪滴，筋小胞体の浮腫といった異常所見がみられ，細胞のコラーゲンマトリックスの粗糙，断裂，消失が顕著であるとされる[9]．myocardial stunning領域の収縮能の低下は，このコラーゲンマトリックスの崩壊によるものと考えられている．

　myocardial necrosisは心筋細胞が虚血により機能が破綻し回復不能な壊死状態となったものをいう．これはATP枯渇の結果，乳酸や水素イオンが細胞内に蓄積し，ミトコンドリアの機能停止，細胞内Ca濃度上昇，脂質代謝の停止，蛋白合成分解の障害が起こり，この結果，心筋拘縮が惹起されるものである．この後，細胞融解が進行し，細胞内溶質が細胞外に漏出して心筋細胞は完全に破壊され壊死状態となる．

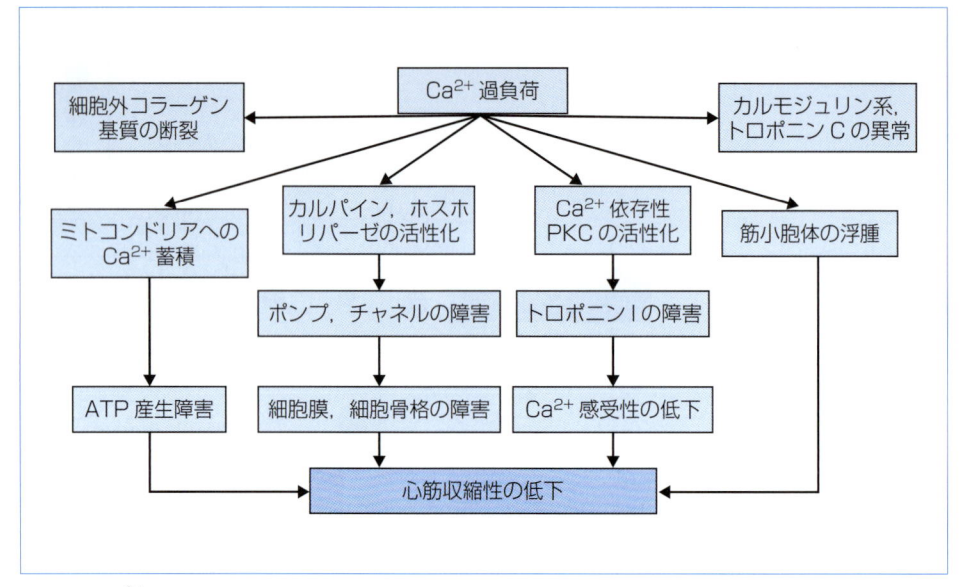

図2　Ca^{2+}過負荷による障害

B 虚血再灌流障害

　一時的な心筋虚血ののちに再灌流すると虚血時よりも形態的に広範囲に重篤な心筋障害を生ずる場合がある．軽症なものはmyocardial stunningを引き起こすが，重症になると心室細動から心筋拘縮を起こし，いわゆるstone heartといわれる状態となる．長時間の心筋虚血後の再灌流時においては，Caの細胞内への取り込みが激増しており，かかる状況下での再灌流はカルシウムパラドクス[10]による心筋障害が容易に惹起されうる．カルシウムパラドクスとは，心筋の収縮にはCaが必要であるにもかかわらず，Caを含まない液で心筋を灌流後にCaを含む液で再灌流すると，ミトコンドリアにCaが大量に取り込まれ心筋細胞の急激な膨化，破綻を起こし心筋拘縮を惹起することをいう．このような細胞内Caの過負荷にフリーラジカル産生，蛋白分解酵素の活性化，さらに血管平滑筋と冠血管内皮細胞障害に伴う冠血流の減少（no reflow現象）が相まって再灌流障害が生じると考えられている（図2）．

　要するに心筋細胞は虚血やその後の再灌流によりATP減少，Ca過負荷，フリーラジカル過剰産生などが主要因となって，可逆，不可逆的な障害を受ける．この障害を防ぐのが心筋保護の目的である．

III 心筋保護を効果的に行うための要件

　心筋保護法は前述した心筋障害をいかに防ぐかに帰結するが，Buckbergは1987年に心筋保護を効果的に行うために以下の6つの要件を提唱している[11〜13]（表2）．

表2　心筋保護を効果的に行うための6つの要件

1. 迅速な心停止
   心停止までに消費されるATPを最小限にする
2. 低温維持
   心筋内ATPの分解を可及的に遅らせる
3. ATP産生のための基質の供給
   好気性代謝維持のための酸素供給
4. 適切なpHを保つ
5. 細胞膜の安定化
6. 心筋浮腫の回避

(Buckberg, 1987)

A 迅速な心停止

　心筋酸素需要を軽減するもっとも有効な方法は，心臓の動きを止めることである．そのためできるだけ早くATPを浪費せずに心停止し，ATP需要を急速に低下させ，虚血下の心筋収縮拡張によるATPの枯渇を避ける．

　ただし血液添加心筋保護液では酸素供給によりATP貯蔵をむしろ増進することが可能であるため，心停止が遅れてもそれほど問題にはならない．しかし晶液性心筋保護液など酸素を添加していない心筋保護液では素速い心停止がとくに重要である．実験データでも晶液性心筋保護時の短時間の心筋活動で，かなりATPが低下していることが示されている．

　K，Mg，プロカイン，低Ca溶液のいずれかを用いれば心停止を起こすことができる．

B 低温維持

　低温を保つことで代謝速度を抑制でき，これは心筋組織酸素需要の軽減につながる．一方で近年，低体温は心筋細胞膜に存在する酵素の活性低下，Ca，Naの細胞内蓄積をもたらすことが判明し，低体温が必ずしも心筋保護にとって有益な面ばかりではないことが指摘されている．この観点から30℃前後の微温心筋保護のtepid cardioplegiaあるいはまったく低体温にしないwarm cardioplegiaを用いた心筋保護法を推奨する施設もある．

C エネルギー（ATP）生成のためのエネルギー基質（糖分，酸素）の供給

　ATP補充をもっとも効果的に行うために必要な基質は酸素である．Krebs回路の基質となるグルタミン酸やアスパラギン酸が含まれれば，好気的代謝により効率的なATP補充を行うことができる．ATP補充という観点からみれば酸素運搬能がとくに重要で，酸素が十分でないと嫌気性代謝により虚血中のATP産生が行われ，この場合1モルのグルコースからたった2モルのATPしか産生されない．好気性代謝が可能であ

ればこれが36モルまで増大するので，心筋保護中には充分な酸素を心筋細胞に供給し，いかに好気性代謝を維持するかが重要となる．晶液性心筋保護液では，心筋保護液に溶解された酸素しか心筋内へ運搬されない．もっとも有効で効率的な酸素運搬システムはヘモグロビンに酸素を結合させての運搬であり，血液添加心筋保護液の考え方はこのヘモグロビンによる酸素運搬を期待したものである．血液添加心筋保護液については後述する．

D 適切なpHの維持

血液は非常に強力な緩衝能を有している．心筋保護液に添加する物質としては，tris（hydroxymethyl）aminomethane（THAM），重炭酸，リン酸などが使用しうる．適切なpHを保つことにより，心筋虚血中の嫌気性エネルギー産生を最大化させることが可能となる．Buckbergは低温時においては理論的温度補正値以上にアルカローシスとすることが好ましいと述べている．彼らは変温動物は体温が低下するに従い血液のpHが上昇することに注目し検討した結果，イヌでも表面冷却ないし体外循環による低体温下においてpHを上昇させたほうが心機能が良好であったと報告し[14, 15]，血液添加心筋保護液のpHも7.8（22℃）に調整している．なおpHを調整するためメイロン（7％重曹水）を用いるときはNaが上昇しすぎないよう注意が必要である．

E 細胞膜の安定化

特定の薬物（Ca拮抗薬，ステロイド，プロカイン）を付加する．Caのない溶液はサルコレンマの膜を傷害するので，低Ca溶液を避ける．フリーラジカルスカベンジャーであるsuperoxide dismutase（SOD），アロプリノール，コエンザイムQ_{10}などの付加も有効とされる．

F 心筋浮腫の回避

浸透圧，とくに膠質浸透圧に注意する．浸透圧についてBuckbergは310 mOsm/kg以下では心筋浮腫が出現し[16]，400 mOsm/kg以上では心筋脱水を起こすと報告している[17]．

心筋保護液注入の灌流圧が80 mmHgを超えると心筋は浮腫を起こしうる．その理由は，機械的な細胞内への水分の移動を抑制するような心筋の収縮力や筋トーヌスが失われることと，Na^+/K^+ポンプなどによる細胞容量の制御が低温のために失われることである．心筋浮腫の程度は灌流圧と膠質浸透圧，さらには毛細血管床の健全性に依存する．実際の臨床の場においては，導入時の場合80～100 mmHgの灌流圧であればおそらくは安全に許容されると考えられる．というのも心筋保護液注入中は電気的な心筋の活動は完全には止まっていないし，即座に低温にさらされているわけでもなく，また毛細血管床も壊れてはいない．しかし，再注入時には50 mmHg以下の灌流圧にしたほうが，心筋浮腫を抑制できる．

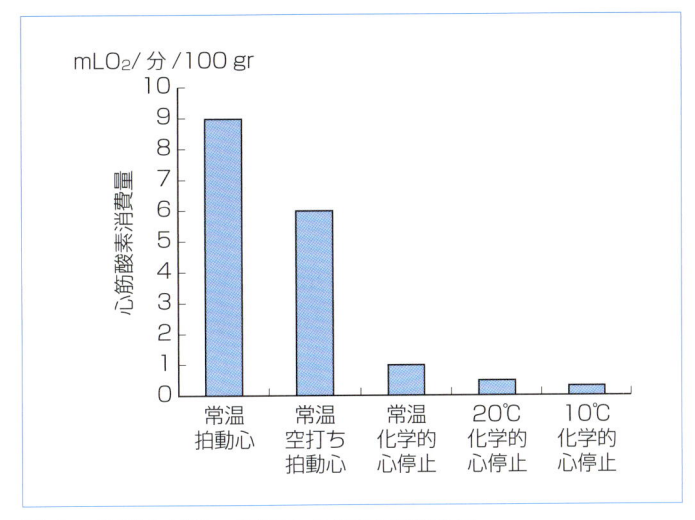

図3 心臓の状態，温度と心筋酸素消費量
(文献18より引用)

　さて上記のうちA．迅速な心停止，B．低温維持は心筋の酸素消費を抑えることを目的とした処置である．図3に100 grの心筋組織が1分間に必要とする酸素の量を，心臓の状態別に示した[18]．この図から，心臓の拍動を止めることによって90％の酸素需要の節約が可能であるが，20℃の心筋を10℃まで冷却してもさらに5％程度の節約にしかならないことがわかる．よってA，Bの2つの条件のうちでとくに重要なのはAの迅速な心停止である．

　心停止後心筋保護維持のためには，間欠的に心筋保護液の追加投与を行う必要がある．心筋は冠動脈からの血流のみで灌流されているわけではなく，心外膜を介した複数の側副血行路が存在する．その発達の程度には個人差があるにせよ，初回投与された心筋保護液を流し去るには十分な血流が存在する．またこの側副血行路によって心筋温が上昇する．以上の理由により，心臓が動き出さなくても一定間隔で心筋保護液を追加することで安定した心停止下の細胞環境を維持する必要がある．低温下では心臓の電気的活動は弱まるので，2回目以降の心筋保護液の組成ではK濃度を下げることが可能で，また心筋保護液の注入量も減らすことができる．

IV　心筋保護液の組成

　III-C~Fの要件は，心筋保護液の組成を考えることで対処可能な問題である．現在汎用されている晶液性心筋保護液は，表3に示した細胞内外の電解質イオン組成を基本に，速やかな心停止を得るためにK濃度を調整したものである．以下に成分内容のポイントを述べる．

表3 生体内の細胞内外イオン濃度

イオン濃度生体内	カリウムイオン（K⁺）	ナトリウムイオン（Na⁺）	塩化物イオン（Cl⁻）
細胞外	4.5 mM	140 mM	125 mM
細胞内	150 mM	15 mM	9 mM

表4 晶液性心筋保護液組成の比較

	細胞内液型（Bretschneider液）	細胞外液型（St.Thomas 2液）
Na (mM)	12.0	110
K (mM)	10	16
Ca (mM)	0	1.2
Mg (mM)	2	16

A 電解質（K，Na，Ca）

　心停止は，通常の心筋保護液では高濃度Kの注入によって膜電位を徐々に上昇させ，細胞膜上のNaチャネルを連続的に開放，不活性化させるとともに再分極を抑制することにより起こる．心停止を得るために必要なK濃度は15〜30 mEq/L程度で，30 mEq/L以上の濃度は必要ない．また維持目的であればK濃度は8〜10 mEq/Lまで減らすことができる．血液心筋保護液よりも晶液性心筋保護液のほうが速やかに心停止が得られるが，これは脱分極に加えて，酸素欠乏が起こるためである．よって晶液性心筋保護液ではより迅速な心停止が要求される．K濃度はRousouらの報告[19]によると5〜35 mmol/Lの範囲の実験では15 mmol/LがもっともATPが維持されている．10〜20 mmol/Lの範囲であれば適切であると考えられる．Na濃度は種々の液によりさまざまであり，他の電解質などの影響も大きいため一概には言えないが，Hearseら[20]のKが16 mmol/L，Mgが16 mmol/Lの晶液性心筋保護液での実験によれば，Naが90 mmol/L以下または120 mmol/L以上ではクレアチンキナーゼ（CK）の流出が増加することが報告されており，100〜140 mmol/Lが適切な範囲と考えている．Ca濃度は3 mmol/L以上では高くなるにつれて組織の障害が高度となるとの報告がある[21]．一方0.5 mmol/L以下ではCaを含む液の再灌流によりミトコンドリアに多量のCaが流入し細胞障害が高度となる[22]，いわゆるカルシウムパラドクスが起こる．またここでNa-Ca交換に伴うNa濃度との関連が重要となる．

　現在汎用されている晶液性心筋保護液は，イオン組成により細胞内液組成タイプと細胞外液組成タイプに大別される（表4）．それぞれの特徴を表5に示す．通常の心臓手術時の心筋温では，Na-Ca交換機構が細胞外へのCaの汲み出しを担っているので，細胞内液組成タイプの心筋保護液は細胞外Naが少なくなり，前述したように心筋虚血時に細胞内に蓄積されるCaの排出が滞り，さらに細胞内にCa貯留する懸念があり，これは再灌流時に不利となる．

　いずれにせよ現行の心筋保護液の高濃度K注入による心停止は，細胞形質内Ca濃度

表5 細胞内液型と細胞外液型晶液性心筋保護液の特徴

細胞内液型	細胞外液型
Naは少量，Caはほぼ0 機序：高Kと細胞内Na枯渇 利点 ・心筋の浮腫を抑える ・エネルギー消費をより減少させる ・添加剤，浸透圧調整に余地 ・心筋の興奮を抑える（保護） 　Na$^+$/K$^+$ポンプの負荷をとる ・虚血が誘発するCa流入を制限 欠点 ・再灌流時にCaパラドクスが起きる可能性 ・細胞内にCa貯留の懸念	細胞外液型 Naは正常，低Ca，高Mg 機序：高K（と高Mg） 利点 ・組織と容易に平衡状態 ・追加投与時に膜間のイオンバランスがほとんど変わらない ・機序などの理論的根拠が明確 欠点 ・非冠動脈性側副血流に洗い流されやすい ・細胞内液型よりも多量を要する

表6 代表的心筋保護液付加物質

Ca拮抗薬：ニフェジピン，ジルチアゼム，ベラパミル
心筋代謝の基質：グルコース，インスリン，アスパラギン酸，コハク酸，グルタミン酸，アデノシン
緩衝作用：NaHCO$_3$
心筋代謝の改善：コエンザイムQ$_{10}$，カルニチン
蛋白分解酵素阻害薬：アプロチニン
過酸化の抑制：アロプリノール，カタラーゼ，コエンザイムQ$_{10}$，SOD
細胞膜安定化：局所麻酔薬，ステロイド薬，Kチャネル開口薬
浸透圧調整：マンニトール，アルブミン

の上昇を励起させる欠点を有しており，再灌流時には細胞障害のリスクとなる．そこで心筋保護液には，電解質のほかに細胞障害を抑止するために種々の保護物質が付加されている（表6）．以下に代表的なものを記す．

B 付加保護物質

1 心筋エネルギー代謝に関するもの

①好気性代謝を維持するための溶解酸素添加や赤血球
②嫌気性代謝を促進するためのグルコースやインスリン
③細胞内エネルギー貯蔵のためのATP，クレアチンリン酸

2 細胞内イオン動態に関するもの

①Ca拮抗薬
②Naチャネル遮断薬としての局所麻酔薬

③Mg
④細胞内アシドーシス補正のための緩衝剤

3 再灌流障害防止に関するもの

①活性酸素産生抑制あるいは除去物質［SOD，アロプリノール，鉄キレート剤，マニトール，FOY（ガベキサートメシル酸塩）など］
②再灌流後のエネルギー産生を促進するためのアミノ酸基質（グルタミン酸，アスパラギン酸，ピルビン酸など）
③再灌流時のCaイオン化を減少させるためのメイロン，アルブミンの添加やCa拮抗薬の添加

4 細胞膜安定化を図るもの

①ステロイド
②局所麻酔薬
③細胞膜の脱分極を抑制し，より高い心筋保護効果を得る目的でのKチャネル開口薬（ニコランジルなど）

5 浸透圧を維持し心筋浮腫を防ぐもの

①マンニトールなどの浸透圧性薬剤
②膠質浸透圧維持のためのアルブミン

V 血液添加心筋保護液（blood cardioplegia）

A 付加保護物質

　前述したように血液を添加することでヘモグロビンによる酸素運搬能が利用できるとともに緩衝能力，微小循環の維持，フリーラジカルによる組織障害の軽減，膠質浸透圧維持などの効果が加わり優れた心筋保護効果が得られる[3]．一方で低温下でのヘモグロビンによる酸素供給能低下や赤血球の粘性増加によるsludgingの問題が指摘されてきた．
　常温において，ヘモグロビンはもっとも有効な酸素運搬システムであるが，低温下では酸素-ヘモグロビン解離曲線が左方に偏移し，末梢組織での酸素供与効率は低下する．すなわち，末梢組織の温度が20℃であれば，ヘモグロビンは酸素含量の50％（つまり1/2）の酸素しか遊離させず，これが10℃まで低下すると組織における酸素の遊離は37〜38％（約1/3）まで低下する．一方で酸素加した晶液性心筋保護液ではいかなる温度で

もほぼすべての酸素を遊離させる．これらの事実を考慮すると血液添加心筋保護液は低温下ではかならずしも有効な酸素運搬能はなく，十分に酸素加を行った晶液性心筋保護液と同等でしかないのではないかという疑問が存在する．

　Buckbergはこの疑問に対し，大動脈遮断中は4℃の血液であっても，酸素の取り込みは基礎的な酸素需要の10倍を超えており，明らかに十分な酸素が供与されているとして反証している．実際，常用される心筋温下では，血液添加心筋保護液によりヘモグロビン結合酸素が心筋に取り込まれていることは確かであり，軽い心筋のアシドーシスが生じたために，酸素-ヘモグロビン解離曲線が右に偏移していることも関与していると考えられるが，低体温によるヘモグロビンの酸素解離の低下が問題となることはないと考える．

　sludgingとは，ヘマトクリット（Ht）値が高いまま低体温になると粘性が増すことで組織循環障害が起きるというものであるが，これに関し菊池ら[23]は低温血液の微小孔通過性を検討し，37℃全血と同様の通過性をもたらすには，Ht 30％，20％，10％でそれぞれ20℃，15℃，13℃が必要であると報告している．実際の血液添加心筋保護液のHt値は施設間で相違があるもののおおむね15〜30％程度であると考えられるので，心臓局所冷却法を併用することでsludgingはほぼ回避できる．以上を考えると晶液性心筋保護液が血液添加心筋保護液に比べて優れている点は少なく，血液添加心筋保護液の優位な点は多い．10℃以下の血液添加心筋保護液では，晶液性心筋保護液との比較で術後心筋梗塞や心房細動などの合併症や死亡率に有意差を認めなかった[24,25]という報告も多く，血液添加心筋保護液の温度による比較でも低温の場合のほうが術後心筋梗塞の発症率が有意に高い[26,27]ので，あまりに低温（10℃以下）の血液添加心筋保護液使用は避けたほうがよいと考える．Guruら[28]は，これまでの多施設臨床試験の結果を検討し，低心拍出量症候群の発生および術後のCK-MBの上昇が有意に少ないことから血液添加心筋保護液の優位性を報告している．またJacobら[29]は50症例以上の多施設臨床試験を検討し血液添加心筋保護液が過半数の臨床試験で臨床的あるいは酵素活性の点から優位だったとし，一方，晶液性心筋保護液の優位性を認めた臨床試験はなかったと報告している．実際わが国では，晶液性心筋保護液単独で心筋保護を行っている施設は少なくなってきているのが現状である．

VI 各種心筋保護法

A warm blood cardioplegia

　血液添加心筋保護液に好気性代謝の維持を期待するのであれば，心筋内に限られた時間内により多くの酸素を運搬する必要があり，これには低温よりも常温のほうが効率がよいことは，前述したとおりである．1989年にLichtenstein[30]らが37℃の血液添加心筋保護液を順行性持続投与下に僧帽弁置換術を行い，良好な周術期心機能を示した症例をwarm heart surgeryとして報告して以後，continuous warm blood cardioplegiaによる心筋保護のcold cardioplegiaに対する優位性が検証された[31,32]．

continuous warm blood cardioplegiaの基本概念は以下のごとくである[31]．

①間欠的cold cardioplegiaによる心筋保護では心筋虚血を完全に防止するのは困難であるとともに心筋細胞内は嫌気性代謝主体の環境となり，これは細胞内ATP貯蔵にとって効率が悪い．

②低温が細胞膜の安定化にとっては不利であり，細胞内にCa，Naの蓄積をもたらし，これらは再灌流時の細胞障害のリスクとなる．また低温下では酸素運搬の面でも効率が悪い．

③一方，常温下でも心筋保護液による化学的心停止が得られれば，心筋の酸素消費量は常温心拍動時の1/9程度まで抑制される（**図3**）．

④continuous warm blood cardioplegiaにより大動脈遮断中も心筋細胞内に好気性代謝を維持できる．

以上のような考えと優れた臨床成績を背景に，心筋保護液中のK濃度や注入速度，注入方法が研究されてきた．continuous warm blood cardioplegiaは確かに優れた心筋保護法であるが，実際の手術に使用するとなると欠点も多い．

最大の欠点は，心筋保護液の持続注入をするために無血野が得られないことである．疾患や術式にもよるが心内操作ははるかに困難となり，大動脈遮断時間の延長を招くと考えられる．一時的に無血野を得るために心筋保護液の持続投与を中断すれば，常温下の心筋障害が懸念される．また持続的なK投与による全身の高K血症も懸念され，とくに腎機能障害患者では危険である．

以上の理由から，現在warm blood cardioplegiaは持続投与よりもむしろwarm inductionとTWBCPの形で使用する施設が多い．

B warm induction

ショックや広範囲急性心筋梗塞など，心筋細胞内のATP貯蔵が枯渇している心臓では，大動脈遮断後に容易に心筋虚血に陥る．そこでwarm blood cardioplegiaにより心筋細胞内にATPを蓄えつつ心停止に導く心筋保護法である．冷却心筋保護液による心停止の場合と異なり，加温心筋保護液においては，心筋保護液の量よりも心筋保護液を注入している時間のほうが重要となる．心臓は心筋保護液を注入している時間だけ酸素を取り込むのであって，注入した量に含まれている酸素をすべて取り込むわけではないからである．warm blood cardioplegiaによる心停止後は，続けてcold cardioplegiaを注入し心筋細胞の酸素消費のさらなる低下を図ることで安定した心筋保護効果が得られる[33]．

C terminal warm blood cardioplegia (TWBCP, hot shot)

terminal warm blood cardioplegia (TWBCP, hot shot)とは，大動脈遮断解除前に心筋に高K，低Caのwarm blood cardioplegiaを数分間灌流させるものである．その目的は，心筋を加温しつつ心筋細胞内にATPを貯蔵し，嫌気性代謝により生じた過剰の乳酸を除去し，アシドーシスを改善して心筋収縮前に細胞内環境を修復せしめることにあ

る．TWBCPの導入により，大動脈遮断解除後の再灌流障害に対する大きな抑止効果が得られるようになった[4,34]．

D controlled aortic root reperfusion（CARP）

Kirklinら[5]によって考案されたTWBCPを発展させた心筋保護法である．前述のTWBCP灌流後に大動脈遮断解除せず，人工心肺回路の動脈血を体循環とは分離して37℃で冠灌流させる方法である．大動脈基部圧を80 mmHgくらいに保ちながら150 mL/分/m^{2}以上の灌流量を維持するようニトログリセリンなどの薬物を用いて持続冠灌流し，自然拍動再開し大動脈基部圧100 mmHgを超えた時点で大動脈遮断解除する．

CARPはTWBCPの利点に加え，大動脈遮断解除後の低血圧による冠灌流量低下を抑止でき，結果として早期の洞調律による心拍再開が得られ，術後の心機能回復も良好である[35]．

E tepid cardioplegia

Weiselら[36,37]は前述のcontinuous warm blood cardioplegiaの視野確保目的の中断や常温下での分配不均衡に伴う心筋虚血改善のため心筋保護液の至適温度および投与方法を研究した．その結果，29℃のtepid cardioplegiaによる間欠的順行性投与と持続的逆行性投与の併用が，心筋保護において37℃のwarm cardioplegiaやcold cardioplegiaより優れていると報告した[37]．しかしながら持続投与であるがゆえの欠点はcontinuous warm blood cardioplegiaの場合と同様であり，現在では30℃前後のtepid cardioplegiaによる間欠的投与が普及している．この際の体外循環は，常温体外循環に伴い脳合併症が増えたとのGuytonら[38]の報告もあり，軽度低体温とするのが一般的である．

F 逆行性心筋保護法（retrograde cardioplegia）

心筋保護においては，どのような心筋保護液を使用するかも重要であるが，いかに均一に心筋保護液を心筋に灌流させ心筋温度を一定の低温に保つかも，それと同様に心筋保護効果を左右する重要な問題である．一般的には心筋保護液は，大動脈基部に挿入したルートカニューレや大動脈切開後冠動脈口より専用のカニューレを用いて注入される順行性心筋保護法にて灌流される．しかしながら大動脈弁閉鎖不全症や冠動脈狭窄がある場合は，必要な心筋保護液量が冠動脈に灌流されなかったり，健常な冠動脈領域にのみ灌流されて心筋保護液が均等に行きわたらないなどの不具合が生じる．

このような不具合を解消できるのが逆行性心筋保護法（retrograde cardioplegia）である．これは，冠静脈洞に専用のカニューレを挿入して逆行性に心筋保護液を注入する方法であり，とくに順行性に注入が困難な左主幹部病変や狭窄の強い冠動脈疾患，狭小弁輪の大動脈疾患，上行大動脈瘤などで有効である．ただし右室の静脈系が冠静脈洞近位部に戻ってくるため右室の保護が困難なことや，静静脈短絡路の存在，テベシウス静

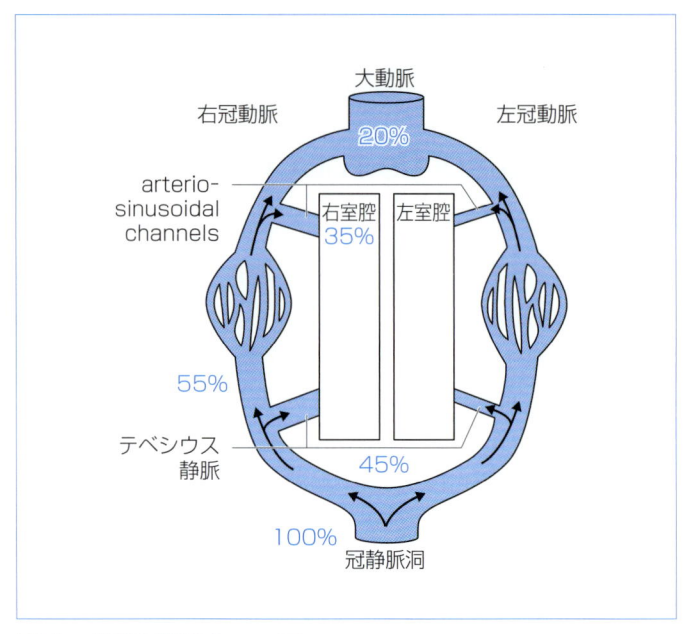

図4 心筋血流のシェーマ
逆行性冠灌流では解剖学的理由で注入量の2割程度しか冠動脈口に到達しない．

(文献39より引用)

脈による心室内への流出により，心筋への心筋保護液の灌流不均衡が起こる可能性がある，などの欠点もある．いずれにしても心筋血流の解剖をよく理解したうえで心筋保護計画を考えることが肝要である．**図4**に心筋血流のシェーマ[39]を示す．冠動脈の血流の一部は，arterio-sinusoidal channelsおよびテベシウス静脈によって心室腔内へシャントされる．毛細血管床を通過しないと心筋保護液は心筋細胞へ到達せず，逆行性に心筋保護液を流した場合その45％が毛細血管床手前のテベシウス静脈を介して心室へシャントされるとの報告もある[39]．したがって至適灌流量の設定は困難であり，逆行性心筋保護法単独での心筋保護よりも順行性心筋保護法との併用でより安全な心筋保護効果が得られると考える[6]．

VII 心筋保護効果の評価

実際の手術に際しては，**表7**の項目に留意しながら，症例ごとに重症度や術式に応じて，これまで述べてきたような心筋保護法を選択，組み合わせることで，より効果的な心筋保護を目指すことになる．手術中も状況に応じて**表7**の各項目を調整しなければならない．この際，その時点での心筋保護がうまくいっているのかどうかは，一番知りたいところである．心筋保護の評価指標は多種多様であるが，絶対的なものは存在しない．たとえば術後のCK-MBや人工心肺離脱後の経食道心エコーモニタでの左室駆出率など，指標にする施設も多いと思われるが，これらはリアルタイムのモニタリングではな

表7 心筋保護に際し考慮すべき諸問題

心筋保護液の
組成：晶液性/血液
投与経路：順行性/逆行性
投与温度：cold／tepid／warm
投与間隔：intermittent／continuous, TWBCP
その他：注入圧，量，速度，時間

く，心筋保護操作終了後の評価である．その結果を次の症例に活かせるかもしれないが，手術中心筋保護がうまくいっていない症例に対し修正可能なモニタリングではない．
　また手術手技そのものの影響を大きく受けるので心筋保護効果そのものの評価にはなりえない．これらの点を踏まえリアルタイムに簡便に心筋保護効果を評価するために，筆者らは次の諸点に注目している．

A 大動脈遮断から心停止までの時間

　大動脈遮断後心筋保護液の注入開始から30秒以内に心停止が得られれば，とりあえず安全に心停止が得られたと評価して問題はない．心停止までの時間がこれ以上かかった場合，心筋保護液が均一に順調に心筋全体にいきわたっていない可能性があると疑うべきである．カニューレがうまく入っていない，心筋保護液のKCl量が不足，大動脈閉鎖不全や冠動脈狭窄の存在など原因は色々あるが，心筋保護液注入量の追加や逆行性心筋保護の併施など速やかに考慮，施行すべきである．

B 心停止後の心臓触知

　心停止後左室ベントが効いた状態で心臓を触れば柔らかい虚脱した心筋が触知される．固い心筋として触知されたらこれも心筋保護効果が不十分なサインである．注入経路に問題がないか考慮しつつすぐに心筋保護液の再注入を図るべきである．

C 再灌流時の心室細動

　大動脈遮断解除後心拍動再開時心室細動となる場合も心筋保護不良と考えてさしつかえない．除細動ですぐ心室細動が解除できればよいが，心室細動が続く場合は前述したカルシウムパラドクスなどの再灌流障害が考えられる．要するに長時間の心停止による心筋細胞内環境が，心拍動再開できる状態になっていないので，再度大動脈遮断しhot shot→CARPを施行すべき（すでにhot shotを行っている場合でももう一度施行する）である．

VIII 心筋保護法の限界

　Buckbergは，心筋保護法によりどのくらいの時間心停止が可能かという問いに対し，かつて次のように記載している．「実験モデルでは，血液添加心筋保護液を頻回（20～30分おき）投与することにより，4時間までであれば大動脈遮断解除後もほぼ完全な心機能の回復が得られる．ただし，実験モデルではほぼ正常な心臓が用いられるが，実際の心臓手術では正常な心臓を対象とすることはなく，エネルギーや基質の枯渇した心臓では許容時間はこれより短くなる」．要するに調子の悪い心臓では，心停止の許容時間は短くなり，許容時間は手術前の心臓の状態に依存するというわけである．心停止という行為自体が非生理的行為であるので，前述したいかなる心筋保護法を使っても心筋障害なしに心臓を止め続けることはできない．心停止時間の短縮こそが一番の心筋保護ということは常に心にとどめておくべきである．

　以上，心筋保護法の歴史をたどりながら現行の各種心筋保護法につき概説した．現行の心筋保護法は，手術成績の向上に多大な貢献をしたが，臨床的限界もみえてきつつある[40]．

　最近では体外循環を用いない冠動脈バイパス術がわが国では6割を超え，また心拍動下の弁膜症手術も行われるなど心停止を避ける術式も増えつつある．従来の心筋保護法のさらなる改良とともにこのような症例における，いわば常温ストレス下の心筋保護法の確立も必要である．

参考文献

1) Melrose DG, Dreyer B, Bentall HH et al：Elective cardiac arrest. Lancet **2**：21-22, 1955
2) Braimbridge MV, Chayen J, Bitensky L et al：Cold cardioplegia or continuous coronary perfusion? J Thorac Cardiovasc Surg **74**：900-906, 1977
3) Follette DM, Mulder DG, Maloney JV et al：Advantages of blood cardioplegia over continuous coronary perfusion of intermittent ischemia：experimental and clinical study. J Thorac Cardiovasc Surg **76**：604-619, 1978
4) Follete DM, Fey K, Buckberg GD et al：Reducing postischemic damage by temporary modification of reperfusate calcium, potassium, pH, and osmolarity. J Thorac Cardiovasc Surg **82**：221-238, 1981
5) Kirklin JK, Neves J, Naftel DC et al：Controlled initial hyperkalemic reperfusion after cardiac transplantation：coronary vascular resistance and blood flow. Ann Thorac Surg **49**：625-631, 1990
6) Drinkwater DC, Laks H, Buckberg GD：A new simplified method of optimizing cardioplegic delivery without right heart isolation. Antegrade/retrograde blood cardioplegia. J Thorac Cardiovasc Surg **100**：56-64, 1990
7) Ellis SG, Henschke CI, Ssndor T et al：Time course of functional and biochemical recovery of myocardial salvaged by reperfusion. J Am Coll Cardiol **1**：1047-1055, 1983
8) Fox AC, Reed GE, Meilman H et al：Release of nucleotides from canine and human hearta on an index of prior ischemia. Am J Cardiol **43**：52-58, 1979
9) Zhao M, Zhang H, Robinson T et al：Profound structural alteration of the extracellular collagen matrix in postischemic dysfunctional ("stunned") but viable myocardium. J Am Coll Cardiol **10**：

1322-1334, 1987
10) Jynge P, Hearse DJ, Braimbrige MV：Myocardial protection during ischemic arrest. A possible hazard with calcium-free cardioplegic infusates. J Thorac Cardiovasc Surg 73：846-855, 1977
11) Rosenkranz ER, Buckberg GD：Advantages of blood cardioplegic solutions. Ann Chir Gynaecol 76：30-38, 1987
12) Buckberg GD：Strategies and logic of cardioplegic delivery to prevent, avoid, and reverse ischemic and reperfusion damage. J Thorac Cardiovasc Surg 93：127-139, 1987
13) Buckberg GD：Recent progress in myocardial protection during cardiac operations. Cardiovasc Clin 17：291-319, 1987
14) McConnell DH, White F, Nelson RL et al：Importance of alkalosis in maintenance of ideal blood pH during hypothermia. Surg Forum 26：263-265, 1975
15) Becker H, VintenJohansen J, Buckberg GD et al：Myocardial damage caused by keeping pH 7.40 during systemic deep hypothermia. J Thorac Cardiovasc Surg 82：810-820, 1981
16) Foglia RP, Steed DL, Follette DM et al：Iatrogenic myocardial edema with potassium cardioplegia. J Thorac Cardiovasc Surg 78：217-222, 1979
17) Buckberg GD：A proposed "solution" to the cardioplegic controversy. J Thorac Cardiovasc Surg 77：803-815, 1979
18) 阿部稔雄：心筋保護法の問題点とその対策．総合臨 43：2717, 1991
19) Rousou JH, Engelman RM, Dobbs WA et al：The optimal potassium concentration in cardioplegic solutions. Ann Thorac Surg 32：75-79, 1981
20) Hearse DJ, Braimbridge MV, Jynge P：Protection of the ischemic myocardium. Cardioplegia, Raven Press, New York, p224-242, 1981
21) 天野 純：Cardioplegic solution 中の calcium の至適濃度と calcium paradox. 日胸外会誌 27：1599-1610, 1979
22) Muir AR：The effects of divalent cations on the ultrastructure of the perfused rat heart. Anat 101：239-261, 1967
23) 菊池佑二，小山富康，川上敏晃：血液流動性の温度変化；低温血液の微小孔（5μmφ）通過性の検討．Cardioplegia 5：67-70, 1981
24) Øvrum E, Tangen G, Tølløfsrud S et al：Cold blood cardioplegia versus cold crystalloid cardioplegia：a prospective randomized study of 1440 patients undergoing coronary artery bypass grafting. J Thorac Cardiovasc Surg 128：860-865, 2004
25) Hendrikx M, Jiang H, Gutermann H et al：Release of cardiac troponin I in antegrade crystalloid versus cold blood cardioplegia. J Thorac Cardiovasc Surg 118：452-459, 1999
26) Mallidi HR, Sever J, Tamariz M et al：The short-term and long-term effects of warm or tepid cardioplegia. J Thorac Cardiovasc Surg 125：711-720, 2003
27) Fremes SE, Tamariz MG, Abramov D et al：Late results of the Warm Heart Trial：the influence of nonfatal cardiac events on late survival. Circulation 102（19 Suppl 3）：III339-345, 2000
28) Guru V, Omura J, Alghamdi AA et al：Is blood superior to crystalloid cardioplegia? A meta-analysis of randomized clinical trials. Circulation 114（1 Suppl）：I331-338, 2006
29) Jacob S, Kallikourdis A, Sellke F et al：Is blood cardioplegia superior to crystalloid cardioplegia? Interact Cardiovasc Thorac Surg 7：491-498, 2008
30) Lichtenstein SV, el Dalati H, Panos A et al：Long cross-clamp times with warm heart surgery. Lancet 1：1443, 1989
31) Lichtenstein SV, Ashe KA, el Dalati H et al：Warm heart surgery. J Thorac Cardiovasc Surg 101：269-274, 1991
32) Mauney MC, Kron IL：The physiologic basis of warm blood cardioplegia. Ann Thorac Surg 60：819-823, 1995
33) Rosenkranz ER, Buckberg GD, Laks H et al：Warm induction of cardioplegia with glutamate-enriched blood in coronary patients with cardiogenic shock who are dependent on inotropic drugs and intra-aortic balloon support. J Thorac Cardiovasc Surg 86：507-518, 1983

34) Teoh KH, Christakis GT, Weisel RD et al：Accelerated myocardial metabolic recovery with terminal warm blood cardioplegia. J Thorac Cardiovasc Surg **91**：888-895, 1986
35) 前原正明, 小柳博靖, 竹内成之ほか：優れた心筋保護法と考えられるControlled aortic root reperfusion methodを用いた重症僧帽弁狭窄症の1手術経験. 日胸外会誌**39**：80-84, 1991
36) Hayashida N, Ikonomidis JS, Weisel RD et al：The optimal cardioplegic temperature. Ann Thorac Surg **58**：961-971, 1994
37) Hayashida N, Weisel RD, Shirai T et al：Tepid antegrade and retrograde cardioplegia. Ann Thorac Surg **59**：723-729, 1995
38) Martin TD, Craver JM, Gott JP et al：Prospective randomized trial of retrograde warm blood cardioplegia：myocardial benefit and neurologic threat. Ann Thorac Surg **57**：298-304, 1994
39) Ardehali A, Laks H, Drinkwater DC Jr et al：Ventricular effluent of retrograde cardioplegia in human hearts has traversed capillary beds. Ann Thorac Surg **60**：78-82, 1995
40) Cohen G, Borger MA, Weisel RD et al：Intraoperative myocardial protection：current trends and future perspectives. Ann Thorac Surg **68**：1995-2001, 1999

9 体外循環の病態生理

　テクノロジーの進歩により体外循環に伴う合併症は減少した．しかし人工心肺装置を用いた体外循環は人体にとって非生理的環境であることに変わりはなく，生体のホメオスタシス機能を一時的に乱すような反応が体内で生ずる．したがって現在においても体外循環を安全に行うためには，体内で生ずる病態生理を正しく理解したうえでの適切な対応が必要である．生体側に生じるさまざまな反応や変化を完全に無にすることは不可能であるが，操作側で諸条件を調整することで生体に障害となる事象を軽減することは可能である．至適体外循環とは，体外循環中のみならず，術後長期にわたって患者の予後を良好なものとできるように，炎症反応，凝固反応，自律神経系・内分泌系の活性化を最小限とし，ホメオスタシスを保って臓器への悪影響を最小とすることである．

I 血行動態の変化

A 平均動脈圧

　平均動脈圧は灌流量，血液の粘性，血管作動性薬剤の投与によりコントロールが可能であるが，現時点では組織への適切な酸素供給が得られる体外循環中の至適平均動脈圧というものはいまだ明らかではない．とくに許容される最低および最高平均動脈圧となるとさらに不明確であるが，成人の体外循環の場合，多くの施設では50〜70 mmHgを保っていると思われる．脳には血流量を一定に保とうとするautoregulationの機序が存在するとされているが，おそらく50 mmHgが脳のautoregulationを保つことのできる最低血圧であるということに基づいた数字である．また50 mmHgより低い平均動脈圧が術後の死亡率や脳神経障害の増加に関与するという報告もあるが，一方で関係がないとの報告もある[1]．動脈硬化性病変や高血圧症，糖尿病を合併した症例では，より高い平均動脈圧が予後を改善するとの報告もあり，症例ごとに適切な平均動脈圧を考慮する必要がある．

B 灌流量

　灌流量も操作する側でコントロールが可能であるが，生体の安静時の心拍出量と循環動態を体外循環で再現することは不可能である．正常のヘマトクリット（Ht）値で常温においては，2.2〜2.5 L/分/m^{2}が適切な灌流量と考えられている[1]．低体温下では流量を下げて体外循環を行っても問題がないと報告されているが，どこまで低流量にしても

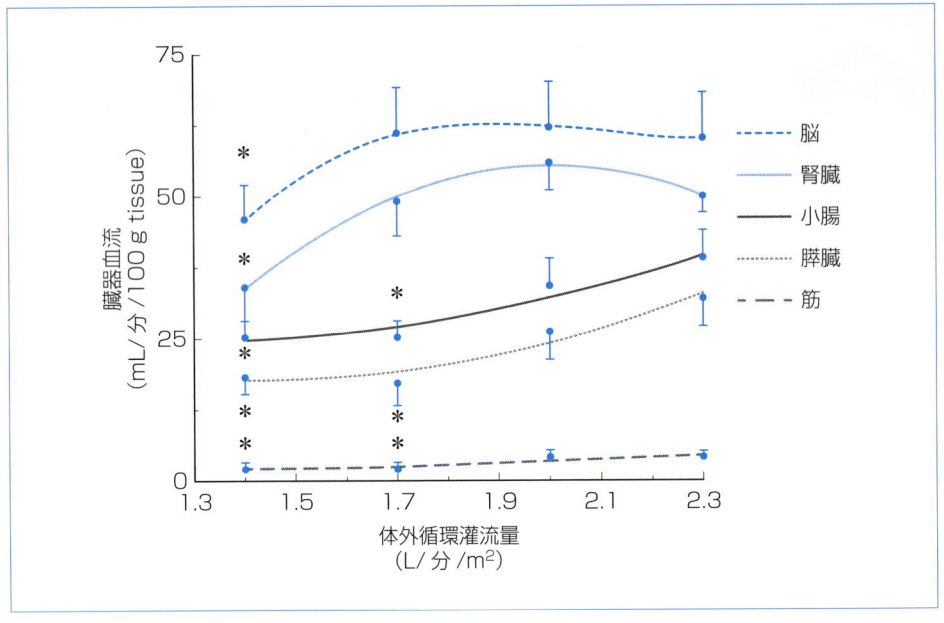

図1 体外循環灌流量と臓器血流
* $p<0.05$.
(文献2より引用)

許容されるかについては不明確である．脳のautoregulationは平均動脈圧が50〜150 mmHgの範囲内で機能すると考えられているが，平均動脈圧よりも灌流量に強く依存しているとの報告もある．しかしautoregulationは22℃になると失われ，22℃以下の低体温では平均動脈圧に比例して灌流量は増加・減少すると考えられている．

胃や腸などの腹部臓器への血流量は，高流量（100 mL/kg/分）と低流量（50 mL/kg/分）で比較すると低流量で著明に低下するとの報告がある．流量を減らしても脳血流量は一定を保つのに対して腹部臓器や骨格筋の血流量は低下するとする研究が多い（図1）．また，流量を増やすことで腹部臓器の血流量は増加するが，薬剤により平均動脈圧を上昇させても増加しないとの報告もある．腹部臓器や骨格筋は低流量の状態では自らの血流を減らして他の臓器に再分配するように働いていると思われる[2]．

以上のようなことに留意しても，生体にとって適切な灌流量を体外循環装置で正確に維持することは容易ではない．以下に述べるように細胞レベルでの酸素の需給バランスを保つことが要求されるが，体温変化や血液の希釈率，血管床の自己調節，血流分布などさまざまな因子により影響を受けるため，実際の体外循環の操作においては混合静脈血酸素飽和度（$S\bar{v}O_2$）をみながら流量を調節することになる．

C 血液希釈

血液希釈が有利であることの理由として，血液の粘性が下がることで微小循環が改善されること，高流量での血圧上昇によるリスクが軽減されることが考えられているが，過度の血液希釈は組織への酸素供給量を減少させ，体外循環中の低血圧を起こしやす

い．1970〜1980年代には14〜18％のヘマトクリット（Ht）値で問題がないと考えられていたが，最近の研究では低Ht値は術後の死亡率と腎障害，脳神経障害などの合併症の罹患率を増加させるとの報告が多数を占めている．これらの研究ではHt値が22〜23％を下回ることでリスクが増加するとしている．また高度な血液希釈により細胞レベルでの酸素供給が障害されてしまうと，輸血を行っても改善されず，むしろ虚血性の臓器障害を悪化させるとの報告もある[3]．

D 全身への酸素供給

必要充分な全身への酸素供給の維持は体外循環を行ううえでもっとも重要なことである．systemic oxygen delivery（DO_2）は以下の計算式により算出される．

DO_2＝灌流量×[（ヘモグロビン濃度×ヘモグロビン飽和度×1.36）＋（0.003×動脈酸素分圧）]

つまり灌流量を増やす，Ht値を上げる，酸素飽和度と酸素分圧を上昇させることでDO_2は増加する．体外循環中のDO_2は体外循環を行っていない場合の麻酔下，覚醒時に比べて低値であると考えられている．体外循環開始前の心拍出係数は2.3〜2.6 L/分/m^2であり，ヘモグロビン値が12 g/dLとするとDO_2は350〜450 mL/分/m^2程度である．体外循環を開始し，血液希釈によりヘモグロビン値が7〜8 g/dLに低下し，灌流量を2.2〜2.4 L/分/m^2に維持したとすると，DO_2はおよそ200〜300 mL/分/m^2に低下する．体外循環を使用しない麻酔下で危険であるとされる最低DO_2のレベルはおよそ330 mL/分/m^2とされているが，体外循環中に許容される最低DO_2値については確立された数値はない．低体温下の体外循環で灌流量を1.2〜1.5 L/分/m^2以下にすると嫌気性代謝が生じ，酸素消費量（VO_2）が低下してくることから，低体温でもこのあたりに流量の下限があると考えられている．VO_2とDO_2を維持できる最低Ht値についても確立された数値はない．常温下の体外循環ではHt値が低下しても20％までならば，危険なレベルであるとされている330 mL/分/m^2以上にDO_2を維持できるとの報告もある．一方で25％以上でなければDO_2が保たれないとの報告もある．また臓器によって体外循環中のDO_2の変化に差があることがわかっている．脳と腎臓では低流量下でもDO_2が比較的保たれるのに比して，腹部臓器や骨格筋へのDO_2は高流量でないと低下する（**図2**）[2]．

E 定常流と拍動流

現在は定常流による灌流が行われている．拍動流のほうが毛細血管血流を増加させ組織灌流に有利であるとの報告もあるが，最近では定常流により生体に不利なことは生じないと考えられており，長期の定常流による補助人工心臓の植込みもはじまっている．

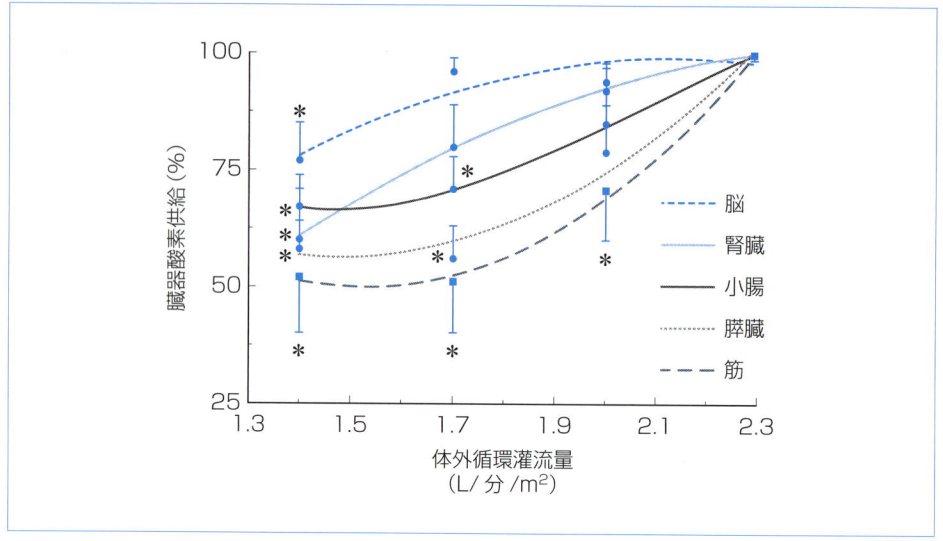

図2　体外循環灌流量と臓器酸素供給
＊ $p<0.05$.
(文献2より引用)

II　水分バランスの変化

　体外循環により血管外水分量は平均で14％，あるいは40〜70 mL/kg増加する．つまり体外循環により血管外への水分移動が起こり浮腫が生じる．この原因として血液希釈，炎症性反応，低体温，灌流量の変化，血管内圧の変化が考えられる．また血管外に移動した水分の回収を担っているリンパ系にも体外循環の影響があると考えられている[4]．過度の血管外への水分の移動は組織灌流と酸素運搬を障害し，臓器の機能障害につながるため最小限に抑える必要がある．とくに小児においては臓器の未熟性と毛細血管の易透過性により毛細血管漏出症候群（capillary leak syndrome）となりやすく，術後の予後に大きく影響する．

　晶液充填で体外循環を開始すると血液希釈が生じ，Ht値と血清蛋白が低下して血管内膠質浸透圧が低下する．血管内膠質浸透圧の低下は血管外への水分移動を促進することとなる．毛細血管内の静水圧は体外循環の灌流量，灌流圧により変化する．低灌流圧のほうが浮腫を生じやすいとの報告があるが，これは動脈性毛細血管抵抗が静脈性毛細血管抵抗に比して低下することにより，毛細血管内圧が上昇するためと考えられる．脱血が不良で静脈圧が上昇すれば血管外への水分移動が促進される．低体温では血管収縮と血液粘性の上昇により動脈圧の上昇をきたし血管外への水分移動を促進する．また低体温は毛細血管の透過性を亢進させることによっても浮腫を起こすと考えられている．

　毛細血管の透過性亢進が浮腫を起こす主たる原因の一つであることは明らかであり，全身性炎症反応症候群（systemic inflammatory response syndrome：SIRS）と密接な関係にあることも明らかである．SIRSについては後述するが，浮腫が高度である症例において炎症促進因子であるサイトカインや血管作動性物質である血漿ブラジキニンの

著しい増加が認められている．capillary leak syndromeにおいては血清蛋白も血管外に漏出して浮腫を促進すると考えられていたが，最近の研究では間質の蛋白濃度は高くないことが発見されている．

III 血液損傷，溶血

　体外循環中は回路内で発生するさまざまな乱流やずり応力により血球破壊が起こり，遊離ヘモグロビンが放出される．長時間の体外循環は溶血のリスクを増加させる．送血や吸引用のポンプ回転による圧閉が溶血の主な原因である．ローラーポンプに比して遠心ポンプのほうが溶血率が低いという報告は多いものの，短時間の体外循環では差がないと考えられている．その他急激な加温も溶血の原因の一つである．遊離ヘモグロビンが腎尿細管腔内で円柱を形成して閉塞を起こすことで腎障害が発生すると考えられてきたが，遊離ヘムの反応によるフリーラジカル産生が尿細管の上皮細胞を直接障害することも原因として考えられている．また最近の研究では遊離ヘモグロビンが内因系一酸化窒素（nitric oxide：NO）の機能を障害し微小循環不全から臓器障害を引き起こすことも明らかになってきた[5]．

IV 血液と体外循環回路の接触

　体外循環の開始とともに血液と人工物である体外循環回路壁との接触が起こる．血液は正常な血管内皮と接触している限り凝固促進因子と抗凝固因子とのバランスを保っているが，人工物との接触により凝固促進にシフトする．人工物との接触は凝固線溶系のみならず，カリクレイン-キニン系，補体系，血管内皮細胞，白血球，血小板などの活性化を促し，これらが複雑に相互作用を起こしてSIRSが惹起され，臓器機能障害など体外循環による主要合併症につながっていくと考えられている[6]．

A 凝固系：カリクレイン-キニン系

　異物との接触が起こるとまずプレカリクレインと高分子キニノーゲンの存在下でXII因子がXIIa因子に活性化され，凝固カスケード反応に進んでプロトロンビンがトロンビンに転換され，最終的に不溶性フィブリンが形成される内因系凝固系が活性化される．この過程においてXIIa因子がカリクレイン-キニン系を活性化してブラジキニンとカリクレインが生成される．ブラジキニンは血管拡張をきたす血管作動性ペプチドであり，体外循環開始時のいわゆるイニシャルドロップ発生の原因とも考えられている．カリクレインは線溶系を促進するとともに白血球を活性化する作用がある．トロンビンは凝固系における作用だけでなく，好中球の接着やマクロファージの誘導を介してSIRSにも関与している．

　最近の研究では組織因子の存在とVII因子からはじまる外因系凝固系も体外循環中の凝

固系の活性化に大きく寄与していることが明らかとなっている[7]．体外循環中のサイトカインの上昇は好中球や単球の表面に組織因子を発現させる．また術中の血管損傷部や心外膜に発現する組織因子に接触した血液を回収して全身循環に戻すことにより，組織因子-Ⅶa複合体が凝固カスケードを活性化し，内因系，外因系の両方の凝固系の活性化に進むこととなる．ヘパリンはアンチトロンビンⅢと結合してトロンビンとの結合を促進し，内因系，外因系の両方の凝固系の最終段階であるトロンビンによるフィブリノゲンの活性化を抑制することで凝固系活性を抑制するが，ヘパリンを投与していてもトロンビンの生成は体外循環中続いている．

B 線溶系

体外循環中の凝固系の亢進は線溶系の活性化を起こす．線溶系の亢進は体外循環の開始直後からはじまる．プラスミンインヒビター複合体やDダイマーは体外循環中は上昇する．トロンビンにより血管内皮細胞が刺激を受けて組織プラスミノーゲン活性化因子を産生し，増加したⅫa因子やカリクレインとともにプラスミノーゲンをプラスミンへと変化させてフィブリン溶解が亢進する．

C 補体系

血液と回路表面の接触により速やかに第二経路（alternative pathway）が活性化される．C3からC3aとC3bが分離し最終的にC5からC5aとC5bが分離する．C5aは好中球を活性化し，C5bは細胞膜障害複合体を形成して細胞融解を起こし血管内皮障害や臓器障害につながる．体外循環中の補体系の活性化は主として第二経路であるが，接触により活性化されたⅫa因子によりC1が活性化されるため，古典経路（classical pathway）も活性化されることになる．古典経路の活性化にはプロタミン投与後のプロタミン-ヘパリン複合体やエンドトキシンも関与していると考えられている．

V 細胞成分と全身性炎症反応症候群

A 血管内皮細胞

後述する単球から産生される炎症促進性サイトカインやTNF-αの刺激により血管内皮細胞表面にE-セレクチン，P-セレクチン，ICAM-1などの接着分子が発現する．活性化した好中球表面に発現するインテグリン，MAC-1レセプターとの相互作用により好中球が血管内皮に接着しさらに血管外へ遊走することでさまざまな炎症性反応が生じ，血管内皮障害や臓器障害に至る．一方で血管内皮細胞は体外循環中，アンチトロンビン，プロテインC，組織プラスミノーゲン活性化因子，外因系凝固経路を阻害する組織因子経路インヒビターなどの抗凝固因子の産生や，NO，エンドセリン-1，ブラジキニンなどの血管作動性物質の産生も行っており，体外循環中の凝固系や血管収縮に影響

を与えている．

B 白血球

　白血球数は体外循環開始後血液希釈により減少するが，その後増加するとともに好中球，単球が活性化される．好中球は主として人工物との接触により活性化された補体系やカリクレインにより活性化される．その他にもトロンビン，TNF-α，ヘパリンやエンドトキシンによっても活性化される．活性化された好中球の表面に発現したMAC-1レセプターは血管内皮表面に発現した接着分子との相互作用により，rolling現象を経てしっかりと血管内皮表面に固定され，微小循環の閉塞や血管内皮障害を引き起こすことになる．また固定された好中球はその形を変化させ，血管外へと遊走する．そこでエラスターゼなどの蛋白分解酵素を放出し，微小血管の透過性を亢進させ間質の浮腫や細胞傷害を経て臓器障害に至る．多くの研究が体外循環による臓器障害の中心的役割を好中球が担っていることを示唆している．

　単球は補体や好中球に比べてやや遅れて活性化される．単球が活性化される過程は明らかになっていないが，補体系の活性化過程が関わっていると考えられている．活性化された単球は，IL-1，IL-2，IL-3，IL-6，IL-8，TNF-αなどの各種サイトカインを産生する．さらに炎症促進性サイトカインに刺激された単球は組織因子をその表面に発現し，Ⅶ因子を刺激して外因系凝固経路の活性化につながる．

C 血小板

　体外循環は血小板も活性化し，その結果として30～50％まで数が減少するとともに機能も低下し，術後凝固障害の原因となる．減少する原因は血液希釈以外に機械的破壊，回路表面への吸着，臓器への集積，凝固異常による消費が考えられる．体外循環の開始直後から産生されるトロンビンが血小板を活性化する．その後は活性化された補体系やプラスミン，血小板活性化因子などによっても活性化が進行する．活性化された血小板はフィブリノゲンやvon Willebrand因子と接着し，血小板表面に糖蛋白からなるGPⅡb/Ⅲaを発現させて血小板凝集から粘着塊形成へと進むと考えられている．またP-セレクチンも発現して単球を刺激し，組織因子を発現させてさらに血栓産生を促進することになる．また活性化された血小板は脱顆粒して血管作動性物質であるトロンボキサンA_2を放出する．

D 虚血再灌流障害

　開心術では大動脈遮断が解除されると血液が心臓に再灌流する．また完全体外循環中は順行性の肺動脈血流は消失し，大動脈遮断が解除され部分体外循環となると肺動脈血流が再開する．両臓器ともに虚血後の再灌流により，毛細血管の透過性の亢進，間質への水分移動，凝固障害や臓器障害に至る．虚血再灌流障害は主として好中球と血管内皮細胞の相互反応による血管内皮障害であり，好中球は再灌流を受けた組織に集積して反

応性活性酸素を産生し，さらに障害を進める．

E エンドトキシン

　体外循環中にエンドトキシンが血中に認められることは知られており，その起源として可能性のあるところは多くあるものの，発生する機序については完全に解明されていない．腹部臓器の血管収縮が起こり血流が減少し，虚血に陥った腸管粘膜から血管内へエンドトキシンが流入することが原因の一つとして考えられている．エンドトキシン濃度の上昇は第二経路を介して補体系を活性化し，サイトカインの放出を促し炎症性反応を促進し，また術後の酸素消費量を上昇させると考えられている．

VI 体温

A 低体温

　非生理的な低体温にする目的は，基礎代謝率を下げることで全身の酸素消費量を抑えて臓器を虚血から守り，体外循環を安全に行うことと停止中の心筋温度の上昇を抑えることにあった．しかし最近の研究において，低体温は血液の粘性を高めて微小循環を障害し，酸素解離曲線を左方へシフトすることで，組織への酸素供給を減少させ，酸素需給バランスを崩すことが証明されてきた．これを受けて1990年代の初頭から多くの施設で常温体外循環が進められ，術後の脳神経障害や腎機能低下の罹患率に差が認められないとの報告が多い．術後の凝固障害や輸血量については低体温のほうが多いとの報告もあるが，明らかな差は認められていない．

　しかし大動脈手術や新生児・乳児の手術においては，手術方法により低灌流量体外循環もしくは循環停止が必要になる場合がある．この場合，中等度（25〜30℃）から高度（15〜22℃）の低体温とするが，脳の保護を行ううえで低体温法は必要である．しかし脳血流のautoregulationは22℃になると失われ，22℃以下の低体温では平均動脈圧に比例して血流量は減少するので動脈圧の変化に留意する必要がある．また低体温による脳障害を防ぐためには急速な冷却や加温を避け，適度な血液希釈も必要である．

B 超低体温

　超低体温下での脳の保護に関し，低体温におけるCO_2の影響に基づいた動脈血と細胞内pHに対する血液ガスマネジメントとして，α-statとpH-statの2つの異なる考え方がある．α-statは温度による影響を補正せずにpH 7.40を維持するストラテジーであり，pH-statは温度による影響を補正するためCO_2添加をしながらpH 7.40を維持するストラテジーである．温度補正をした場合は低温になるほど二酸化炭素分圧が低下してpHが上昇するためpH 7.40を維持するためにCO_2を加える必要がある．CO_2添加は細胞内のpHを低下させ，通常の緩衝機能が働かず細胞内の酸塩基平衡が崩れて細胞内酵素の

機能が損なわれることにつながると考えられている．しかし超低体温下での冷却におけるCO_2添加は深部脳組織への灌流分布を改善し，脳全体を速やかに均等に冷却できることも証明されている．これに対しa-statでは細胞内pHが保たれ細胞内酵素機能に対する影響は少ない．中等度低体温においては脳細胞内pHの変化はほとんど認められないのでどちらのストラテジーであっても問題はないと考えられている．これまで多くの報告がなされてきたが，最近の結論としては，小児においてはpH-stat，成人においてはa-statを選択することがよりよい選択であるという傾向にある[8]．また，両者の短所を長所で補うという考えの下，2つのストラテジーを併用することの有用性も示唆されている．つまりpH-statにより脳全体の冷却を速やかに行い，復温時はa-statに切り替えることで脳細胞内のpHを保ち神経学的アウトカムを改善することが期待されている．

VII 酸塩基平衡

　体外循環においては末梢循環不全，緩衝系であるヘモグロビン値の低下，酸素解離曲線の左方移動などにより酸素供給が低下して代謝性アシドーシスをきたしやすいため適正な灌流量を保つことが重要である．また人工肺での酸素付加能力も影響する．酸素付加能が低下すれば代謝性アシドーシスを助長し，酸素流量を増加して二酸化炭素を過剰に排出すると呼吸性アルカローシスの状態となり，酸素解離曲線のさらなる左方移動をきたし酸素供給は低下して代謝性アシドーシスを進行させることになる．

VIII 内分泌代謝系

　生体に加わるストレスに反応してさまざまな変化が内分泌系にも生じる．麻酔や手術もストレスであり，体外循環に特異的な変化を見出すことは難しいが，カテコラミンについては多くの報告がある．エピネフリン，ノルエピネフリンともに体外循環中増加するが，低体温や拍動流により増加に抑制がかかることも報告されている．この過分泌状態は体外循環終了後もしばらく持続する．エンドセリン濃度も上昇するが，心房性ナトリウム利尿ペプチドは上昇するとも減少するとも言われている．バソプレシン濃度は体外循環中カテコラミンと同様に増加して術後も数時間高値が続く．またレニン，アンジオテンシンII，アルドステロン濃度は定常流下では上昇し，拍動流にするとこの上昇が収まることが知られている[9]．

　体外循環中の血糖値は上昇するがこれに対するインスリンの分泌が不十分であり，さらに血糖値は異常値を示すこととなる．血糖値が上昇する原因は，末梢循環不全による糖利用の低下，低体温による解糖系酵素の阻害，カテコラミンの増加，脂肪組織からの遊離脂肪酸の動員などが考えられている．グルカゴン濃度はこのような状況下で変化しない．これに対し蛋白質やアミノ酸代謝にはほとんど変化がみられない．

参考文献

1) Murphy GS, Hessel II EA, Groom RC : Optimal perfusion during cardiopulmonary bypass : an evidence-based approach. Anesth Analog **108** : 1397-1417, 2009
2) Boston US, Slater JM, Orszulak TA et al : Hierarchy of regional oxygen delivery during cardiopulmonary bypass. Ann Thorac Surg **71** : 260-264, 2001
3) Habib RH, Zacharias A, Schwann TA et al : Role of hemodilutional anemia and transfusion during cardiopulmonary bypass in renal injury after coronary revascularization : implications on operative outcomes. Crit Care Med **33** : 1749-1756, 2005
4) Hirleman E, Larson DF : Cardiopulmonary bypass and edema : physiology and pathophysiology. Perfusion **23** : 311-322, 2008
5) Windsant ICV, Hanssen SJ, Buurman WA et al : Cardiovascular surgery and organ damage : time to reconsider the role of hemolysis. J Thorac cardiovasc Surg **142** : 1-11, 2011
6) Warren OJ, Smith AJ, Alexiou C et al : The Inflammatory response to cardiopulmonary bypass : part 1-Mechanism of pathogenesis. J Cardiothorac Vasc Anesth **23** : 223-231, 2009
7) Becker RC, Yavari M : Coagulation and fibrinolytic protein kinetics in cardiopulmonary bypass. J Thromb Thrombolysis **27** : 95-104, 2009
8) Aziz KAA, Meduoye A : Is pH-stat the best technique to follow in patients undergoing deep hypothermic circulatory arrest ? Interact Cardio Vasc Thorac Surg **10** : 271-282, 2010
9) Jakob SM, Stanga Z : Perioperative metabolic changes in patients undergoing cardiac surgery. Nutrition **26** : 349-353, 2010

10 成人の人工心肺

I 冠動脈疾患

A 病態，術式の特徴

冠動脈疾患では，冠動脈に有意狭窄があり，狭窄部より末梢領域が虚血心筋となっているか，冠動脈が完全閉塞して，閉塞部より末梢領域が心筋梗塞となっているかのどちらか，あるいはその両方の病態が存在する．病変部の部位や程度，側副血行路の発達具合により心筋虚血や梗塞の範囲はさまざまであるが，目安としては術前の左室収縮率が正常下限以下の症例では，術中の心筋保護に注意すべきである．本邦では，冠動脈バイパス術では人工心肺を用いない off-pump coronary artery bypass grafting（CABG）が60％以上の症例で選択されている．外科医の技量が高く，吻合の質が変わらないのであれば，off-pump CABG では体外循環に伴う血液希釈や炎症反応亢進などの侵襲を避けられるので，人工心肺使用例に比べて予後がよいであろうことは想像に難くない．実際，人工心肺使用の有無で急性期，長期生存率には差を認めない[1]が，心血管イベント，脳梗塞や認知機能低下などの術後合併症は off-pump CABG 症例のほうが少ないという報告が多い[2~4]．また，本邦では経皮的冠動脈形成術の適応拡大がはなはだしく，近年冠動脈バイパス術となる症例は，冠動脈病変が複雑，あるいはハイリスクな症例であることに加え，全身的にもなんらかの合併症を有する症例が多い．

以上のような現状を踏まえ，冠動脈バイパス術における体外循環法を考えてみる．バイパスグラフトの末梢側吻合（冠動脈との吻合）においては，吻合部位によっては直視下に吻合部を展開するために心臓の脱転が不可欠であり，このような状況下で循環動態の安定を得るために人工心肺による補助循環は有用である．体外循環回路を低侵襲体外循環回路（mini-circuit）による閉鎖回路での体外循環とすることで低侵襲化を図ることができ，off-pump CABG と変わらない成績が期待できる[5,6]（「第1章Ⅱ-B．閉鎖型体外循環回路」参照）．ただし，体外循環による補助循環量が多いと（脱血量が多いと）心臓は虚脱してしまい，かえって吻合がやりにくくなってしまうので注意が必要である．循環動態と術野の心臓の大きさや収縮具合を常に観察しながら，適正流量を探ることが肝要である．

次に心停止下に冠動脈バイパス術を行う場合は，心筋保護液が心筋に達する経路である冠動脈に狭窄や閉塞があるので，順行性の心筋保護液注入では，冠動脈狭窄部や閉塞部の末梢領域に充分量の心筋保護液が灌流されないことを念頭に置く必要がある．術前の左室収縮率が正常下限以下の症例では，正常の収縮ができないくらいの心筋虚血が潜

在的に存在し，虚血状態にある程度心筋が慣れて耐久性ができている，いわゆるischemic preconditioningがなされている状態と考えられるものの，不完全な心筋保護は再灌流障害のリスクを高めるとともに再灌流後の低心拍出量症候群の原因となる．したがって，常に逆行性冠灌流による心筋保護液注入の併施を考慮しなければならない．心停止下の冠動脈バイパス術全例に順行性＋逆行性の心筋保護液注入で心停止を得てもよいが，症例ごとに心筋保護法を選択するのであれば，以下の症例では順行性＋逆行性の心筋保護液注入が望ましい．

- 左前下行枝領域の梗塞症例
- 左室収縮率低下を伴う3枝病変
- 梗塞周囲に広範囲にviabilityのある心筋が存在する症例
- 術前に心室性期外収縮が多発している症例

また順行性の心筋保護液注入で心停止を図り，以下のような状況になった場合も有効な心筋保護効果が得られていると考えにくいので，逆行性心筋保護液注入を追加すべきである．

- 順行性の心筋保護液注入開始後30秒たっても心停止が得られない
- 心停止後の心筋が触診上固い
- 注入圧（大動脈基部圧）が通常より高く流量を上げられない

有効な心停止が得られた後は，間欠的に心筋保護液を追加注入することになるが，大伏在静脈グラフトの場合には，末梢側吻合が終了したらそのグラフトを介して，心筋保護液を吻合部末梢領域に注入することが望ましい．多くの症例では，左前下行枝には内胸動脈グラフトを*in-situ*で吻合するので，左前下行枝領域の心筋保護はとくに注意を払わなければならない．少しでも心筋保護が不充分だと思ったら，ためらわずに逆行性冠灌流による心筋保護液注入を追加すべきである．

大動脈遮断解除前のterminal warm blood cardioplegia（TWBCP, hot shot）とそれに続くcontrolled aortic root reperfusion（CARP）は，虚血心筋の細胞内環境を改善し再灌流障害を予防する意味で必須であると考える．大伏在静脈グラフトをはじめとするfree graftの中枢側吻合をどの段階で行うか（大動脈遮断解除前か，遮断解除後大動脈サイドクランプ下に行うか），*in-situ* graftの灌流域とfree graftの灌流域のバランスなどでhot shotの注入法を順行性か逆行性か，逆行性で開始して途中で順行性に切り替えるかなど症例ごとに考慮する必要がある．hot shotとCARPの詳細については「第8章 Ⅵ-C，D」を参照されたい．

完全血行再建がなされてもなお心臓の収縮が思わしくなく，低心拍出量症候群が懸念される場合は，いたずらに人工心肺による補助循環を続けることなく，IABPや左心バイパスによる補助循環に速やかに移行することが肝要である．このことが結果として術後合併症のリスクを軽減するとともに最終的に心機能の回復を早めることになる．

B 体外循環法，リスクマネジメント

近年，冠動脈疾患における治療は経皮的に行うインターベンション（percutaneous coronary intervention：PCI）が主流である．しかし，3枝病変や著しく左室機能が低い

患者，緊急症例はPCI適応外となるため，冠動脈バイパス術が適応となる．冠動脈バイパス術には心停止下で行うon-pump CABG，心拍動下で人工心肺を使用するon-pump beating CABG，人工心肺を用いないoff-pump CABGがある．今回は，当院における人工心肺を用いたCABG法を紹介する（図1）．

1 on-pump CABG

on-pump CABGの人工心肺は，通常は上行大動脈送血，右房1本脱血（2段カニューレ）にて行われる．また，心停止下にCABGを行う際には，心筋保護戦略から逆行性投与を選択される場合には右房切開を伴うことがあるため，上下大静脈の2本脱血とする場合がある．人工心肺が確立されると大動脈遮断をし，心筋保護液により心停止を得る．そしてグラフト吻合が開始される（末梢側吻合から行われる）．

冠動脈吻合部が心臓の側壁・後壁に位置する場合，吻合部が直視できるように心臓を脱転させる．右房1本脱血では，極度に心臓が脱転させられた場合に，大静脈が圧迫されることによる静脈灌流障害や脱血カニューレ側孔が右房壁や静脈壁で閉塞されることによる脱血不良を起こすことがある．脱血不良が発生した場合には，ただちに術者へ報告し，脱転の程度を緩めるなどの対応で改善するか確認してもらい，その原因を特定さ

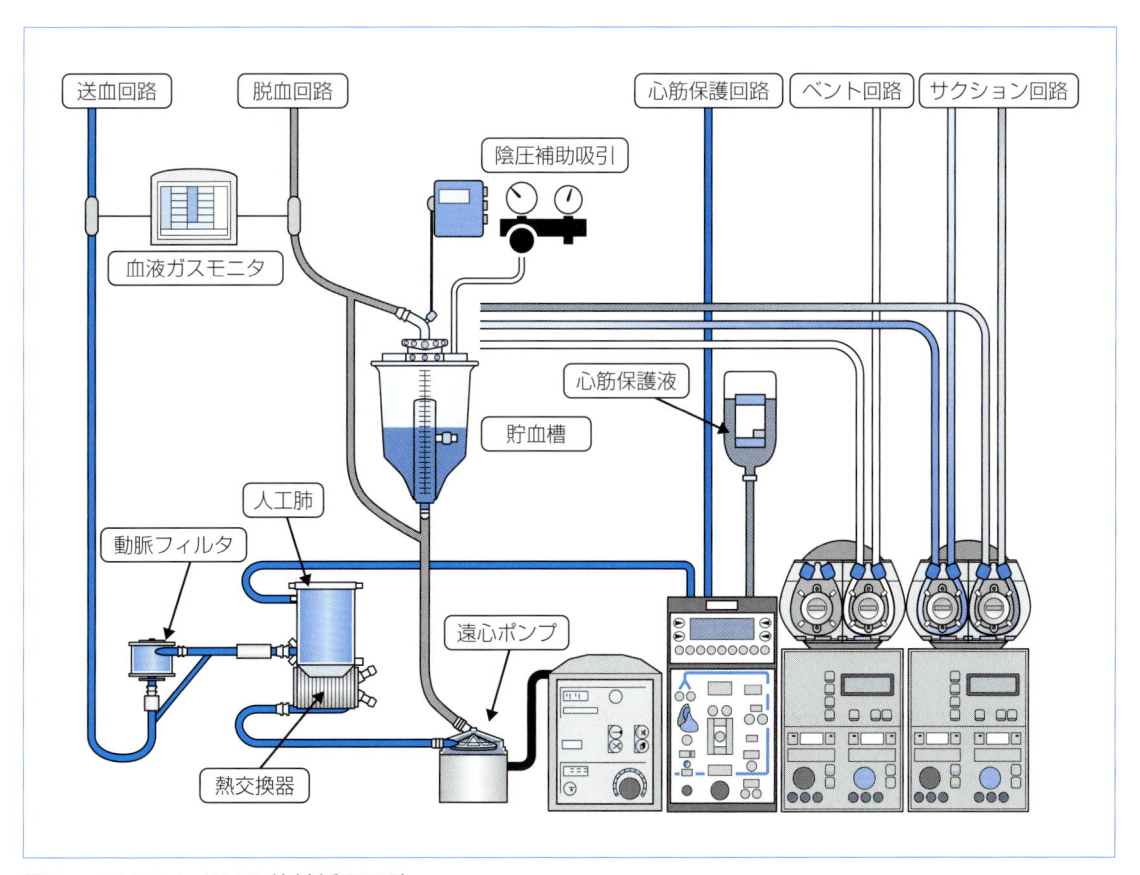

図1　CABGにおける体外循環回路

表1　心筋保護液注入構成

心筋保護液注入量	K濃度	液温度 MPS設定値（8:1）	注入法，先端注入圧
初回 15〜20 mL/kg	K⁺ 25 mEq/L	5℃	順行性 80 mmHg
2回目以降 10 mL/kg	K⁺ 20 mEq/L	15℃	順行性 80 mmHg
TWBCP bloodのみ	K⁺ 5 mEq/L	39℃	順行性 60 mmHg

せることが大切である．脱転が強すぎることが原因の場合には，捻る方向や脱転の程度を調節してもらい，適正な体外循環流量が得られる範囲で，しかも吻合がしやすい心臓の位置固定を検討してもらう必要がある．

通常，CABGにおける心筋保護は上行大動脈に留置した大動脈ルートカニューレからの順行性投与が基本である（表1）．冠動脈狭窄部や閉塞部の末梢へ十分な心筋保護液投与を行うには，吻合し終えたグラフトから選択的に投与する方法と冠静脈洞からの逆行性投与が有効である．冠動脈にグラフトが吻合されている最中は，切開された冠動脈から心筋保護液が噴出するため心筋保護液の持続投与や定時間隔の投与ができない場合がある．そのため心筋保護液の投与タイミングはグラフト吻合後に行われることが多い．

心筋保護液注入後，ルートベントに切り替え，ゆっくりとベントを再開する．ルートベントは術野を確認し，吻合部から血液が漏れ出ない程度の回転数があればよい．

吻合終了後，大動脈遮断を解除する．解除直前にはTWBCPを3〜5分行ったのち，CARPを行い，カリウム（K）をwash outし心拍動，心収縮期圧が十分に得られたのちに大動脈遮断解除する．

2 中枢吻合，離脱

on-pump CABGの中枢吻合における注意点は，上行大動脈へサイドクランプをかける際には，送血量を十分に減らし脱血し血圧を下げておく．これはサイドクランプ解除時も同様である．クランプ後，グラフトの長さを測るためにある程度の容量を心臓内に保ち心拡張期の心臓の大きさを再現させる．このとき，容量が足りない（心臓の大きさが小さい）と最後にグラフト長が足りなくなる恐れがあり，また過膨張のおそれがあるため，心臓の大きさを術者に確認する．中枢吻合が終了したらそのまま人工心肺を離脱する．

当院では，ハーフフロー，また人工心肺離脱後にフローメータを使用し冠血流量を計測し冠動脈再建の状態を確認している（図2）．

3 リスクマネジメント

CABGを受ける患者は，術前からの心虚血により心機能が低い患者が多い．また，血圧低下により冠血流量が低下したり，再灌流による不整脈を起因に心室細動などの事態に陥りやすい．そのような症例では，まず大動脈バルーンパンピング（IABP）の使用

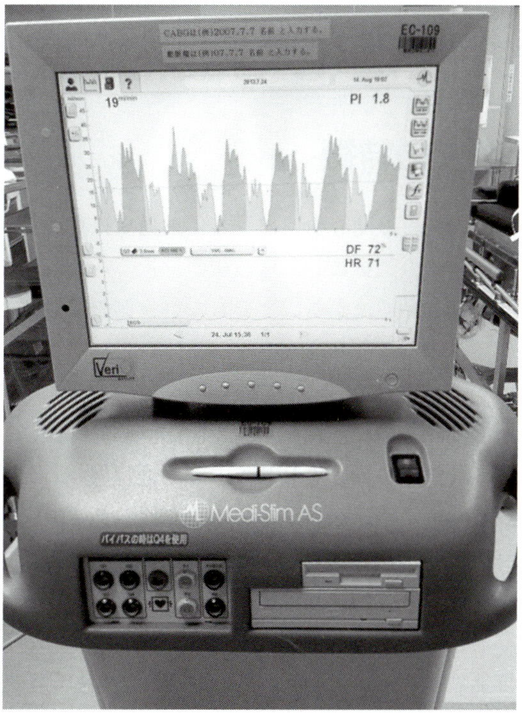

図2　フローメータ「Veri-Q」(日本ビー・エックス・アイ社)

が検討される.

　人工心肺を用いないoff-pump CABGでは緊急的に人工心肺を導入しon-pump CABGに移行する可能性がある. そのため, 脱送血カニューレのサイズ, 送血部位, 体外循環回路の種類などを心臓血管外科手術チームで事前に話し合っておくことが重要である.

参考文献

1) Lattouf OM, Thourani VH, Kilgo PD et al：Influence of on-pump versus off-pump techniques and completeness of revascularization on long-term survival after coronary artery bypass. Ann Thorac Surg **86**：797-805, 2008
2) Puskas JD, Kilgo PD, Lattouf OM et al：Off-pump coronary bypass provides reduced mortality and morbidity and equivalent 10-year survival. Ann Thorac Surg **86**：1139-1146, 2008
3) Raja SG：Pump or no pump for coronary artery bypass：current best available evidence. Tex Heart Inst J **32**：489-501, 2005, Review
4) Al-Ruzzeh S, George S, Bustami M et al：Effect of off-pump coronary artery bypass surgery on clinical, angiographic, neurocognitive, and quality of life outcomes：randomised controlled trial. BMJ **332**：1365, 2006
5) Puehler T, Haneya A, Philipp A et al：Minimal extracorporeal circulation：an alternative for on-pump and off-pump coronary revascularization. Ann Thorac Surg **87**：766-772, 2009
6) Benedetto U, Ng C, Frati G et al；Cardiac Outcomes METa-analysis(COMET)group：Miniaturized extracorporeal circulation versus off-pump coronary artery bypass grafting：a meta-analysis of randomized controlled trials. Int J Surg **14**：96-104, 2015

II 弁膜症（大動脈弁置換術）

A 病態，術式の特徴

　大動脈弁疾患の開心術における体外循環操作で留意すべきは，症例の重症度に応じた体外循環回路の選択と心筋保護法の選択である．すなわち，心機能が保たれていて左室肥大や大動脈弁逆流がさほどでもない症例の大動脈弁置換術では，体外循環回路に貯血槽を組み込まない低侵襲体外循環回路（「第13章 低侵襲心臓手術（MICS）での人工心肺」参照）の選択が可能となる．もっともこのようなさほど心機能的にリスクの高くない症例では，どのような体外循環回路，心筋保護法を選択しても体外循環から離脱できないことはまずないと思われるので，低侵襲体外循環回路選択の判断は，その症例の心機能以外の全身状態を考慮して決められるべきである．

　心筋保護法の選択に際しては，大動脈弁狭窄症では心筋肥大の程度により，大動脈弁閉鎖不全症では大動脈弁逆流の程度により，心筋保護液の心基部からの順行性の冠灌流では心筋全体に均一に心筋保護液を灌流させるのが困難であり，迅速な心停止が得られない可能性がある．このような症例では術前に綿密な統合型心筋保護法の策定が必要となる．ここで言う統合型心筋保護法とは，「第8章 心筋保護法」で詳述したようなそれぞれの心筋保護法の特徴を理解したうえで，症例ごとに各種心筋保護法を組み合わせて用いる心筋保護法のことである．

　次にわれわれが行っている大動脈弁置換術および大動脈弁置換術に冠動脈バイパス術を併施する症例における統合型心筋保護法を解説する．詳細を表1，2に示す．主に大動脈弁狭窄症に対する統合型心筋保護法であるが，大動脈弁閉鎖不全症の場合は，最初の大動脈遮断～心停止の部分が逆行性冠灌流による心筋保護液注入から開始，心室細動となったら大動脈基部切開し順行性の選択的冠灌流に変更とする，など迅速な心停止のために大動脈弁逆流の程度に応じて工夫している．また初回の心筋保護液の注入量も左室肥大の程度や心停止までの時間に応じて適宜増減している．初期（統合型心筋保護1）は，順行性，逆行性併用して心筋保護液を注入することで心筋全体に心筋保護液を灌流

表1　統合型心筋保護法手順①

遮断時間(分)	手術の流れ	統合型心筋保護1	統合型心筋保護2
0	大動脈遮断	antegrade cold BCP	antegrade cold BCP
20	大動脈切開と弁切除	retrograde cold BCP	retrograde cold BCP
40	大動脈弁輪への糸掛け	retrograde cold BCP	retrograde cold BCP
60	人工弁への糸掛け	antegreade selective cold BCP	continuous retrograde tepid BCP
80	人工弁縫着	retrograde cold BCP	
100	大動脈切開創の縫着	retrograde cold BCP	
120	大動脈遮断解除	terminal warm BCP	terminal warm BCP
		CARP	CARP

表2 統合型心筋保護法手順②

antegrade cold BCP（K 25 mEq/L）
温度10℃，注入圧80〜90 mmHg，注入量15〜20 mL/kg
20分↓
retrograde cold BCP（K 20 mEq/L）
温度20℃，注入圧30〜40 mmHg，注入量10 mL/kg
20分↓
retrograde cold BCP（K 20 mEq/L）
温度20℃，注入圧30〜40 mmHg，注入量10 mL/kg
↓
continuous retrograde tepid BCP（K 10 mEq/L）
温度30℃，注入圧20 mmHg
↓
terminal warm BCP（K 10 mEq/L）
温度37℃，注入圧50〜60 mmHg，時間5分
↓
controlled aortic root reperfusion（blood only）
温度37℃，注入圧80 mmHg

表3 TWBCP（hot shot）

大動脈遮断解除前に心筋に高K，低Caのwarm blood cardioplegiaを数分間灌流させる
目的：再灌流前に細胞内環境を整えることで再灌流障害を抑える
①心筋の加温による代謝増進で拍動のためのATP貯蔵
②嫌気性代謝物の洗い出し（アシドーシス改善）
心機能回復が速く，重症例や長時間の手術で有用

表4 CARP

TWBCPから発展
TWBCP後，大動脈遮断解除前に人工心肺回路の動脈血を体循環とは分離して37℃で冠灌流させる（大動脈基部圧80 mmHg，150 mL/分/m² 以上で持続灌流）
自然拍動再開，大動脈基部圧＞100 mmHgで大動脈遮断解除
①大動脈遮断解除後の冠灌流量低下防止
② K wash out
術後の心拍動再開，心機能回復良好

させ，これにTWBCP（表3）〜CARP（表4）を組み合わせたものであったが，現在（統合型心筋保護2）は，従来の統合型心筋保護1に加え，大動脈遮断後半からcontinuous retrograde tepid blood cardioplegia（CRTBCP）を用いて心筋細胞内を好気性代謝の状態で酸素を供給しつつATPを産生せしめ，それを心筋活動によって消費させることなく貯蔵させ，TWBCP〜CARPへ無理なく移行して，心筋障害のない状態で大動脈遮断解除後の迅速な自然拍動再開を目指す方法に改変している．CRTBCP開始のタイミングは，冠動脈口からのバックフローが心内操作の障害にならない時期ということで，大

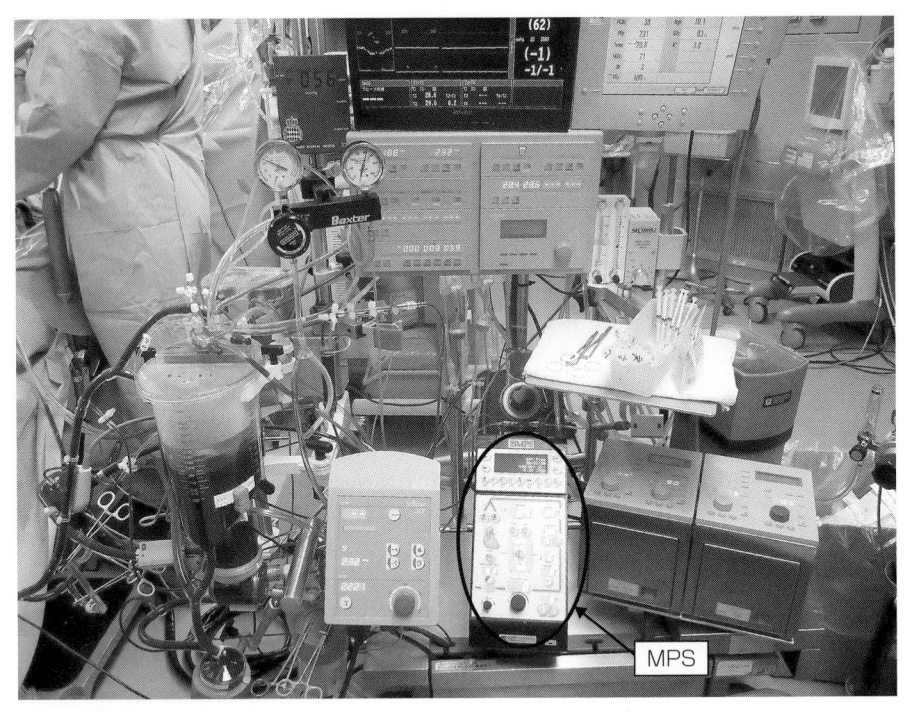

図1　MPS

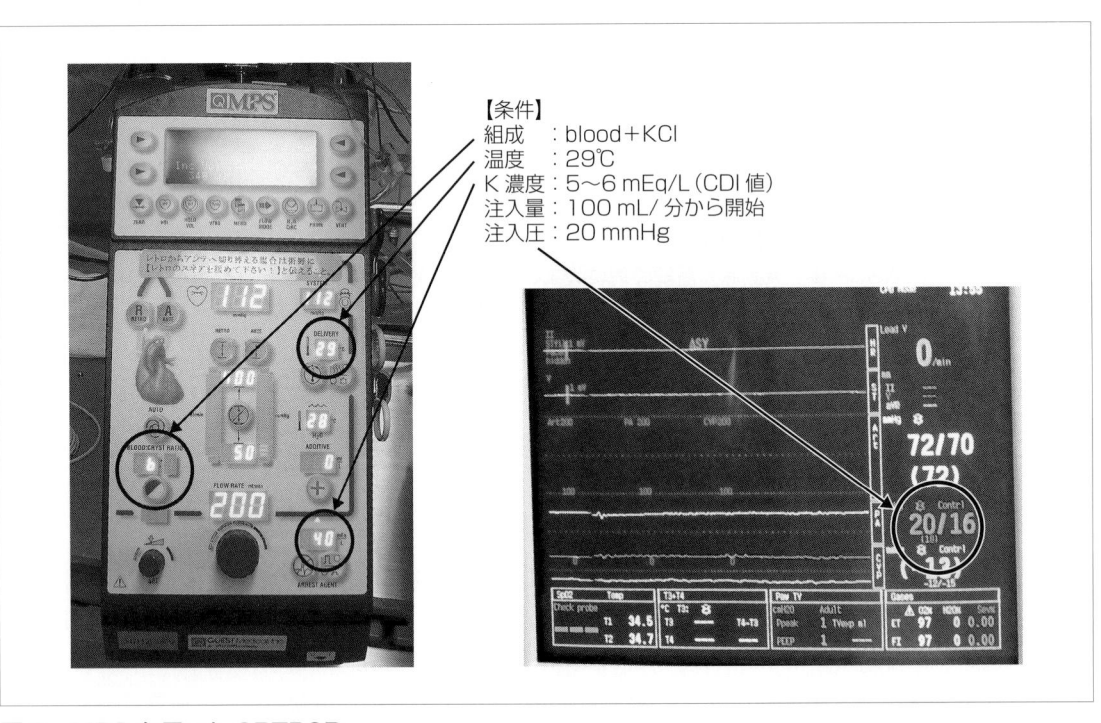

図2　MPS を用いた CRTBCP

【条件】
組成　　：blood＋KCl
温度　　：29℃
K濃度　：5〜6 mEq/L（CDI 値）
注入量　：100 mL/分から開始
注入圧　：20 mmHg

表5 心筋保護効果の比較

	AVR		AVR+CABG	
心筋保護法	統合型心筋保護1 (n=10)	統合型心筋保護2 (n=10)	統合型心筋保護1 (n=5)	統合型心筋保護2 (n=5)
体外循環時間（分）	124〜178	130〜188	165〜224	166〜252
大動脈遮断時間（分）	89〜122	78〜133	122〜187	124〜192
実際の心筋虚血時間（分）	82〜115	44〜68	114〜180	62〜88
拍動の自然再開	5/10	10/10	2/5	5/5

AVR：大動脈弁置換術，CABG：冠動脈バイパス術．

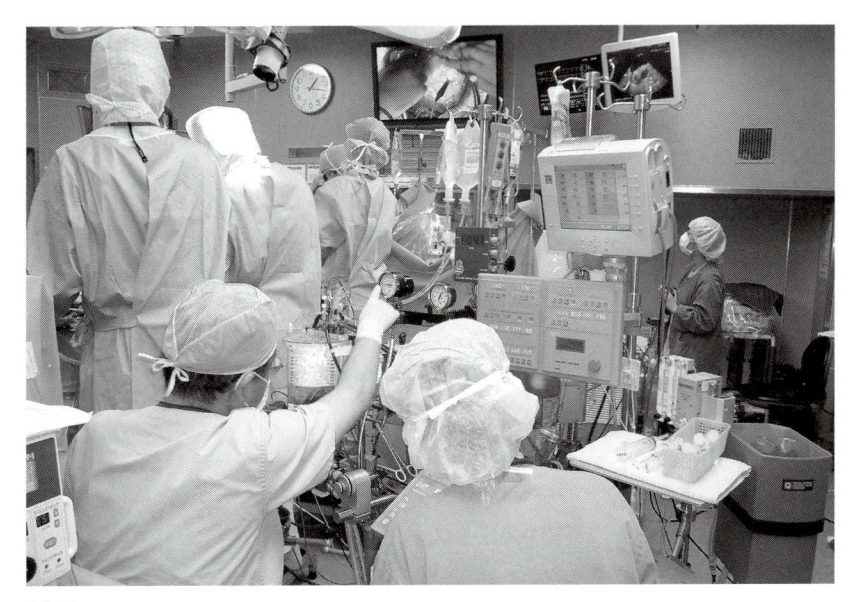

図3

　動脈弁輪に糸針を掛け終わった後からとしている．CRTBCPは，血液にKClを添加し温度調整しただけのいわゆるmicroplegiaと呼ばれているものであり[1〜5]，送血回路から分岐させた血液にKClを加えて使用している．これらの心筋保護液の組成，灌流圧調整，電解質濃度モニターなどはMyocardial Protection System（MPS，Quest Medical社）の導入で簡便かつ安全に行うことが可能となった（図1，2）．

　順行性，逆行性併用心筋保護のみの時代と比べると，continuous tepid blood cardioplegiaを追加することで，当然のことながら心筋虚血時間が短縮され，自然拍動再開率は100％と有意に改善し，より質の高い心筋保護が達成できたと考えている（表5）．

　このような症例ごとのいわゆるテーラーメイドの統合型心筋保護法が安全に行えるためには，術者と人工心肺を操作する臨床工学技士との連携がとれていることが必須条件であり，チーム医療の質の高さが問題となる．われわれの施設では，術中，チームのす

べての人間が情報を共有できるよう術野の状況や経食道心エコー画像を天吊りのモニター画面に映しながら手術を進めることで，チーム医療の質の維持の一助としている（図3）．

B 体外循環法，リスクマネジメント

1 術前

　大動脈弁疾患は大きく分けて2つに分類される．1つは大動脈弁狭窄症，もう1つは大動脈弁閉鎖不全症である．前者は左室内腔が狭小化する左室肥大をきたし，後者は逆流のため，容量負荷となり左室が拡張し遠心性肥大を起こす．大動脈弁置換術における体外循環は上記それぞれの病態生理に合った注意が必要である．
　心臓外科医，麻酔科医，看護師，臨床工学技士が参加する術前カンファレンスにおいて手術計画を話し合い，臨床工学技士も体外循環に必要な情報をこの場で集める．

2 体外循環準備

　人工心肺装置，心筋保護装置，自己血回収装置，使用薬剤の準備をし，体外循環開始までに使用前点検をする．また手術当日，再度脱血方法の確認，送血カニューレ確認，心筋保護（選択的冠灌流）の方法を確認したのち，医療材料を準備する．

3 カニュレーション

　大動脈弁手術の脱血法には，上下大静脈にそれぞれカニュレーションを行う2本脱血法，右房より2段カニューレを挿入する1本脱血法がある．2本脱血法は，三尖弁手術を行う場合，直視下に冠静脈洞から逆行性に心筋保護液を注入するカニューレを挿入する場合に用いられる．右房切開を伴う手技が必要な場合に用いられる．
　体外循環の準備が整ったところで全身ヘパリン化が行われる．活性化凝固時間（ACT）が200秒を超えたところで吸引を開始する．上行大動脈に送血カニューレが挿入され，動脈へのカニュレーションが終了したら，動脈フィルターの圧力測定回路を使用し拍動を確認する．確認後，100 mL送血し，送血圧が上がったままにならないか確認する（送血テスト）．拍動が弱く送血テストにて送血圧が下がらないときは，送血カニューレが動脈真腔内に挿入されていない可能性が考えられる．そのまま体外循環をはじめると急性大動脈解離を起こす危険性があるので，異常が発見された場合はただちに医師に報告する．

4 体外循環開始

　カニュレーション終了後，ACTが500秒以上であることを確認したら上大静脈1本脱血で人工心肺を開始する．脱血量を徐々に増していき送脱血の流量のバランスをとりな

図4　送血カニューレ

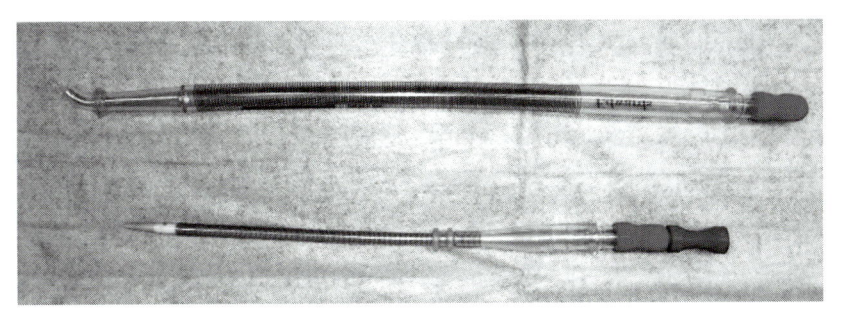

がら，灌流量が半分まで上がったら医師に報告する．報告後，下大静脈側脱血も上大静脈側脱血と同様に脱血状態に問題がなければ上下大静脈脱血により，循環動態に急激な変化がないように徐々に目標灌流量まで上げていく．大動脈閉鎖不全症患者の場合，送血された血液が逆流し過伸展をきたし心室細動を起こすことがある．そのためただちに左室ベントを挿入する．左室ベント挿入時は左房-左室内容量を保ち，その内圧を陽圧にすることにより心腔内に空気を引き込まないよう保持しておく．

5 大動脈遮断，心筋保護液注入

　大動脈遮断時は収縮期圧が50 mmHgとなるように灌流量を下げる．大動脈弁置換術を受ける患者の場合，上行大動脈などに高度な石灰化を伴うことが多い．動脈硬化が強く，アテロームの飛散が考えられる症例は，灌流量をしっかりと下げて（ときに送血を一時的に止めて）から遮断することが重要である．また，送血カニューレのタイプ，向きにも配慮が必要である（図4）．
　大動脈弁疾患の心筋保護は，大動脈弁狭窄症か大動脈弁閉鎖不全症かによって初回投与方法は異なる．
　大動脈弁狭窄症では，他の心臓手術と同様に上行大動脈に留置した大動脈ルートカニューレからの順行性に心筋保護液を投与する方法が基本である．一方，大動脈弁閉鎖不全症の場合，大動脈ルートから注入した心筋保護液は大動脈弁逆流があるために冠動脈に注入されずその大部分は左室に落ち込んでしまうため適切な心筋保護は得られない可能性は高い．そのため大動脈遮断時には冠静脈洞からの心筋保護液逆行性投与を行う．しかし，逆行性の心筋保護液初回投与では迅速な心停止を得ることは難しい．そこで上行大動脈を切開後，できるだけ早く冠動脈口から選択的冠灌流により心停止を得ることが重要である．
　大動脈弁置換術の心筋保護の維持は，選択的冠灌流に逆行性心筋保護を併用して行っている（通常20分間隔：選択的冠灌流では手術操作を止めて心筋保護液の注入を行わなければならないが，逆行性投与は手術操作を止める必要がないため，1時間に1回の選択的冠灌流とその間の2回は逆行性心筋保護液投与としている）．

6 復温，大動脈遮断解除

　人工弁の結紮が終盤になったら復温をはじめる．大動脈弁置換後，大動脈の縫合がはじまったらCRTBCPを行う．29℃に温めた血液にKを混ぜ持続的に流し，大動脈の縫合が終了するまでに徐々に液温を35℃まで上げていく．このときKの値が上がりすぎないように注意する．当院ではテルモ社CDIを使用しKの注入量を適宜変更している．このときの逆行性心筋保護液注入圧はカニューレ先端で20 mmHg程度としている．大動脈の縫合が終了したらCRTBCPからTWBCP，コントロールへと移行し，大動脈遮断解除となる．

7 離脱

　解除後はゆっくり脱血量を絞り心臓内に血液を戻すことにより，左心ベント，大動脈ルートカニューレ（大動脈ベント）より心腔内の空気抜きを行う．心腔内に空気がなくなったら左室ベント，大動脈ルートカニューレを抜き人工心肺離脱へ向かう．患者の循環動態に問題がなければ，さらに脱血量を絞ることにより心臓内の容量を適正に保ちながら，灌流量を半分まで下げ，その後1 L/分まで下げ，人工心肺を離脱する．大動脈弁疾患患者は心肥大があるため，離脱開始時の貯血容量は多く保っておく必要がある．しかし，過大な容量負荷は心臓の過伸展が起こるので注意する．

8 リスクマネジメント

　大動脈弁疾患患者は心機能が低い患者が多い．そのため，心肥大，心筋障害を考慮し，心筋保護をしっかりと行うことが重要である．心筋保護液注入圧などには細心の注意が必要である．大動脈弁置換術は他の心臓手術に比べ脳合併症が多いとされている．カニュレーションや大動脈遮断時には前述した注意点を参考にしてほしい．また，術前よりCTなどで石灰化の強い部分を確認しておくことも重要である．

参考文献

1) Menasché P：Blood cardioplegia：Do we still need to dilute? Ann Thorac Surg **62**：957-960, 1996
2) McCann UG, Lutz CJ, Picone AL et al：Whole blood cardioplegia（minicardioplegia）reduces myocardial edema after ischemic injury and cardiopulmonary bypass. J Extra Corpor Technol **38**：14-21, 2006
3) Velez DA, Morris CD, Budde JM et al：All-blood（miniplegia）versus dilute cardioplegia in experimental surgical revascularization of evolving infarction. Circulation **104**（12 suppl 1）：I296-I302, 2001
4) el-Hamamsy I, Stevens LM, Pellerin M et al：A prospective randomized study of diluted versus non-diluted cardioplegia（minicardioplegia）in primary coronary artery bypass surgery. J Cardiovasc Surg（Torino）**45**：101-106, 2004
5) Albacker TB, Chaturvedi R, Al Kindi AH et al：The effect of microplegia on perioperative morbidity and mortality in elderly patients undergoing cardiac surgery. Interactive Cardiovasc Thorac Surg **9**：56-60, 2009

III 弁膜症（僧帽弁形成術）

A 病態，術式の特徴

人工弁置換術に比較し僧帽弁形成術は長期的予後が良好なことより，近年では僧帽弁閉鎖不全症に対する治療の第一選択となってきている．その形成法は閉鎖不全の病態，術者によりさまざまであるが，本章では病態に続き，代表的な形成方法を示す．

1 病態

僧帽弁閉鎖不全症の病態分類はCarpentierの病型分類が主に汎用される（**図1**）[1]．type Ⅰは正常な弁尖運動であるが，弁輪の拡大や感染などにより弁尖の穿孔などをきたし逆流を呈したものである．type Ⅱは過度な弁尖運動（弁尖逸脱）などにより逆流を呈したもので，腱索や乳頭筋の断裂，延長などが原因となる．type Ⅲは弁尖の運動自体が制限されたもので，僧帽弁の石灰化や狭窄症などのように弁尖自体が硬化した

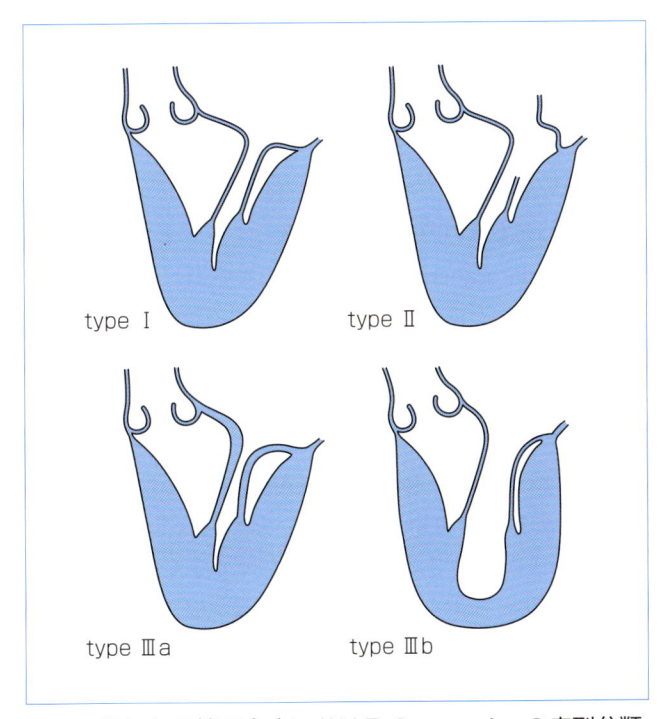

図1　僧帽弁閉鎖不全症における Carpentier の病型分類
type Ⅰ：正常な弁運動
type Ⅱ：過剰な弁運動
type Ⅲa：収縮期，拡張期の弁運動制限
type Ⅲb：収縮期の弁運動制限

（文献1より引用）

typeⅢaと，心筋虚血などにより左室全体が拡大することで腱索，弁尖が心室内に牽引された（tethering）結果生じるtypeⅢbとに鑑別される．さらに，両側の弁尖の著明な膨隆・逸脱，腱索の延長などが原因で弁逆流をきたすBarlow typeの疾患もあり，これらは先天的な結合織異常に起因すると言われている．

2 術式

現在までにさまざまな術式が行われてきたが，本項では代表的な術式を記す．

a. 後尖逸脱に対する形成法

①四角切除（quadrangular resection）：後尖の断裂した腱索部分の弁尖を弁輪部まで四角形に切除し，その部分を縫合する方法である．簡単で再現性があり僧帽弁形成に最初に導入された方法であるが，弁輪の減張のための縫合が必要になるため，弁輪部の捻じれ，縫合離解などを生じる場合がある．また逸脱弁尖が大きい場合は，弁輪部まで切開，再縫合を行うスライディング法などを用いる．

②三角切除（triangular resection）：逸脱している部分の弁尖を弁輪に向かい，二等辺三角形の形で切除し再縫合を行う方法である．弁輪部まで切除しないため弁輪の捻じれなどを生じず，四角切除より手術が簡便である．

b. 前尖逸脱に対する形成法

①人工腱索再建（artificial chorda reconstruction）：伸びた腱索や断裂した腱索の代わりにPTFE（Gore-Tex suture）を用いて人工腱索を作製する方法である．前尖の逸脱に対しては現在では一般的に行われており，長期の遠隔成績が比較的良好である．人工腱索の弁尖への固定方法は術者によりさまざまである．

②chordal transposition：前尖の腱索断裂，逸脱に用いられる術式で，相対する後尖の弁尖，腱索を前尖部分に移植し前尖の腱索として作用させる方法である．切除した後尖部分は後尖逸脱の術式に準じて縫合して形成を行う．

c. その他の形成法

①edge-to-edge technique（Alfieri stitch）：Alfieriらのイタリアのグループが広めた手術法で，前尖中央と後尖中央を縫合して僧帽弁口を8字型にする方法（double orifice法）が原法であるが，それだけでなく弁口面積を多少犠牲にするような形で他の部位の前尖と後尖を縫合して弁の接合を改善する術式であり，人工弁輪を併用することで予後は良好であるとAlfieriらは報告している[2]．

②loop technique：Leipzig大学のMohrら[3]のグループがはじめた形成法で，あらかじめ人工腱索となるループを作製しこれを乳頭筋に固定後，別の糸で逸脱弁尖に固定し逆流を止める方法である．この方法の場合，僧帽弁前尖・後尖の区別がない形成が可能で，生理的な弁尖の動きと広い弁口面積の維持が可能で，広範囲な逸脱症例の対応に適している[4]．

現在では僧帽弁形成術に対しての僧帽弁への到達方法は，従来よりある胸骨正中切開

表1　患者情報例

- 患者既往歴，病態
- 身長，体重，体表面積
- 大動脈弁閉鎖不全症の有無
- 脱送血カニューレの確認
- 弁の確認（生体弁または機械弁）など

法と低侵襲心臓手術（MICS）である右小開胸法による術式とがあるが，2006年のACC/AHAガイドラインの改訂後より，無症状の重度の僧帽弁閉鎖不全症に対する手術が増加しており，徐々に後者での手術症例が増加しているのが現状であり，この場合，MICS特有の体外循環技術が必要となってくる．

B 体外循環法，リスクマネジメント

1 術前

術前カンファレンスに出席し，体外循環に必要な情報をこの場で集める（表1）．

術前経食道心エコー（TEE）で大動脈弁閉鎖不全症の有無を確認しておくことも，術中心筋保護のために重要である．

2 体外循環準備

人工心肺装置，心筋保護装置，自己血回収装置，使用薬剤を準備し，体外循環開始までに使用前点検をしておく．また手術当日に再度，脱血方法，送血カニューレ，心筋保護の方法を確認したのち，医療材料を準備する．

3 カニュレーション

大動脈弁手術の脱血法には，上下大静脈にそれぞれカニュレーションを行う2本脱血法，右房より2段カニューレを挿入する1本脱血法がある．2本脱血法は，三尖弁手術を行う場合，直視下に冠静脈洞から逆行性に心筋保護液を注入するカニューレを挿入する場合に用いられる．右房切開を伴う手技が必要な場合に用いられる．

体外循環の準備が整ったところで全身へパリン化が行われる．ACTが200秒を超えたところで吸引を開始する．上行大動脈に送血カニューレが挿入され，動脈へのカニュレーションが終了したら，動脈フィルターの圧力測定回路を使用し拍動を確認する．確認後，100 mL送血し，送血圧が上がったままにならないか確認する（送血テスト）．拍動が弱く送血テストにて送血圧が下がらないときは，送血カニューレが動脈真腔内に挿入されていない可能性が考えられる．そのまま体外循環をはじめると急性大動脈解離を起こす危険性があるので，異常が発見された場合はただちに医師に報告する．

4 体外循環開始

カニュレーション終了後，ACTが500秒以上であることを確認したら上大静脈1本脱血で人工心肺を開始する．脱血量を徐々に増していき送脱血の流量のバランスをとりながら，灌流量が半分まで上がったら医師に報告する．報告後，下大静脈側脱血も上大静脈側脱血と同様に脱血状態に問題がなければ上下大静脈脱血により，循環動態に急激な変化がないように徐々に目標灌流量まで上げていく．大動脈閉鎖不全症患者の場合，送血された血液が逆流し過伸展をきたし心室細動を起こすことがある．そのためただちに左室ベントを挿入する．左室ベント挿入時は左房-左室内容量を保ち，その内圧を陽圧にすることにより心腔内に空気を引き込まないよう保持しておく．

5 大動脈遮断，心筋保護液注入

大動脈遮断時は収縮期圧50 mmHg以下を目標に十分に脱血し，灌流量も下げる．遮断後，目標灌流量へ戻すと同時に心筋保護液を注入する．心停止後，左房が切開され僧帽弁形成が行われるが，脱血が悪い場合は術野の視野が悪くなるため，できる限り脱血を行う．脱血不良が改善できない場合は，左室ベントの位置を動かし視野を確保する．体温管理においては，30～32℃を目標に冷却する．形成後においても弁逆流が残存する場合には弁置換になることもあるため，体外循環時間が長くなる．その場合は低体温を維持し代謝を上げないよう術者と復温のタイミングを図る必要がある．また，僧帽弁形成術では水分バランスを保つことがポイントである．逆流試験により生理食塩水がベントから人工心肺回路に引き込まれるので術中のin，outバランスには注意が必要である．尿量確保に努める．Ht値の低下には血液濃縮器を用いた限外濾過により除水を，心筋保護液によるK値の上昇が著しい場合は限外濾過に補液を加えたDUFの施行も検討する．

6 復温，大動脈遮断解除

形成が終わり，人工弁輪を縫着しはじめたら復温を開始する．人工弁輪が入れ終わり，左房を半分程度縫合し終わったところで，左房内の空気抜きのため，左室ベントを止めて左心内を血液で充満させる．その後，TWBCPを3～5分行ったのち，CARPを行う．心拍確認ののち大動脈遮断解除となる．

7 離脱

大動脈遮断解除後はTEEにより心臓の回復を確認しながら心臓に容量負荷をはじめる．心臓内遺残空気の除去は左室ベントと大動脈ルートベントにより行う．TEEによりある程度の左心腔内の気泡が除去されたら左室ベントを左房まで引き抜く．そこで心臓へ十分な容量負荷を行い僧帽弁形成の評価を行う．弁の評価に問題がなければ確実に心臓内遺残空気の除去を行う．ここで注意しなければならない点は，容量負荷を行い呼

吸を再開させると右上肺静脈に入り込んでいた空気が左心内に出現してくるので，術者，麻酔科医と共同して十分な空気除去を行う必要がある．空気抜きが終わり，患者の循環動態に問題がなければ人工心肺を離脱する．

8 リスクマネジメント

僧帽弁形成術直後の合併症として収縮期前方運動（SAM）がある．収縮期に僧帽弁前尖が心室中隔側へ近づき，左室流出路を閉塞させるSAMの治療として人工心肺側ができることは心臓への容量負荷を行うことである．ある程度の静脈貯血レベルを残しておくと，その対応がスムーズに行える．改善しない場合は僧帽弁再形成または僧帽弁置換術になることがあるため，体外循環終了後も対応できる準備が必要である．

参考文献

1) Carpentier A：Cardiac valve surgery：the French correction. J Thorac Cardiovasc Surg **86**：323-337, 1983
2) Alfieri O, Maisano F, De Bonis M et al：The double-orifice technique in motral valve repair：a simple solution for complex problem. "Edge-to-edge" repair for anterior mitral leaflet prolapse. J Thorac Cardiovasc Surg **122**：674-681, 2001
3) Von Oppell UO, Mohr FW：Chordal replacement for both minimally invasive and conventional mitral valve surgery using premeasured Gore-Tex loops. Ann Thorac Surg **70**：2166-2168, 2000
4) Kudo M, Yozu R, Kokaji K et al：Feasibility of mitral valve repair using the loop technique. Ann Thorac Cardiovasc Surg **13**：21-26, 2007

11 大動脈手術の人工心肺

I 弓部大動脈瘤

A 病態，術式の特徴

弓部大動脈，とくに遠位弓部大動脈は胸部大動脈瘤の好発部位である．一般的に大動脈瘤は破裂に至るまで無症状で経過し画像検査で偶然発見されることが多いが，弓部大動脈瘤においては動脈管索を回って走行する左反回神経（迷走神経の枝）の圧迫による嗄声の出現により診断されることもある．

わが国の統計[1]によれば，2012年に行われた上行・弓部大動脈の手術数（病院死亡数，病院死亡率）は急性解離1,356例（153例，11.3％），慢性解離409例（27例，6.6％），非解離性大動脈瘤非破裂例2,106例（87例，4.1％），破裂例168例（44例，26.2％）であった．

弓部大動脈は，大弯側から3本の分枝動脈（腕頭動脈，左総頚動脈，左鎖骨下動脈）が起始する．第1分枝である腕頭動脈は4～5 cm末梢において右総頚動脈と右鎖骨下動脈に分かれる．総頚動脈から分岐する内頚動脈，鎖骨下動脈から分岐する椎骨動脈は脳血流の主な供給源となる．言うまでもなく，弓部大動脈瘤の手術においては術中脳保護が最重要課題である．術中における長時間の脳虚血，塞栓症，一過性の著しい低灌流や臓器灌流不全（malperfusion）などは，恒久的神経障害や死亡などの有害事象を引き起こす．

1 手術

弓部大動脈手術のアプローチには胸骨正中切開と左側方開胸がある．体外循環の確立が容易である点，心筋保護液を確実に投与できる点，心臓に対する同時手術が容易な点，脳合併症の発生頻度が側方開胸手術より少ない点，左胸腔内操作を要さず肺へのダメージが少ない点などにおいて有利な胸骨正中切開が標準的到達法となっている．末梢吻合部が気管分岐部までの弓部大動脈瘤であれば，循環停止下に大動脈を遮断せずに吻合する末梢側開放吻合（open distal anastomosis）法を用いることで胸骨正中切開による手術が可能である．末梢吻合部が気管分岐部以遠となる広範囲病変は，胸骨正中切開のみで到達することは困難で，左側方開胸，胸骨正中切開＋左開胸，Clamshell法（胸骨横断＋両側開胸）など別のアプローチあるいは二期的分割手術が必要である．

弓部大動脈の手術では，適切な脳保護法の選択とアテローム，空気などによる脳塞栓症の予防が重要である．術前にはCT，エコー，MRIなどを用いて，あらかじめ大動

および弓部分枝の血流状態や内腔の性状，Willis動脈輪の交通性などを評価しておく必要がある．

術中の脳保護法には低体温循環停止法（hypothermic circulatory arrest：HCA），選択的順行性脳灌流法（selective cerebral perfusion：SCP），逆行性脳灌流法（retrograde cerebral perfusion：RCP）がある．

HCAは体温を20℃以下まで冷却し，脳血流を含め全身循環を停止させる方法である．弓部分枝へのカニュレーションを要さず確実に無血視野が得られる簡便で優れた方法であるが，循環停止には時間的制約があり[2]，長時間の循環停止を要する場合には適切ではない．循環停止時間が25分を超えると一過性の神経障害が増加し[3]，40分を超えると脳卒中，60分を超えると死亡のリスクが高くなる[4]ことが報告されている．

RCPは中心静脈圧（CVP）を15〜20 mmHgとして上大静脈経由で逆行性に脳を灌流する方法である．HCAとの比較において安全限界時間に関するメリットはないが，弓部分枝へのアテロームの迷入を防止し脳塞栓を予防する効果があると考えられている．HCAやRCPにおいては，まず弓部分枝再建を行って短時間ののちに脳への順行性灌流を再開する"arch-first technique"[5]が好んで用いられる．

SCPは体循環停止後も弓部分枝送血により脳血流を維持するもっとも生理的な方法である．弓部分枝再建における時間的制約が少なく，もっとも安全な方法として脳保護法の主流となっている．SCPはHCAよりも冷却，復温に要する時間が短く，超低体温による血液凝固異常が少ないなどのメリットもある．筆者らの施設では，体外循環により目標体温（最近は25〜28℃）に達した時点で循環停止とし，切開した弓部大動脈の内腔側から弓部分枝3本すべてに選択的脳灌流用カニューレを挿入している．

塞栓症を予防するためには，適切な送血部位を選択することや循環停止前の上行・弓部大動脈への操作を最小限にとどめることも重要である．送血部位は上行大動脈が原則であるが，大動脈解離の場合，石灰化やアテロームなどがあり上行大動脈の性状が著しく不良な場合，送血部位の大動脈径が著しく拡大している場合などは，右腋窩動脈，心尖部など別部位からの送血を考慮する．

弓部大動脈病変に対する術式は，弓部分枝を含む大動脈壁を舌状に残して斜切断した人工血管を吻合するhemiarch置換，弓部分枝のうち1本または2本の再建を行う部分弓部置換，3分枝すべてを再建する全弓部置換に大別される．

分枝の再建法には，人工血管の頭側壁に孔を作製して3分枝をまとめて再建する島状再建法と，分枝付きグラフトを用いて1本ずつ分枝動脈を再建する個別再建法があるが，動脈硬化病変は一般的に弓部分枝の分岐部近傍で顕著であること，個別再建法のほうが止血が容易であることなどから，個別再建法が主流である．

人工血管の吻合順序は施設間でさまざまである．筆者らの施設では末梢大動脈吻合後に左鎖骨下動脈，左総頸動脈，腕頭動脈の順に分枝再建を行い，最後に復温しながら中枢側吻合を行う方針としている．

B 体外循環法，リスクマネジメント

1 体外循環開始前

　ヘパリンナトリウムを300 U/kg投与し，2分後にACT測定を行う．ACTが200秒以上であることを確認し，サクションポンプを回して送血のカニュレーションを大腿動脈，大動脈の順に開始する．送血カニューレと回路接続後，拍動チェック，送血テストを行う．その後，血圧に注意しながら，脱血カニュレーション時の出血に応じて適宜送血を行う．

2 体外循環開始

　ACTが480秒以上であることを確認してから体外循環を開始する．陰圧を徐々にかけ脱血確認をし，異常な送血圧上昇に注意しながらゆっくり送血し，予定流量（2.4 L/分）まで血流量を上げていく．予定流量まで得られたら，換気を停止する．陰圧を調節し，十分な脱血に努める．

3 体外循環中

　左房よりベントカニューレを挿入する．このとき，空気の引き込みをしないように自己脈圧が出るように容量を送り，切開時に出血することを確認する．ベント挿入後，再度脱血をして冷却を開始する．咽頭温，膀胱温，直腸温にて温度管理を行い，直腸温26℃を目標に25分以上かけて冷却していく．冷却最中に心室細動に移行した場合，左心ベントをしっかりと引き心拡張を防ぐ．

4 大動脈遮断

　目標温度に到達したら，大動脈遮断を行う．瘤症例においては大動脈が脆弱であるため，十分な脱血を行い大動脈遮断を行うことが必要である．その後，循環停止，初回の心筋保護液（20 mL/kg）を5℃にて注入し，心停止を得る．心筋保護液灌流圧は60～80 mmHgを目標としている．以降30分ごとに心筋保護液（10～15 mL/kg）を25℃にて注入していく．

5 脳分離体外循環

　循環停止下で，切開した弓部大動脈の内腔側から選択的脳灌流用カニューレを挿入する．分枝にカニューレが挿入されたら，脳分離体外循環（10～18 mL/kg）を確立させる．脳分離体外循環回路の3分枝それぞれにフローメータを装着し脳血流量の測定を行っている．側頭動脈圧のモニタリングではなく，総頸動脈より挿入したカテーテル先端圧を40～50 mmHgになるように管理し，必要な薬剤を投与する．また，脳分離体外循環に

おいて脳酸素飽和度（rSO$_2$）の監視を行うことは非常に有効である．

6 末梢側吻合終了～分枝吻合終了

　末梢側をストレートグラフトにてエレファントトランクを作製する．末梢側吻合が終了したら，大腿動脈から送血してグラフト内の空気除去，吻合部の漏れをチェックする．その後，4分枝グラフトとエレファントトランクのグラフトを吻合し，分枝グラフトと送血回路を接続してグラフトから順行性に送血を行い，下半身の灌流を開始する．下肢血圧で灌流圧50～60 mmHgを目標とし尿量の確保に努め，必要に応じて利尿薬投与を行う．分枝再建後，脳分離を終了しグラフト送血流量を上げて復温を開始する．復温の際，送血温と患者温度の差が10℃以内となるように十分に注意する．

7 大動脈遮断解除

　グラフトと中枢側吻合が終了したら，TWBCP（温度37℃，血流量250 mL/分，灌流圧50～60 mmHg）～選択的冠動脈灌流：controlled aortic root reperfusion（温度37℃，血流量250 mL/分，灌流圧60～70 mmHg）にて自己心拍を再開させる．自己心拍を確認し，大動脈ルートベントを接続したら手術台頭側を下げ，大動脈遮断解除を行う．徐脈であればペーシングをし，心拍数を調整する．

8 体外循環離脱

　換気を再開する．TEEガイド下で大動脈ルートベントおよび左心ベントより空気除去を行う．体血管側に容量負荷を行い，必要であれば塩化カルシウムを投与する．再度TEEにて残留空気がないことを確認して大動脈ルートベントおよび左心ベントを抜去する．血圧，CVPを観察しながら徐々に血流量を下げていく．血流量半分で術者へ声掛けをし，出血，循環動態が安定していることを確認して，さらに血流量を下げて離脱する．

参考文献

1) Committee for Scientific Affairs, the Japanese Association for Thoracic Surgery, Masuda M et al：Thoracic and cardiovascular surgery in Japan during 2012：annual report by the Japanese Association for Thoracic Surgery. Gen Thorac Cardiovasc Surg **62**：734-764, 2014
2) Strauch JT, Spielvogel D, Lauten A et al：Technical advances in total aortic arch replacement. Ann Thorac Surg **77**：581-589；discussion 589-590, 2004
3) Reich DL, Uysal S, Sliwinski M et al：Neuropsychologic outcome after deep hypothermic circulatory arrest in adults. J Thorac Cardiovasc Surg **117**：156-163, 1999
4) Ergin MA, Galla JD, Lansman SL et al：Hypothermic circulatory arrest in operations of the thoracic aorta：determinants of operative mortality and neurological outcome. J Thorac Cardiovasc Surg **107**：788-799, 1993
5) Rokkas CK, Kouchoukos NT：Single-stage extensive replacement of the thoracic aorta：the arch-first technique. J Thorac Cardiovasc Surg **117**：99-105, 1999

Ⅱ 下行・胸腹部大動脈瘤

A 下行大動脈瘤：病態，術式の特徴

　下行大動脈瘤の多くは胸部X線写真やCTなどにより偶然診断される．大動脈径が4.5 cm未満であれば半年後にCTを再検し，拡大がなければ以後1年ごとにCTによる計測を行う．初回CTで瘤径4.5〜5.5 cm以上であった場合は，手術リスクを考慮しながら手術適応を検討する[1]．

　一般的に非解離性下行大動脈瘤はステントグラフトのよい適応である．近年，開胸手術の割合は低下しつつあるが，慢性大動脈解離や若年者などにおいては現時点でも人工血管置換術が主流である．

　わが国の統計[2]によれば，2012年の下行大動脈瘤手術数（病院死亡数，病院死亡率）は急性解離63例（12例，19.0％），慢性解離294例（20例，6.8％），非解離性大動脈瘤非破裂例323例（23例，7.1％），破裂例85例（21例，24.7％）であった．病院死亡率は予定手術で5％強，緊急手術で25〜30％であった．

1 手術

　下行大動脈瘤に対する標準的術式は，部分体外循環を用いた人工血管置換術である．
　胸腔内操作の際に左肺の虚脱を要するため，分離換気チューブを用いて挿管を行う．
　下行大動脈には左側方開胸（肋間あるいは肋骨床開胸）で到達するが，開胸の高さは大動脈瘤の存在部位によって第5〜第8肋間から適宜選択する．大動脈瘤が広範囲に及ぶ場合は，肋骨を追加切断し開胸部を広げるか，上方と下方の2箇所（たとえば第4および第7肋間）で開胸を行い全体の視野を確保する．

　大動脈解離や巨大な大動脈瘤の場合，肺と胸壁，大動脈瘤の間にしばしば高度な癒着を認める．肺損傷は肺出血など術後肺合併症の原因となり呼吸機能を著しく低下させる可能性があるので，肺の剥離操作はとくに愛護的に行う必要がある．また，テーピングなど大動脈周囲の一連の操作で肋間動静脈やリンパ管を損傷すると，輸血量の増加や血行動態の不安定化，術後乳び胸などをきたすので注意が必要である．弓部大動脈へのテーピングなどの操作が必要な場合には小弯側の動脈管索を切断すると視野が良好となって安全な操作が可能となるが，この際，近傍を走行する反回神経を可及的に温存して嗄声を予防する配慮が必要である．

　下行大動脈置換術は例外的に単純遮断で行うこともあるが，通常は大腿動静脈を用いた部分体外循環（F-Fバイパス）や左房-大腿動脈間の左心バイパスなどの補助手段を用いる．部分体外循環は酸素加や出血対応の点で優れた方法であり広く用いられている．左心バイパスは低ヘパリン量で使用できる点が利点である．いずれの補助手段においても大腿動脈を送血部位とすることが多いが，腹部大動脈や腸骨動脈の性状が不良で大腿動脈送血ではアテロームによる塞栓症をきたす可能性が高いと予想される場合には，遮断部末梢の下行大動脈からの順行送血を検討する．

大動脈遮断はいったん血圧を低下させて行うのが安全である．左鎖骨下動脈分岐部末梢での中枢遮断が困難な場合，弓部大動脈の性状が良好で左総頚動脈，左鎖骨下動脈間で中枢遮断（左鎖骨下動脈も一時遮断）が可能であれば問題ないが，同部での遮断が困難であれば低体温循環停止下に中枢吻合を行う open proximal anastomosis 法[3]を用いる．低体温循環停止法は大動脈周囲の剝離操作を最小限にとどめたい場合や血管損傷に対する緊急処置を要する場合などにも有用である．

瘤切開後は，まず肋間動脈からの血液逆流を止血する．肋間動脈からの出血は脊髄灌流圧を低下させ対麻痺の原因となりうるので機敏な止血操作が肝要である．再建予定の肋間動脈は小口径のバルーンカテーテル（2 Fr 程度）を内腔に挿入するか，小鉗子で瘤外から遮断して一時的止血を得る．肋間動脈は非常に脆弱で損傷後の修復は困難であるため，一連の操作には細心の注意が必要である．非再建肋間動脈はすべて縫合閉鎖する．広範囲の大動脈瘤の場合には分節遮断や低体温法を用いて脊髄の常温虚血時間を短縮させる．

血管吻合は大動脈外膜に確実に運針することが何よりも重要である．可能であれば大動脈を切断して確実な吻合を行うのがよい．inclusion 法の場合には大動脈外膜に達するようにしっかりと運針することが重要であるが，一方で周囲組織の剝離を行っていないので食道の走行を意識して食道損傷をきたさないように注意が必要である．

肋間動脈の再建は，大動脈壁を島状あるいはボタン状にくり抜き，あるいは inclusion 法を用いて，人工血管後壁に作製した小孔と吻合するのが一般的である．再建する島状大動脈壁が大きいと将来瘤化する可能性が高くなるので，1つの側孔に吻合する肋間動脈は2〜3対以内にとどめ島があまり大きくならないようにする．Marfan 症候群の場合は遺残大動脈壁が瘤化する可能性がきわめて高いので，あらかじめ人工血管に小口径グラフトで複数の分枝を作製しておき，肋間動脈を1本あるいは1対ずつ個別再建する．

2 脊髄保護

下行大動脈手術において脊髄障害の予防はきわめて重要である．胸腹部大動脈瘤手術と共通する内容であるので，次項（「B. 胸腹部大動脈瘤」）でまとめて概説する．

B 胸腹部大動脈瘤：病態，術式の特徴

大動脈瘤の手術成績は近年向上しつつあるが，胸腹部大動脈瘤手術は侵襲が大きく，いまだに手術死亡率，対麻痺合併率が高率である．2012年にわが国で行われた胸腹部大動脈瘤手術は総数628例であった．疾患ごとの手術数（病院死亡数，病院死亡率）は急性解離17例（2例，11.8％），慢性解離200例（19例，9.5％），非解離性大動脈瘤（非破裂）368例（33例，9.0％），大動脈瘤（破裂）43例（10例，23.3％）であった[2]．すなわち，病院死亡率は予定手術で約10％，緊急手術で約20％である．対麻痺のリスクは2〜27％で平均10％程度と報告されている[1]．

胸腹部大動脈瘤は瘤の存在範囲によって術式や手術予後が大きく異なる．病型分類には Crawford 分類[4]が用いられる（**図1**）．Ⅱ型はもっとも広範囲な病変で，手術死亡率，

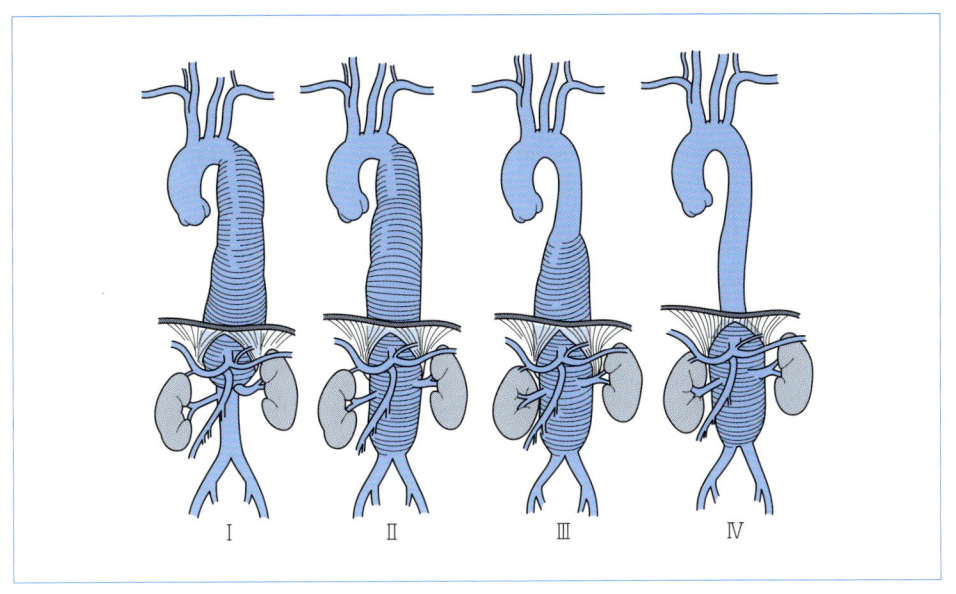

図1 胸腹部大動脈瘤の Crawford 分類
Ⅰ型：左鎖骨下動脈より腎動脈まで，Ⅱ型：左鎖骨下動脈より腎動脈末梢まで，Ⅲ型：Th6 レベル下行大動脈より腎動脈末梢まで，Ⅳ型：腹部分枝動脈以下の腹部大動脈全体．

(文献4より引用)

対麻痺合併率がとくに高率である[5,6]．術前検査（CT，MRAなど）で大動脈瘤の存在範囲，腹部主要分枝（腹腔動脈，上腸間膜動脈，腎動脈）やAdamkiewicz動脈の位置関係を正確に把握し，置換範囲，補助手段，吻合法，分枝再建法など術式を決定する．

1 手術

　分離換気による全身麻酔下に，上半身を右側臥位，下半身を右半側臥位とするやや捻った体位で手術を行う．第5～第6肋間開胸から腹部に至る spiral incision により大動脈に到達する．腹部に関しては傍腹直筋切開，後腹膜腔経由あるいは腹腔内経由でアプローチする．横隔膜は弧状切開し，術後横隔膜機能の可及的温存を図る．

　補助手段は大腿動静脈を用いた部分体外循環がもっとも一般的であるが，中枢大動脈遮断が困難な症例や分節遮断が困難な広範囲置換例では低体温循環停止法を用いる．腹部分枝への血流遮断時には，腹部臓器保護のために部分体外循環回路の側枝から各腹部分枝に選択的持続灌流を行うことが多い．腎保護に関しては，冷却リンゲル液灌流の有用性が報告されている．

　肋間動脈再建は，大動脈分節遮断下にTh9～L2レベルの可及的再建が推奨されてきたが，最近は術前に同定されたAdamkiewicz動脈の位置や術中脊髄誘発電位測定の結果に基づいて再建する肋間動脈を選択する方向に変わりつつある．

　腹部主要分枝動脈（腹腔動脈，上腸間膜動脈，左右腎動脈）の再建は，選択的分枝灌流下に胸腹部用4分枝付き人工血管で個別再建するか，人工血管に作製した側孔に島状再建する．筆者らは各吻合部を切断したうえで吻合することを原則としているが，剝離

が困難な場合にはinclusion法を用いる．いずれにしても，血管外膜に確実に運針することが出血や仮性瘤形成を予防するうえで重要である．

2 脊髄保護

脊髄障害は，胸腹部大動脈瘤，下行大動脈瘤手術におけるもっとも重篤な合併症である．脊髄障害にはいくつもの要因が関与しており，すべての脊髄障害を予防できる単独の方法は存在しない．いくつかの方法を組み合わせる必要がある．

Adamkiewicz動脈の閉塞が脊髄障害をきたすことは広く知られており，この血管の約9割がTh9～L2レベルの肋間あるいは腰動脈から分岐していることから，この範囲の肋間（腰）動脈を可及的に再建することが推奨されてきた．最近ではMDCTやMRIによって非侵襲的にAdamkiewicz動脈の同定が可能（同定率9割程度）となり，肋間動脈再建の指標とされている．

一方で，Adamkiewicz動脈の確実な同定と再建のみでは対麻痺を完全に予防できないことも事実である．最近は，脊髄虚血予防における側副血行路の重要性に注目した"collateral network concept"[7]が提唱され，脊髄障害において肋間動脈血流の直接的関与は2割程度で，側副血行路や代謝などの因子のほうがより重要である[8]との考えが広まりつつある．

胸腹部・下行大動脈瘤術後の脊髄障害予防は未解決の問題であり，少なくとも現状においてはAdamkiewicz動脈の同定，再建，脳脊髄液ドレナージ，部分体外循環や左心バイパスによる末梢大動脈灌流，分節遮断や選択的肋間動脈灌流による脊髄虚血時間の短縮，速やかな肋間動脈止血による脊髄灌流圧の維持，冷却による脊髄代謝抑制，運動性脊髄誘発電位や体性知覚電位などによる術中脊髄虚血状態の評価，ナロキソン，ステロイドなどの各種薬物投与，周術期管理における低血圧の回避など，さまざまな方法を組み合わせて取り入れながら脊髄障害の予防に努める必要がある．

C 胸腹部大動脈手術（下行大動脈手術含む）の体外循環法，リスクマネジメント

1 体外循環の事前準備

ここでは左鎖骨下動脈から下腸間膜動脈まで患部がある場合の体外循環について記載する．

大動脈手術では，重要臓器の循環が遮断されるため体外循環が必要となる．とくに脊髄へ血液を送っているAdamkiewicz動脈の場所がとても重要で，虚血となると麻痺の合併症が発生する可能性があるため，麻痺の予防のために術前にAdamkiewicz動脈の場所を同定する必要がある．また各重要臓器の機能も確認することも重要である．

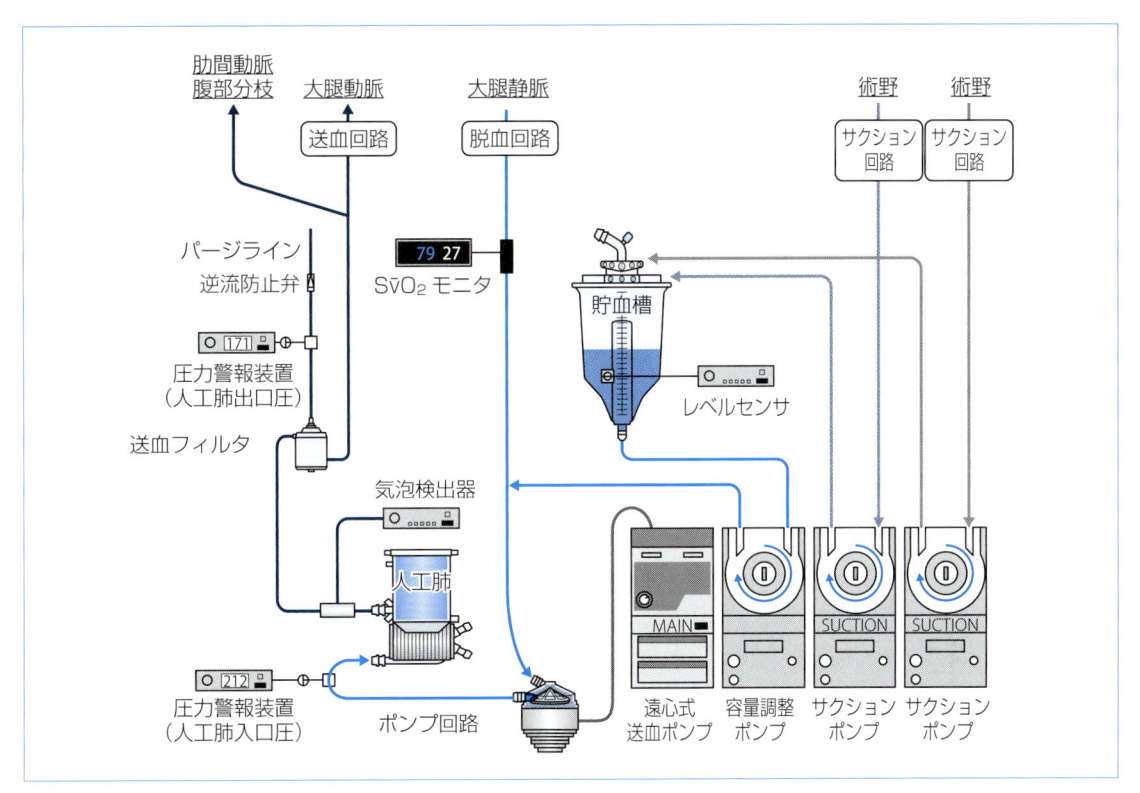

図2 F-Fバイパス法

2 体外循環法

　胸腹部大動脈手術の体外循環法は左心バイパス法とF-F（大腿動脈-大腿静脈）バイパス法がある．左心バイパス法は脱血を左房から行うため，酸素加した動脈血により人工肺は必要なく下行大動脈と虚血部位に送血する方法である．そのため患部が完全に遮断でき心肺機能が維持できる場合に適応となる．しかし回路に貯血槽はなく，大量出血や不整脈がある場合にはF-Fバイパス法を選択するほうがよいとされる．当院ではF-Fバイパス法を採用している（図2）．脱血を右房から行い人工肺により酸素加し下行大動脈と虚血部位（重要臓器）5箇所へ送血する方法である．送血部位5箇所は下肢，腹腔動脈，上腸間膜動脈，左右の腎動脈の5箇所である（図3）．また患部を遮断できる場合には，通常の開心術と異なり心停止しないため貯血槽を通さない閉鎖回路（PCPSと同じ構成）で行うことができる．しかし，遮断時や遮断解除の血圧調整のためにメイン回路と貯血槽はローラーポンプを介して接続している．

　F-Fバイパス法は大動脈を遮断するため上肢の循環と下肢の循環に分かれる．上肢の循環は自己の心臓が行い，下肢の循環はF-Fバイパスにて行う．しかし上肢下肢の血圧調整はF-Fバイパスの流量と容量により調節するため複雑である．上肢の血圧コントロールは容量依存のため，貯血槽の容量を負荷し循環容量を増加させると，静脈灌流量が増加し左室量も増加するため上肢血圧が上昇する．また右房からの脱血量を減らすと右房へ入る循環血液量が増加し上肢の血圧は上昇する．逆に上肢の血圧を低下させた

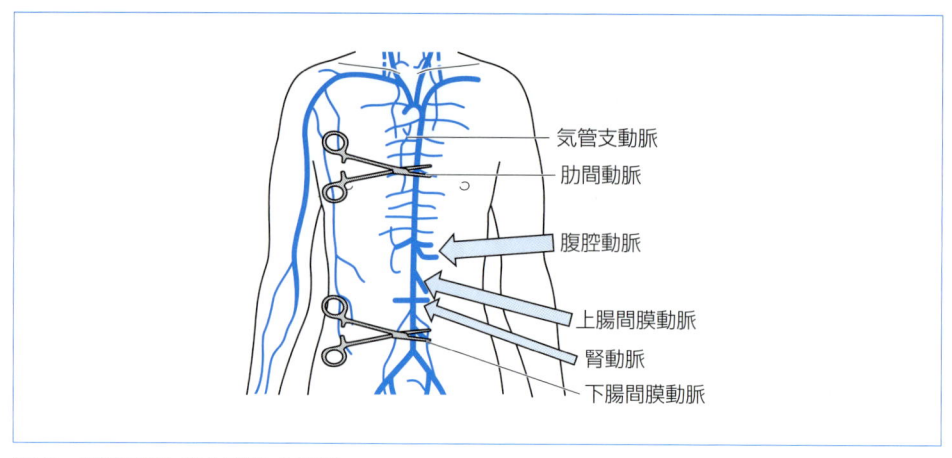

図3　遮断部位および送血部位

表1　遮断中のF-Fバイパス操作方法

操作	上半身の血圧	下半身の血圧
灌流量を下げる	上昇	低下
灌流量を上げる	低下	上昇
貯血槽から回路に送血する（出血時など）	上昇	やや上昇
回路から貯血槽に脱血する（遮断時など）	低下	やや低下

い場合は，循環容量を貯血槽へ脱血すると循環容量は減少し，上肢血圧は低下する．下肢の血圧コントロールは，F-Fバイパスの灌流量の調整でコントロールされる．それぞれ上肢下肢ともに連動するため，注意して灌流量と容量の調整を行わなくてはならない（**表1**）．

　胸腹部大動脈手術（下行大動脈手術含む）の体外循環法とリスクマネジメントにおいて一番大事なことは，大動脈遮断と遮断解除における血圧変動と遮断中の血圧コントロールである．手術を行うために心臓が動いたまま大動脈遮断を行うと，心臓からの拍出量は変わらないが，灌流先が上肢のみと半減するため上肢血圧が急激に上昇し，脳脊髄圧（CSF圧）も上昇する．CSF圧が上昇すると脊髄灌流量が低下し麻痺の危険性がある．そのため，大動脈遮断直前から脱血し血圧の上昇を抑え，またCSF圧の上昇を予防するためにCSFドレナージが必要である．脊髄の灌流圧は60 mmHg以上に保つことが大事であると言われている．計算式は，

　脊髄灌流圧＝平均動脈圧－CVP－CSF圧

である．

　また遮断解除時には，心臓から灌流先が上肢のみから元の循環に戻るため，人工心肺の灌流量がそのままでは急激に血圧が低下する．そのため脊髄灌流圧も低下するため血圧を維持するために灌流量の増加や適正な容量負荷が必要になる．遮断解除後は出血の問題があり，サクションによる循環が必要なければ体外循環は終了となる．

参考文献

1) 高本眞一，石丸　新，上田裕一ほか：大動脈瘤・大動脈解離診療ガイドライン（2011年改訂版）〈http://www.j-circ.or.jp/guideline/pdf/JCS2011_takamoto_h.pdf〉
2) Committee for Scientific Affairs, the Japanese Association for Thoracic Surgery, Masuda M et al：Thoracic and cardiovascular surgery in Japan during 2012. Annual report by the Japanese association for thoracic surgery. Gen Thorac Cardiovasc Surg **62**：734-764, 2014
3) Kouchoukos NT, Daily BB, Rokkas CK et al：Hypothermic bypass and circulatory arrest for operations on the descending thoracic and thoracoabdominal aorta. Ann Thorac Surg **60**：67-76；discussion 76-77, 1995
4) Svensson LG, Crawford ES：Aortic dissection and aortic aneurysm surgery：clinical observations, experimental investigations, and statistical analyses part II. Curr Probl Surg **29**：923-1011, 1992
5) Crawford ES, Crawford JL, Safi HJ et al：Thoracoabdominal aortic aneurysm：preoperative and intraoperative factors determining immediate and long-term results of operations in 605 patients. J Vasc Surg **3**：389-404, 1986
6) Coselli JS, LeMaire SA, Miller CC III et al：Mortality and paraplegia after thoracoabdominal aortic aneurysm repair：a risk factor analysis. Ann Thorac Surg **69**：409-414, 2000
7) Griepp EB, Griepp RB：The collateral network concept：minimizing paraplegia secondary to thoracoabdominal aortic aneurysm resection. Tex Heart Inst J **37**：672-674, 2010
8) Acher CW, Wynn MM, Mell MW et al：A quantitative assessment of the impact of intercostals artery reimplantation on paralysis risk in thoracoabdominal aortic aneurysm repair. Ann Surg **248**：529-540, 2008

12 新生児・乳児の人工心肺

I 人工心肺からみた新生児・乳児の特徴

　新生児・乳児に人工心肺を用いる場合，人工心肺回路のデザイン，血液希釈，カニューレの選択，低体温の程度，酸塩基平衡管理，人工心肺の流量，低流量や超低体温循環停止の採用など，多くの要素を決定しなければならない．そのため，その生理学的および解剖学的特徴を全般的に理解していることが必須である．

A 新生児・乳児の生理学的，解剖学的特徴

1 酸素消費量が多い

　代謝需要に見合うだけの体表面積あたりの人工心肺流量は成人よりずっと多く必要になる．たとえば新生児では200 mL/kg/分もの流量を実践している施設が多い．体温を下げることにより人工心肺流量も下げることが可能になるのは成人と同じであるが，それにより狭小な手術野で複雑な手術操作をするときに心内への血液が混入する量を減らすことができるメリットはより大きい．

2 循環血液量が少ない

　人工心肺回路の充填量は，少なくとも現時点においてですら患者のサイズと比例して小さくはなっていないので，新生児などでは充填量は相対的に大きくなり，血液希釈はある程度避けられない．血液希釈はヘマトクリット値の低下だけではなく凝固因子や血漿蛋白も希釈されるので，血液凝固障害を引き起こす．

3 温度調節能が低い

　患者が小さくなるにつれて温度調節能が低くなるので，とくに低体温を導入したときには温度監視を厳重にする必要がある．

4 体のサイズが小さい

　体のサイズの絶対値が小さいことによる不利な点がある．カニュレーションに際して

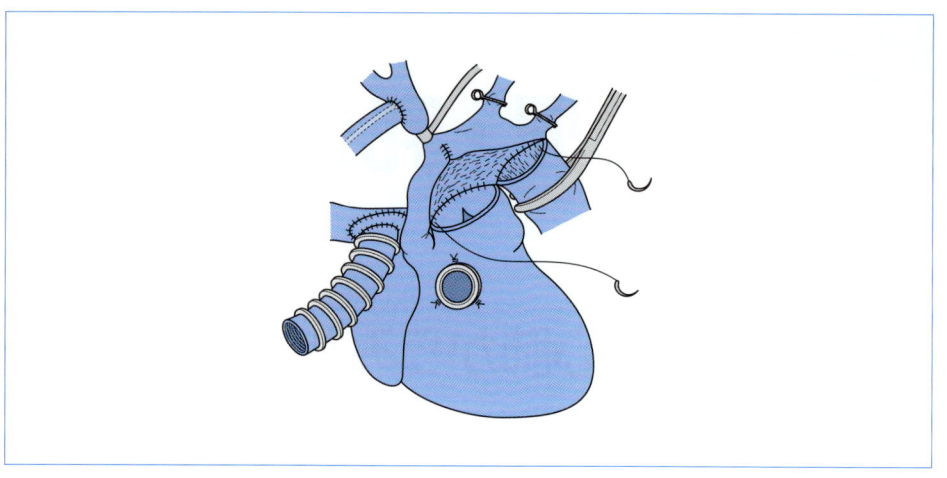

図1　新生児・乳児の大動脈弓再建術（Norwood手術）
(Aeba R, Yozu R : Right ventricle-pulmonary artery conduit with intake port in the Norwood procedure. J Thorac Cardiovasc Surg **144**：1260-1262, 2012 より引用)

特別な配慮が必要になってくる．カニューレ先端の位置はわずかのずれで不適切になりうるので，手術チームのメンバーは人工心肺灌流が意図されたとおりに行われているかのモニタリングをより高いレベルで求められる．

術野も絶対的に小さいために血液の混入やカニューレの存在がより大きく，手術操作の障害になる．

5 血管特性

血管壁弾性が高く，血圧も低いので，一般に動脈カニュレーションはより技術的に困難になりがちである．カニュレーション用のタバコ縫合内部の外膜を十分に切開して，カニューレ挿入の際の摩擦を最小化しておくと同時に血管前壁を牽引するなどの工夫をする．

新生児では右房の壁厚が非常に薄く，カニューレを入れるときよりもその前に行うタバコ縫合時が裂けやすい．

B 動脈の先天異常

大動脈弓閉塞性疾患（大動脈縮窄症，大動脈弓離断）や左心低形成症候群に対して人工心肺を用いるときには，複数の送血ルートを用いることが多い．そのうちのどれかのカニューレ位置が不適であっても送血圧などのモニタリングでは検知しえないことがある．このような場合，筆者らは一方に流量計を装着して閉塞していないことを常時モニタしている．

大動脈弓再建を要する手術のときには，右腕頭動脈に3.5 mmのGore-Tex人工血管を端側吻合したものを介して送血する方法が，この10年間で多くの施設で採用されているが（図1），この一側選択的脳灌流法の有効性の検証はこれからの課題である．

C 静脈の先天異常

　先天性心疾患にしばしば合併する全身静脈の先天異常例で心房1本脱血でなく大静脈脱血を計画するとき，静脈脱血が影響を受ける．左大静脈遺残の場合，計3本の大静脈にそれぞれカニューレを挿入するか，左右大静脈のどちらか細いほうを間欠的遮断する．この場合，脱血量や脳内酸素飽和度が遮断により低下しないことを確認する必要がある．内臓錯位でよくみられる肝静脈還流異常（心房直接還流）を伴う場合にも，同様に肝静脈単独のカニューレを挿入する．上記のように3本以上の複雑な静脈脱血を選択した場合，カニューレ位置が不適であってもモニタリングで検知することが困難なことがある．筆者らはこのような場合，もっとも脱血量の少ないルート（肝静脈など）に流量計をつけて閉塞していないことをモニタしている．奇静脈結合，半奇静脈結合を伴う場合には，2本の脱血量に大きな差ができるのでそれに見合ったカニューレサイズを選択する必要がある．

D re-do（再手術）

　re-doには機能的単心室に対する段階的手術のような計画的なものと，右室流出路導管狭窄のような合併症，続発症に対する非計画的なものがある．人工心肺の装着に際して，再胸骨正中切開と心膜癒着剝離操作で大出血や不整脈などが生じるリスクは比較的低いとされている[1]．右室流出路導管などの人工物との胸骨癒着などはCTで確認し，場合によっては大腿動脈，腋窩動脈からの送血路確保や側方開胸を先行させて脱血路を確保しておくこともある．

II 低体温

　新生児・乳児においては，低体温を導入する機会は現在でも少なくない．低体温を導入することの主な臨床的効果は代謝率と分子移動を抑制することである．温度が低下するにつれて細胞の基礎代謝と機能による代謝の双方が減少し，ATP消費も低下する．全身酸素消費量は体温と強い半相関関係がある（図2）[2]．

　Q10すなわち温度が10℃低下するごとに低下する代謝量の係数は，成人において2.6，乳児において3.65と報告されており[3]，低体温による代謝抑制がより大きい．これが乳児では成人に比較して超低体温循環停止下や中等度低体温低流量下でより長い時間を耐えることが可能な理由である．

　また中等度低体温低流量とすることのメリットは，側副血行路からの心臓への血液還流が減少することにより，より血液の少ない手術野が獲得できること，心停止下で心筋の復温が防止できること，心筋以外の臓器の保護作用が期待できること，などである．

　脳血流は，小児でも成人でも常温においては50〜120 mmHgという幅広い平均血圧の範囲でも一定に保持されるという自動調節能を有している．しかし超低体温（18〜22℃）ではこの自動調節能はなくなり，脳血流は平均血圧と直接相関するようになる．

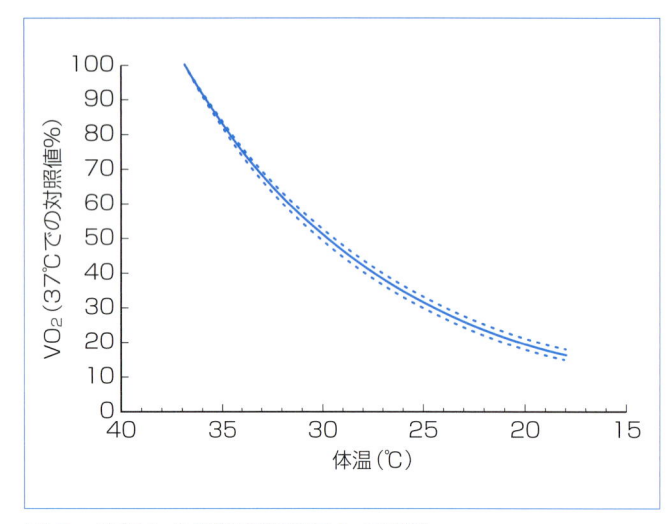

図2　体温と全身酸素消費量との関係
（文献2より引用）

表1　常温での灌流量

体重（kg）	人工心肺流量（mL/kg/分）
＜5	200
5〜15	150
15〜30	120
30〜50	100
50＜	70

心臓における低体温による保護効果は基礎代謝率を抑制することの割合が低く，直接心臓の電気的機械的活動を停止させることによる割合が高い．

A　低体温の深度

低体温の深度の選択は，人工心肺流量を下げて手術視野を良好に保つ必要性や予定された手術操作にかかる時間予想によって決定される．軽度（30〜34℃），中等度（25〜30℃），超（15〜22℃）の3つのレベルに分けて論じられることが多い．

超低体温は循環停止または低流量の時間が必要な手術で採用されることが多いが，同時に患者の体重，心内操作に要する予想時間，患者に与えるその他の生理的な状態への影響，なども選択因子に入れる．

中等度低体温は心内操作に要する予想時間が長く，心筋保護が周囲臓器や側副血行路により復温されてしまうのを防止する目的で採用される．

軽度低体温はより軽症な手術症例で採用される．

常温での灌流量は体重を目安として表1のように設定する．低体温にすれば最低必要灌流量は常温37℃を100％とした場合，32℃で56％，30℃で44％，25℃で24％，20℃で14％，15℃で8％に低下させても脳酸素消費量と見合うだけの流量が保持できるという報告がある[4]．

B　低体温中のpH（CO_2分圧）の管理

人工心肺中のpH（CO_2分圧）をどのように管理すべきかについては多くの研究がなされてきた結果，2つの異なる方針が採用されている[5]．血液が冷却されるにつれて水分子のイオン化が減少するので，血液pHはアルカリ側に傾く．α-statはpHを常温で測

定して温度補正なしで7.40に保つものである．したがって実際の低温でのpHはよりアルカリ性になる．一方，pH-statは温度を実際の患者の体温と同一と仮定して補正したうえで7.40とするものである．CO_2を人工心肺中に人工肺を通じて投与することにより，アルカリ性に傾くのを中和する．成人ではよりアルカリ性のα-statが有利であるとの報告が多いのに対し，新生児，とくに超低体温循環停止時においては2法の得失の議論が結論を得ていない（「第9章 体外循環の病態生理」参照）．

ボストン小児病院で行われた両者の無作為割り付け試験（Boston循環停止トライアル）ではpH-statが有意な神経学的遠隔成績を示した[6]．

また，人工心肺の脳灌流を悪化させる要因としては，主要大動脈肺動脈側副血行路があげられる[7]．主要大動脈肺動脈側副血行路のあるチアノーゼの患者では，舞踏病アテトーシスなどの合併症リスクが高く，pH-statによる冷却で脳血管を拡張させるほうが望ましい[8]．

C 超低体温循環停止

患者直腸温を室温管理と人工心肺回路内の熱交換器使用で15～18℃まで冷却したのち，ポンプを停止させる方法である．本法により，外科医は血液混入やカニューレによる心臓手術野への障害物から解放され，正確な修復が容易になる．一方で脳虚血時間をはじめとする時間的制約がある．修復手技が終了したらポンプを再開し，冷却過程と逆手順で復温を行う．許容される時間は患者の状態にもよるが，60分間が臨床的に合併症を引き起こす一つの目安とされている[9]．

ステロイド（メチルプレドニゾロン）の人工心肺開始8時間前の静脈内投与は脳代謝の回復に有効であると報告されている．また冷却および循環停止中は氷袋を頭部にあてて局所冷却することが重要で[10]，また冷却時間を20分以上かけることも脳保護効果を高める[3]．人工心肺の灌流温度を急速に下げると，急速冷却拘縮（rapid cooling contracture）と呼ばれる心筋弛緩時の張力増加がみられる．これは心筋細胞内の筋小胞体に貯蔵されていたカルシウムイオンが一気に放出されるために生じる現象で，この後，再灌流したときに心筋傷害を引き起こすことがある．また15～20分ごとの間欠的脳灌流法も安全域を増加させると報告されている[9]．

循環再開時の急速な復温は，循環する血液中の微小空気塞栓を発生させるリスクがある．循環再開直後には復温せず，数分間の全身灌流を行ったのちに復温を開始することも推奨されている[11]．

人工心肺からの離脱時は脳にとってもっとも決定的な時間であり，このときの血行動態と脳への酸素供給は十分に維持される必要がある．復温は直腸温34℃程度にとどめたほうが脳機能の回復が良好である[12]．

本法の適応には外科医間で大きな差があるが，上述した本法の得失を考慮したうえで使用される．そのなかでも小児においては総肺静脈還流異常症修復術，内臓錯位などに伴う高度全身静脈還流異常などで用いられることが多い．また脳虚血時間を短くするために局所的脳灌流を追加することが多くの施設で実践されているが，その効果の検証はされていない[13]．

III 新生児・乳児における心筋保護

　先天性心疾患と後天性心疾患の外科手術の違いでもっとも重要なことは，心筋や冠動脈系は若年者，とくに新生児の場合，傷害がまったくないことである．先天性疾患を扱う心臓外科医は心筋の局所的な壊死組織のために心筋保護液の分布が不均一になる現象や，心室壁運動が極度に低下しているような重篤な事態に遭遇することはまずない．

　理論的には，多くの先天性心疾患の修復術は新生児期に行うメリットが多い．修復術の複雑さとそれに要する時間が増大すれば心筋保護の重要性は増してくる．未熟心筋は成熟心筋に比較して構造的にも機能的にも異なっていることが実験的には示されている．①未熟心筋は拡張コンプライアンスが低い[14]，②交感神経刺激が常に強い状態にあるために，β遮断薬には過剰に反応するが強心薬への反応は鈍い[15]，③エネルギー源としてブドウ糖に依存する割合が高く[16]，収縮には細胞外に存在するカルシウムイオンに依存する割合が高い[17]，などである．

　未熟心筋の虚血に対する耐性が高いことを示す実験結果は多く報告されているが，これらはいずれも正常の環境下でのものである．しかし実際にはチアノーゼ，心室肥大，アシドーシスなどが先天性心疾患の術前状態の大部分にみられ，これらが心筋保護にどう影響するのかは不明である．またチアノーゼが強い患者では気管支動脈系からの側副血行路が発達しているので，心停止中に心内へ戻ってくる血流が多くなり，心筋が温められて心筋保護が不十分になる可能性がある[18]．心室肥大も心筋，とくに心内膜側心筋の保護が不十分になる可能性がある．ice slush による心冷却はこのような場合にも有効であるが，一方で手術操作にとって障害となったり，横隔神経麻痺のリスクを伴ったりする．逆行性心筋保護は成人では多く行われているが，新生児・乳児ではサイズに合致するカニューレが限定されていることからほとんど行われていない．血液添加心筋保護液は新生児・乳児においても晶質液に比較して高い保護効果があるとされている[19]．

　multidose cardioplegia 自体に効果があるか否かは不明であるが，多くの施設で，とくに軽度または中等度低体温の手術の場合には，20～30分ごとに4℃の保護液を注入し気管支動脈系からの側副血行路による心筋の温度上昇を抑制して，心筋保護効果を確実にしている．

　空気塞栓は先天性心疾患の修復術の場合，克服すべき問題として残っている[20]．空気抜きを十分に行っても心エコーで空気が検出されることは頻繁にみられるが，実際に心筋運動に影響を及ぼすようなことはそれほど多くはなく，脳などの他臓器への塞栓症のリスクも非常に低い．動脈スイッチ手術以外では，左心系に存在する空気は，上側に開口部がある右冠動脈へ向かうことが多いので，右室虚血および機能不全を起こす．しかし動脈スイッチ手術の場合には左右冠動脈ともに空気塞栓のリスクがあり，左室虚血および機能不全の原因になりうる．冠動脈空気塞栓が疑われたときには，昇圧薬投与，人工心肺流量を上げ，大動脈を一時的に遮断することにより，冠動脈圧を上昇させ空気を冠動脈系から追い出す操作を行う．

　右室流出路形成術などの右心系の手術操作に限定される場合には，心停止を得ないで拍動下虚脱心が採用されることが多い．この場合には左右短絡路が存在しないことを前

提として行うが，術前検査で発見されない短絡（左右心室圧が等圧の残存心室中隔欠損など）があることを想定して，心室細動誘発，大動脈ベントの追加，二酸化炭素ガスの手術野への吹き付け，Trendelenburg体位などを併用して空気塞栓のリスクを最小化する．

Ⅳ 新生児・乳児における人工心肺による合併症

A 全身炎症性反応

　人工心肺に対する全身炎症性反応は体内の多くの系や細胞成分の複雑な相互作用で有害な刺激に対処している多面的なものであり，一般に全身性炎症反応症候群（systemic inflammatory response syndrome：SIRS）と呼ばれている．血液が人工肺と回路表面に接触して血液成分の活性化が生じる．補体系がまず活性化され，好中球が引き続いて活性化される．好中球は血管内皮細胞へ付着し脱顆粒を起こして組織の損傷を引き起こす．脳や肺の傷害には好中球が深く関与している．好中球のほか，単球，大食細胞，血管内皮細胞から炎症性サイトカインが放出される[21]．さらにはアラキドン酸系がとくに肺内で活性化されトロンボキサン，プロスタグランジンが産生される．内皮細胞の傷害は低体温に伴って認められ，一酸化窒素産生を障害し肺血管，脳血管の収縮すなわち抵抗を上昇させる．

　上述した点以外にも組織の虚血再灌流，低血圧，脈圧の欠如，相対的貧血，血液製剤の投与，ヘパリンおよびプロタミンの投与などの多くの因子が炎症に関係する．

　人工心肺による病的炎症状態は新生児・乳児において顕著に現れ，急性呼吸窮迫症候群（acute respiratory distress syndrome：ARDS），肺高血圧症，全身性浮腫，血液凝固障害，心筋機能不全，血行動態の不安定化などの臨床像となって現れる．とくに肺障害は患者の予後を大きく悪化させる因子である．

　これらの人工心肺合併症への対策としては，人工心肺回路のミニチュア化による充填量の削減，ヘパリンコーティング回路の使用，抗サイトカイン抗接着分子療法，好中球除去フィルタの使用，modified ultrafiltrationの利用などがあげられる．また超低体温循環停止は灌流時間が短くなることから有利であるとの報告がある[22]．アプロチニンも有効であるが，成人心臓手術において血栓塞栓症が多くみられたことから現在は使用禁止となっている．

　ステロイド系抗炎症薬はかなり以前から多く用いられてきた．炎症過程の多段階で効果があり，補体の，そしてひいては好中球の活性化が抑制される．また細胞内でのmRNAを介して炎症性メディエーターの蛋白合成を抑制する効果が強い．この過程には一定の時間を要するため，大量ステロイド療法は人工心肺の数時間前に行うほうが人工心肺充填液に投与するよりも炎症反応抑制効果が高い[23]．

B 肺機能不全と肺高血圧症

　　肺もまた生直後では未熟であり，肺の成熟過程は8歳まで続く[24]．生直後では肺胞の総数は成人の約10％しかない．新生児の肺は脆弱で，外科的侵襲により肺水腫や肺高血圧症に陥りやすい[25]．

　　肺は実質系と血管系の2つの構成要素からなる臓器であることから，その障害の仕組みも単一ではない．肺実質では人工心肺によって水分含有量が増えると肺コンプライアンスが低下する．血管系では肺血管抵抗の上昇という臨床像で顕在化する．また人工心肺中は，急激に肺血流が途絶するので，その間は相対的虚血の状態になる．肺血管内皮細胞はこの虚血と炎症の作用で障害され[26]，とくに新生児や乳児の肺では血管と気道の両方の抵抗が大きく増加することがある．単心室性血行動態を伴う修復術ではこれらが術後管理に大きく影響を及ぼす．

　　術前に肺高血圧症であった患児が，人工心肺で肺動脈内皮細胞機能が障害されることによって術後にも肺高血圧が引き起こされることがしばしば認められる[27]．左右短絡疾患，大血管転位症，総肺静脈還流異常，先天性僧帽弁狭窄，動脈管依存性循環動態，などが本合併症を引き起こす背景疾患である．肺最小動脈の中膜平滑筋は生後比較的早期に退縮するのが正常であるのに対し，これらの病態においては逆に増殖していることが知られている．そのためこれらの血管は非常に収縮力が強く，低酸素やアシドーシスなどの刺激で容易に収縮し肺循環を不安定化する[28]．開心術後は，術前と異なり動脈管や卵円孔は閉鎖してあることが多いので，肺血管抵抗が上昇しても新生児の肺高血圧のときのように右左短絡が生じて重篤な低酸素血症にはならずに，早い段階で右心不全と，心室間の協調運動が失われることに伴う左心不全を起こす．ハイリスク症例では人工心肺後，肺動脈へ直接ラインを挿入し圧をモニタする．とくに肺動脈血管拡張薬の効果を判定するのに有用である．modified ultrafiltration中にエンドセリン-1濃度の低下に伴って肺血管抵抗には低下傾向がみられる．最初は換気条件の変更により対処する．pHはとくに新生児において肺血管抵抗に影響を及ぼす強力な因子として知られている[29]．動脈血炭酸ガス分圧（$PaCO_2$）を低くすることでpHを7.50以上に保持すれば肺血管抵抗を低下させることができる[30]．現時点での薬物治療としてはミルリノンなどのホスホジエステラーゼ阻害薬が，術後肺高血圧症の治療または予防の第一選択である．ニトログリセリンやプロスタサイクリンは現在では付加的な治療薬として用いられ，難治性の肺高血圧症に対しては一酸化窒素吸入療法が第一選択になっている[31]．一酸化窒素はグアニレートシクラーゼを活性化させることにより強力な血管拡張作用をもつcyclic GMP産生を促進する．一酸化窒素吸入により選択的に気管支平滑筋弛緩が得られ，肺血管抵抗を低下させる[32]．また，この10年間で肺高血圧症に対する治療薬の開発が急激に進んでおり，その作用機序から一酸化窒素産生系，エンドセリン系，プロスタグランジン系などに大別されている．これらの薬剤の術後肺高血圧症に対する役割の検証が，多くの施設で進行されている．

C 神経学的合併症

　　胎生6ヵ月から生後6ヵ月までの期間は，知覚認知機能を司る大脳皮質のニューロン結合の発達過程にある[33]．また新生児や乳児期早期では脳機能の可塑性，すなわち環境的な刺激に反応してリモデリングを起こす能力がある[34]．一般的にこれらの未熟脳は成熟脳に比較して酸素欠乏に対する耐性が高く，新生児・乳児では成人と同一条件で比較すれば超低体温循環停止下でより長い時間耐えることが可能である．しかしながら実際は新生児・乳児において開心術後の神経学的異常のリスクは高い．この合併症の原因は術前，術中，術後に分けて考慮する必要があるが，合併症が生じた後でどれが責任因子であったか特定するのは困難で，多くの場合はそれらの組み合わせによるものである．

　　先天性心疾患をもつ新生児は人工心肺を用いなくても神経発達異常が2〜10%にみられるとの報告がある[35]．21トリソミーなどの症候群ではもともと神経発達遅滞があることが多い．

　　人工心肺中は微小塞栓が脳血管内に探知され，それが脳合併症を引き起こすことがある．膜型肺，送血フィルタの使用と適正なヘパリン化が微小塞栓を減量し脳合併症のリスクを減少させる．左心系に手術操作が及ぶ場合には比較的大きな空気塞栓が発生するリスクがある．この場合には人工心肺を再開させて一定時間冷却することが有効である．

　　術直後の血行動態や酸素化能はその後の脳機能回復に重要な役割を果たす．

D 腎機能不全

　　新生児の腎臓は外皮質の血管抵抗が成人に比して高いので，血流分布がより乏しい．したがってナトリウムイオンの再吸収排出，濃縮希釈能，酸塩基平衡調節能に限界がある．新生児に対する人工心肺ののち，一時的に乏尿になることが多いことが原因と考えられる．一時的乏尿は多くの場合には2病日までに回復してくる．腹膜透析の適応に関しては施設間で差がある．

E 血液凝固障害による出血

　　血液希釈の影響で凝固因子希釈による出血傾向が出やすいのが特徴である．新生児ではビタミンK依存性凝固因子の肝産生が成人に比して少ないことから，ビタミンK補充療法が必要になることがある．

V 新生児・乳児における人工心肺の外科的手技

A 人工心肺開始

　人工心肺が開始されたら，心臓の観察が必要である．新生児・乳児では心室の拡張コンプライアンスが低くStarling曲線が平坦化しているので，静脈血の脱血が不十分なときには心臓拡張の耐性が低い．心臓が拡張している場合には人工心肺の流量を減らして，脱血カニューレの位置を調整する．とくに心室レベルで左右短絡のある心臓に上下大静脈2本脱血を行うときには，人工心肺を開始するとすぐに肺血管抵抗が低下して側副血行路から心内への血液の戻りが多くなるために注意を要する．体肺動脈短絡（動脈管やBlalock-Taussingシャントなど）は人工心肺開始後，できるだけ早く閉鎖して，肺への過大な血流を避ける．これらの場合には左心系ベントを早い段階で挿入する．

　人工心肺の流量が予定量を十分に満たし，静脈血の酸素飽和度が高い状態であることを確認したのちに，麻酔科医に換気の停止と肺の虚脱を指示し，低体温を導入する場合には冷却を開始する．

　超低体温循環停止を行うときには右房に1本大きな脱血カニューレを入れる．陰圧脱血により右房から能動的に血液を吸引することで，細い人工心肺回路でも十分な効果が得られるようにすることにより充填量を少なくしている施設も多い．

B 人工心肺からの離脱

　人工心肺から離脱するときには，麻酔科医が換気を再開させたのち，心臓に血液を満たし，灌流量を減らして，心臓自身による拍出を再開させる．右房圧，左房圧，などとモニタすると同時に，心臓に血液が満たされていることを視認することが重要である．以上の条件が確認された後で，ポンプを停止させる．心筋機能の評価を直接の視認と同時に，圧モニタ，局所酸素飽和度モニタ，経食道心エコーで行う．局所酸素飽和度モニタは心拍出量が非常に小さいときや全身血管抵抗が非常に高いときには脈波を検知しないことから，検知できていればこのような危機的な状態ではないことを示している[36]．

　複雑先天性心疾患の修復術で人工心肺離脱が困難な場合がある．修復手術操作時に左右短絡や狭窄，弁閉鎖不全などの病変が残存しているためなのか，肺血管抵抗が高いか心室機能不全など可逆的なものなのかを切り分ける必要がある．前者の場合には手術操作をただちにやり直す．これらの残存病変を伴って手術を終了することは術後急性期の死亡率を増し，合併症やその治療に伴うコストの増大につながる[37]．経食道心エコー検査はプローブの開発が進んで体重3kg未満の患者でも使用可能な場合がある．しかし小プローブでは単一断面による画像のみであることが限界でもある．術中心カテーテル検査も有用な場合がある．心表面より挿入したラインにより圧や酸素飽和度を測定することによって心エコーで検知しえない残存病変を証明できることがある．

心室機能不全には薬物療法で対処する．ミルリノンに加えてドブタミンや少量のエピネフリンが使用されることが多い．最大量の薬物療法にも治療抵抗性の心室機能不全には機械的補助（膜型人工肺や左室補助装置）の導入を検討する．

右心不全や肺高血圧が呼吸管理や内科的療法にも抵抗する場合には，小さな心房中隔欠損を作製し右左短絡により心拍出量を増加させることができる．また胸骨を開放しておくことも右室拡張を助けて術後急性期の血行動態の改善に役立つ．胸骨開放はとくに人工心肺によって浮腫が強く出ている場合，胸郭のコンプライアンスが低下して心臓や肺の効率が低下しているので有用なことが多い．

C modified ultrafiltration

開心術の後には体内総水分量が増加する．とくに新生児・乳児では顕著である．この浮腫は末梢四肢だけにとどまらず脳，心臓，肺，腸管などの重要臓器でも生じている．この水分量増加を抑制することが患者の予後改善につながる．従来は大量の利尿薬投与や腹膜透析によってこれに対処していた．近年では人工心肺回路のミニチュア化が進んだのに伴って人工心肺充填液に用いる晶質液の量を減らすことが，浮腫の抑制に役立っている．また人工心肺の灌流中と離脱後に限外濾過装置を用いて水分を除去することも可能である．前者をconventional ultrafiltration，後者をmodified ultrafiltrationと呼ぶ．両者ともに水分だけではなく炎症性メディエーターも除去可能である[38]．modified ultrafiltrationは人工心肺からの離脱直後に脱血し，限外濾過器と人工肺を通したのちに患者に戻す．この方法はconventional ultrafiltrationよりも血液濃縮効率が高く，心室機能の改善が得られる[39]．動静脈カニューレを残してこれを利用する方法と，新たに挿入するカニューレを利用して静脈-静脈間で行う方法[40]がある（図3）．

D 機械的循環補助

新生児・乳児開心術において修復操作自体は問題がなくとも，心筋不全や肺高血圧症のために人工心肺からの離脱が困難なことがときにある．このような場合に選択肢となりうる機械的循環補助法は限定される．成人では大動脈内バルーンパンピング（IABP）がよく用いられるが，小児では体格とカテーテルのサイズミスマッチが理由で不適応となる．また幼児患者においても大腿動脈の損傷リスクが高いことや心拍数が多いために同期が困難であることからその使用は限定されたものになっている．

以上により，膜型肺循環補助（extracorporeal membrane oxygenation：ECMO）や心室補助（ventricular assist system：VAS）が選択される．これらの適応の原則は心肺機能不全が可逆的であると評価され，かつ，左右短絡，狭窄，弁機能不全など残存病変がないことが条件となる．術野や気道からの出血がある場合にはこれらを止血操作や血液凝固系因子の補充により速やかに治療する必要がある．

Norwood手術などの機能的単心室を伴う姑息手術においても機械的補助は用いられる．この場合，造設した人工血管による短絡を閉じないで肺血流を維持することにより人工肺を除去し，合併症リスクを減らすことも選択肢となる[41]．しかし，合併症として

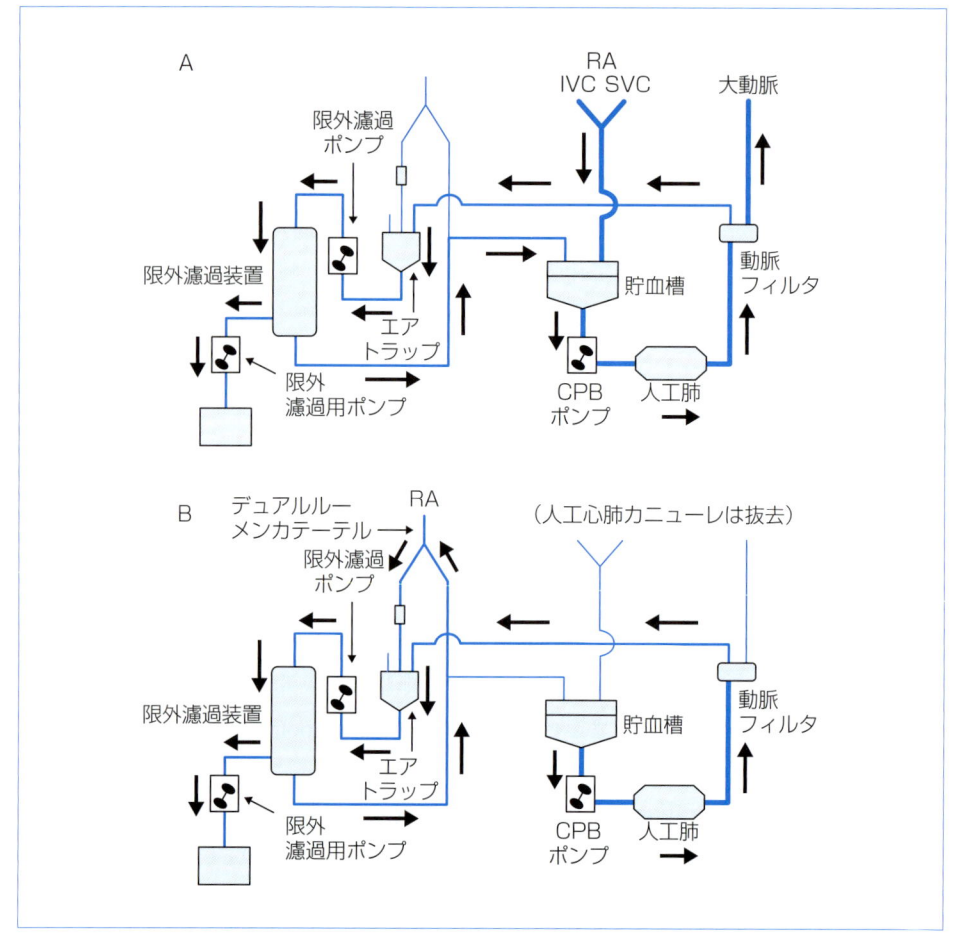

図3 限外濾過を用いた人工心肺回路
A：conventional ultrafiltration中の血流マップ．B：modified ultrafiltration中の血流マップ．
CPB(cardiopulmonary bypass)：人工心肺, IVC(inferior vena cava)：下大静脈, RA(right atrium)：右房, SVC(superior vena cava)：上大静脈．

（文献40より引用）

は出血，血栓塞栓症，脳血管障害，浮腫などの頻度が高く，小児における開心術後に機械的循環補助を要した患者の在院死亡率は60%に上るとの最先端の施設からの報告もある[42]．

参考文献

1) Jacobs JP, Iyer RS, Weston JS et al：Expanded PTFE membrane to prevent cardiac injury during resternotomy for congenital heart disease. Ann Thorac Surg **62**：1778-1782, 1996
2) Bigelow WG, Callaghan JC, Hopps JA：General hypothermia for experimental intracardiac surgery：the use of electrophrenic respirations, an artificial pacemaker for cardiac standstill, and radiofrequency rewarming in general hypothermia. Ann Thorac Surg **132**：531, 1950
3) Greeley WJ, Kern FH, Ungerleider RM et al：The effect of hypothermic CPB and total

circulatory arrest on cerebral metabolism in neonates, infants, and children. J Thorac Cardiovasc Surg **101**：783, 1991

4) Kern FH, Ungerleider M, Reves JG et al：Effect of altering pump flow rate on cerebral blood flow and metabolism in infants and children. Ann Thorac Surg **956**：1366, 1993

5) Cecere G, Groom D, Forest R et al：10-year review of pediatric perfusion practice in North America. Perfusion **17**：83-89, 2002

6) Bellinger DC, Newburger JW, Wypij D et al：Behaviour at eight years in children with surgically corrected transposition：The Boston Circulatory Arrest Trial. Cardiol Young **19**：86-97, 2009

7) Kirshbom PM, Skalyak LA, DiBernardo LR et al：Effects of a ortopulmonary collaterals on cerebral cooling and cerebral metabolic recovery after circulatory arrest. Circulation **92** (suppl 9)：490, 1995

8) Kirshbom PM, Skaryak LR, DiBernardo LR et al：pH-stat cooling improves cerebral metabolic recovery after circulatory arrest in a piglet model of aortopulmonary collaterals. J Thorac Cardiovasc Surg **111**：147-155, 1996

9) Langley S, Chai PJ, Miller SE et al：Intermittent perfusion protects the brain during deep hypothermic circulatory arrest. Ann Thorac Surg **68**：4, 1999

10) Mault JR, Ohtake S, Klingensmith ME et al：Cerebral metabolism and circulatory arrest：effects of duration and strategies for protection. Ann Thorac Surg **55**：57, 1993

11) Rodriguez RA, Austin EH 3rd, Audenaert SM：Postbypass effects of delayed rewarming on cerebral blood flow velocities in infants after total circulatory arrest. J Thorac Cardiovasc Surg **110**：1686-1690, 1995

12) Shum-Tim D, Nagashima M, Shinoka T et al：Postischemic hyperthermia exacerbates neurologic injury after deep hypothermic circulatory arrest. J Thorac Cardiovasc Surg **116**：780, 1998

13) Pigula FA, Gandhi SK, Siewers RD et al：Regional low-flow perfusion provides somatic circulatory support during neonatal aortic arch surgery. Ann Thorac Surg **72**：401-406, 2001

14) Gates RN, Drinkwater DC Jr, Laks H：Pediatric myocardial protection. Glenn's Thoracic and Cardiovascular Surgery, 6th Ed, Baue AE, Geha AS, Hammond GL et al eds, Appleton & Lange Stamford, Conn, 1996

15) Boudreaux JP, Schieber RA, Cook DR：Hemodynamic effects of halothane in the newborn piglet. Anesth Analg **63**：731, 1984

16) Boucek RJ Jr, Citak M, Graham TE et al：Postnatal development of calcium release from cardiac sarcoplasmic reticulum. Pediatr Res **18**：119 (abstract), 1984

17) Rolph TP, Jones CT：Regulation of glycolytic flux in the heart of the fetal guinea pig. J Dev Physiol **5**：31, 1983

18) Hetzer R, Warnecke H, Wittock H et al：Extracoronary collateral myocardial blood flow during cardioplegic arrest. J Thorac Cardiovasc Surg **28**：191, 1980

19) Corno AF, Bethencourt DM, Laks H et al：Myocardial protection in the neonatal heart：a comparison of topical hypothermia and crystalloid and blood cardioplegic solutions. J Thorac Cardiovasc Surg **93**：163, 1987

20) Greeley WJ, Kern FH, Ungerleider RM et al：Intramyocardial air causes right ventricular dysfunction after repair of a congenital heart defect. Anesthesiology **73**：1042, 1990

21) Finn A, Naik S, Klein N et al：Interleukin-8 release and neutrophil degranulation after pediatric CPB. J Thorac Cardiovasc Surg **105**：234, 1993

22) Skaryak LA, Lodge AJ, Kirshborn PM et al：Lo-flow CPB produces grater pulmonary dysfunction than circulatory arrest. Ann Thorac Surg **62**：1284, 1996

23) Lodge AJ, Chai PJ, Daggett CW et al：Methylprednisolone reduces the inflammatory response to CPB in neonatal piglets：timing of dose in important. J Thorac Cardiovasc Surg **117**：515, 1999

24) Thurlbeck W, Angus GE：Growth and aging of the normal human lung. Chest **67** (suppl 2)：3,

1975
25) McGiffin DC, Kirklin JK：CPB, deep hypothermia, and total circulatory arrest. Pediatric Cardiac Surgery, 2nd Ed, Mavroudis C, Backer CL eds, Mosby, St Louis, 1994
26) Chai PJ, Williamson HA, Lodge AJ et al：Effects of ischemia on pulmonary dysfunction after CPB. Ann Thorac Surg 67：731, 1999
27) McEwan A：Management of post-bypass pulmonary hypertension and respiratory dysfunction. Pediatric Cardiac Anesthesia, Lake CL, Booker PD eds, Lippincott, Williams & Wilkins, Philadelphia, PA, 2005
28) Morray JP, Lynn AM, Mansfield PB：Effect of pH and PCO_2 on pulmonary and systemic hemodynamics after surgery in children with congenital heart disease and pulmonary hypertension. J Pediatr 113：474-479, 1988
29) Drummond WH, Gregory GA, Heymann MA et al：The independent effects of hyperventilation, tolazoline, and dopamine on infants with persistent pulmonary hypertension. J Pediatr 98：603-611, 1981
30) Lyrene RK, Welch KA, Godoy G et al：Alkalosis attenuates hypoxic pulmonary vasoconstriction in neonatal lambs. Pediatr Res 19：1268, 1985
31) Frostell C, Fratacci MD, Wain JC et al：Inhaled nitric oxide. A selective pulmonary vasodilator reversing hypoxic pulmonary vasoconstriction. Circulation 83：2038-2047, 1991
32) Roberts JD Jr, Chen TY, Kawai N et al：Inhaled nitric oxide reverses pulmonary vasoconstriction in the hypoxic and acidotic newborn lamb. Circ Res 72：246, 1993
33) Purpura DP：Normal and aberrant neuronal development in the cerebral cortex of human fetus and young infant. Growth and Development of the Brain：Nutritional, Genetic, and Environmental Factors, Brazier MAB ed, Raven Press, New York, 1975
34) Moore RY：Normal development of the nervous system. Freeman JM ed, Prenatal and perinatal factors associated with brain disorders. [Bethesda, MD] National Institute of Child Health and Human Development, National Institute of Neurological and Communicative Disorders and Stroke, US department of Health and Human Services, Public Health Service, National Institutes of Health, NIH Pub no. 85-1149, 1985
35) Limperopoulos C, Majnemer A, Shevell ML et al：Neurologic status of newborns with congenital heart defects before open heart surgery. Pediatrics 103：402, 1999
36) Severinghaus JW, Spellman MJ Jr：Pulse oximeter failure thresholds in hypotension and vasoconstriction. Anesthesiology 73：532, 1990
37) Ungerleider RM, GreeleyWJ, Sheikh KH et al：The use of intraoperative echo with Doppler color flow imaging to predict outcome after repair of congenital cardiac defects. Ann Surg 210：516, 1989
38) Millar AB, Armstrong L, van der Linden J et al：Cytokine production and hemofiltration in children undergoing CPB. Ann Thorac Surg 56：1499, 1993
39) Naik SK, Knight A, Elliott M：A prospective randomized study of a modified technique of ultrafiltration during pediatric open-heart surgery. Circulation 84 (suppl 5)：422, 1991
40) Aeba R, Matayosi T, Katogi T et al：Speed-controlled venovenous modified ultrafiltration for pediatric open heart operations. Ann Thorac Surg 66：1853-1836, 1998
41) Jaggers JJ, Forbess JM, Shah AS et al：Extracorporeal membrane oxygenation for infant postcardiotomy support；significance of shunt management. Ann Thorac Surg 69：1476, 2000
42) Kumar TK, Zurakowski D, Dalton H et al：Extracorporeal membrane oxygenation in postcardiotomy patients：factors influencing outcome. J Thorac Cardiovasc Surg 140：330-336, e2, 2010

13 低侵襲心臓手術(MICS)での人工心肺

I 心房中隔欠損症

　心房中隔欠損症（atrial septal defect：ASD）は胎生期の一次中隔と二次中隔の形成不全により生じる．一次中隔の欠損または低形成により卵円窩部分に生じる二次孔型欠損がもっとも多く，以後，本項ではこの型のものについて記述する．近年，わが国においても，経カテーテル式心房中隔欠損孔閉鎖術が急速に普及し，心臓外科医が遭遇するのはほとんどが欠損孔が大きい下大静脈や冠静脈洞，大動脈といった周辺組織との間に辺縁がなく，Amplatzer septal occluder（ASO）の確実な留置が難しい，あるいは一度トライしたものの留置ができなかった症例である．一方，比較的単純な二次孔欠損型症例が手術適応となることはほとんどないが，ASOの長期成績が不明であること，周術期の血栓塞栓症が起こりやすいことなどから，技術的には可能であってもASOを希望しない患者もいる．大部分の症例がカテーテルで治療できる疾患であるため，外科手術で修復せざるをえない症例に対しては，何らかの低侵襲心臓手術（minimally invasive cardiac surgery：MICS）のテクニックで手術を行う方針を筆者らは採用している．

　MICSのアプローチとして右小開胸法，腋窩小切開法，皮膚小切開による下方胸骨部分切開法の3つのアプローチがあり，当院で施行するASD閉鎖術は原則的にこのどれかで行う．著明な肺高血圧症例，患者の希望などで従来の胸骨正中切開法を用いることもある．

　当院における手術適応，時期については以下のとおりである．

A 手術適応

- Qp/Qs≧2.0は絶対的適応
- 2.0＞Qp/Qs≧1.5は相対的適応（右心系の容量負荷を考慮）
- Qp/Qs＜1.5は適応なし
- 奇異性塞栓症の既往

B 手術時期，術式

- 乳幼児期に診断した児は，就学前に腋窩小切開，胸骨部分切開もしくは正中切開法で手術を行う．
- 就学後に診断した児は，原則として診断後すぐに手術を行う．体重40 kg以上では，

全例に右小開胸法の選択肢を説明する．
・体重35 kg以上で右小開胸法の希望がある場合は，成長を待って手術することによる不整脈のリスクを説明したうえで，納得して待機を希望されれば，心臓血管外科と小児科で経過観察し，40 kgになった時点で手術を行う（ASD症例の場合は人工心肺確立に必要な大腿動脈がきわめて小径であるため，体重40 kg未満では右小開胸法の手術は行わない）．
・いわゆる成人症例で体重40 kg以上の場合は，循環器内科のASOチームと治療手段についての協議を慎重に行い，患者の希望も含めて治療法を決定する．手術の方針となった場合は原則として全例に右小開胸法を選択する．

以下，本項では成人症例で体重40 kg以上の患者を対象とした右小開胸法によるASD閉鎖術について詳細に述べる．

術前検査では一般的な全身状態の把握以外に，経食道心エコー，冠動脈・右心カテーテル検査，腸骨動脈造影検査を行う．経食道心エコーでは欠損孔の正確な位置，大きさ，他の先天性心疾患の合併の有無を詳細にチェックする．右小開胸法の場合，術中に修復困難な解剖学的異常が明らかになった場合，同じアプローチから手術を完遂できないことも考えられるため，慎重な術前精査が重要である．次に心カテーテル検査ではとくに肺高血圧症の存在をチェックし，肺高血圧を認める場合には肺血管床の薬剤反応性をみるなど慎重な精査を行い，手術適応を決める参考にする．ASD症例においては動脈硬化性病変を認めることはまれであるが，下行大動脈から腸骨動脈，大腿動脈がきわめて細い場合があり，大腿動脈のカニュレーションが可能かどうかを腸骨動脈造影検査もしくは3D-CTでチェックすることが重要である．大腿動脈が細すぎてカニュレーションできない症例は本法の適応とするのは困難である．臥位の胸部X線写真は肋骨と心臓，上行大動脈，横隔膜などとの位置関係を知るのに重要で，ルーチンで施行している．

ダブルルーメン気管チューブ挿管による全身麻酔下で右内頸静脈に中心静脈カテーテルおよび，5 Frシースを留置する．患者は仰臥位とし，右胸部の背側にスポンジを入れて右側だけ少し挙上したポジションとする．ドレーピングにおいては万が一の際に速やかに胸骨正中切開ができるように正中が見えるように配慮するとともに，カメラポートを設置し心膜の吊り糸を固定する側胸部はなるべく背部まで清潔野になるようにする．基本的に第4肋間もしくは第3肋間から開胸する．開胸時に片側換気とする．術前の臥位胸部X線像で開胸部位を決める．男性の場合は対象肋間の直上に皮膚切開を置くが，女性の場合はinframammary foldに沿って切開し乳腺組織と胸筋との間の創を十分に剝離してから目的の肋間に達することになるため，創の長さが若干長くなる傾向にある．開胸したのちにカメラポートを創と同じ肋間で創より2〜3 cm背側に設ける（**図1**）．

原則として右側の大腿動静脈を露出し，全身へパリン化したのちにSeldinger法を用いて動静脈にカニュレーションする．右小開胸法による心臓手術でもっともトラブルが起こりやすいのは大腿動静脈からのカニュレーションである．カニュレーションにおける術中経食道心エコーの役割が非常に重要で，常にガイドワイヤの位置やカニューレの先端位置などを正確にモニタリングしながらカニュレーションを進める．経食道心エコーによる適切なサポートが得られない施設では本法は行うべきではない．また，術者もガイドワイヤやダイレーション，カニューレの挿入といった過程で少しでも抵抗や異

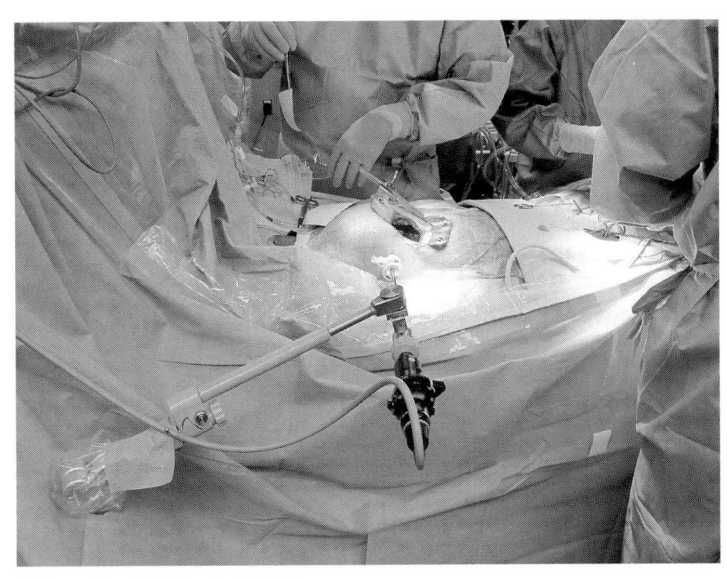

図1 カメラポートの設置

変を感じたら無理をせずに冷静に原因を考え，ガイドワイヤの状態などを確認する慎重さが必要で，もし，カニュレーションにおいて出血，解離などのトラブルがあった場合には心臓手術は中止するべきである．とくに女性のASD患者では右大腿動脈が細いことが多く，左の大腿動脈も併せて使用することも常に考慮しておく必要がある．当院では14 Frの送血管しか入らないような小径大腿動脈の場合や送血圧が300 mmHgを超える場合には人工心肺回路の送血側をY字として両側大腿動脈送血とするか，8 mmもしくは4 mmの人工血管で大腿動脈に側枝を作製して逆行性大動脈解離などの合併症を未然に防いでいる．

心膜を切開するのは人工心肺が確立され，十分に心房が減圧された後である．背側に横走する横隔神経に気をつけつつ，心膜を切開する．ASDの直接閉鎖が難しいことが予想される場合は，この時点で自己心膜を採取しておく．上行大動脈をチットウッドクランプで直接遮断してルートカニューレから心筋保護液を注入することで心停止を得る．心筋保護を確実に行うために，ルート圧が十分に上がっているか，大動脈弁位の逆流がないかなどをチェックしておく必要がある．

右内頸静脈に留置したシースを用いて15 Frの脱血管を上大静脈に経皮的に留置し，2本脱血とする．上大静脈は血管クリップで遮断し，下大静脈はテープをスネアすることでtotal cardiopulmonary bypassとする．

昨今手術適応となる成人ASD症例の多くは下縁が欠損している．大動脈側の辺縁が小さく，欠損孔の前後径が比較的長い症例では，自己心膜を使ったパッチ閉鎖術を主として行っている．下縁にパッチを縫着する際には，下大静脈開口部の位置に常に気を配り，左房壁に確実に糸を掛けることを意識して下大静脈が右心系に確実に灌流するようにパッチの縫合線を置く．三尖弁側の辺縁に糸を掛ける際には房室伝導路が通るKochの三角に注意する．縫合線は二次中隔に掛ける左心系に空気を残さないために，術野を

二酸化炭素で満たしたうえで，パッチを完全に縫着する直前にパッチの脇から十分な空気抜きを行うことが肝要である．

　右房を閉鎖し上行大動脈の遮断を解除する．単純なASD症例の場合はペーシングリードは留置しないが，房室ブロックや徐脈が懸念される場合には右室の横隔膜面にモノポーラーリードを留置する．人工心肺停止後に出血を止めることは困難なので，人工心肺作動中に十分に止血を確認しておく．

　閉胸においては，ロピバカインなどの局所麻酔薬で肋間神経ブロックを行うことと，胸壁からの出血を十分に止血することが重要である．心膜は開放したままで右胸腔にドレーンを1本留置し閉胸する．肋骨を切断した場合はハイドロキシアパタイトプレートで肋骨を固定する．肋間を寄せたうえで筋肉を十分縫合して胸壁ヘルニアを予防する．

II 弁膜症

A 僧帽弁形成術

　　当院では僧帽弁形成術もしくは僧帽弁置換術の標準術式は右小開胸法であり，安全にストレスのない状態で手術を行っているが，それにはさまざまな工夫や注意点がある．基本的な手術のセットアップは前項「I．心房中隔欠損症」に記述したものと同様であるため，本項では僧帽弁手術において特別に注意すべき点を中心に記述する．

　　対象患者の選択の点ではASD患者より年齢層が上がるため，大動脈から腸骨動脈にかけての動脈硬化性病変のチェックや肺機能のチェックなどを慎重に行うべきである．

　　僧帽弁手術では大腿動静脈へのカニュレーションに加えて，右内頸静脈から上大静脈に脱血カニューレを追加して良好な脱血を確保している．大腿動静脈へのカニュレーションが終了したのち，麻酔導入時に右内頸静脈へ留置したシースを用いて上大静脈へのカニュレーションを行い，14 Frまたは16 Frの脱血管を留置する．経食道心エコーによるガイドワイヤの監視が重要である．内頸静脈へのカニュレーションが困難な場合には，術野から直接上大静脈へカニュレーションするなどの方法を考慮する．大腿静脈からの1本の脱血管のみでは陰圧脱血を併用しても理想的な脱血を得るのは難しく，良好な無血視野を得るためには何らかの方法による上大静脈への脱血管留置は必須であると考えている．

　　僧帽弁へのアプローチは右側左房切開を用いる．僧帽弁鉤として右小開胸法用に開発されたAdams-Yozu Mini Valve Systemを用いる（図1）．開胸器には傾斜がつけられており，開胸器を開いていくと頭側の肋骨がもち上がって上行大動脈への操作時に十分な作業空間が確保されるように設計されている．開胸器には僧帽弁鉤を幅広い自由度をもって固定できるアーム（図2）を装着する．僧帽弁鉤は大きさによって数種が用意され（図3），左房の大きさや，視野展開の用途によって使い分けられる．左房の右後壁が僧帽弁後尖側へのアプローチの障害になることがあり，これに対処するためのリトラクター（図4，5）も用意されている．

　　無血視野を実現するためにWound Protectorの小孔を通して入れたチューブの先にバスケットサクションを接続し，左肺静脈開口部に留置しておく．

　　僧帽弁形成に関するテクニックは，resection and sutureがもっとも汎用されてきたが，右小開胸法での僧帽弁形成の可能性を拡大するためにはmultiple neo-chordae creationを可能にするloop techniqueが有効である．

　　また，loop techniqueをさらに簡便にするために乳頭筋に縫着するGore-Tex CV-4またはCV-5（日本ゴア社）で作ったprimary loop-setと弁尖に縫着するsecondary loopからなるloop-in-loop techniqueを提唱している（図6，7）．乳頭筋と弁尖の間の距離はsecond loopの長さで調節することになる．この方法により，危険を伴う乳頭筋への操作が最小限になるだけでなく，多数の人工腱索を用いた形成を行うことが可能である．まず，乳頭筋にループセットを縫着し，次に弁尖へのsecondary loopをprimary loop-setの1つのloopに通し（図8），適切な長さのところで脳外科用のクリップで糸を固定

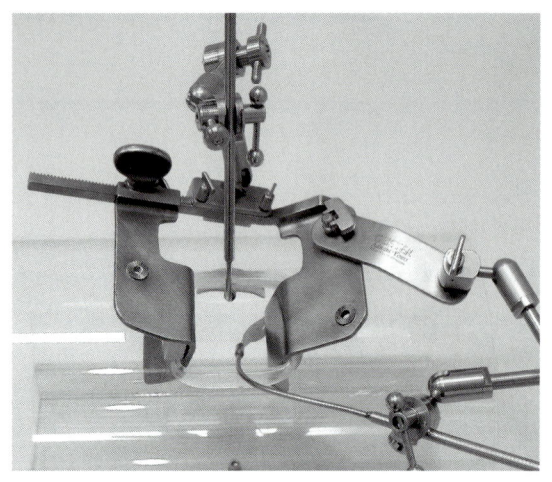

図1 Adams-Yozu Mini Valve System
小切開用開胸器に僧帽弁鉤が固定できるようになっており，僧帽弁口はフレキシブルな固定用アームにより自在にポジショニングすることができる．また僧帽弁後壁牽引用のアームを増設できる．

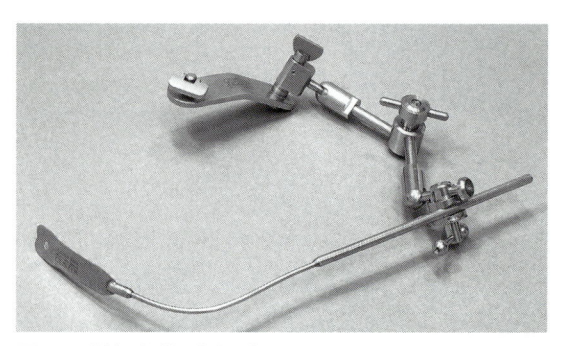

図2 僧帽弁後壁牽引用のアーム

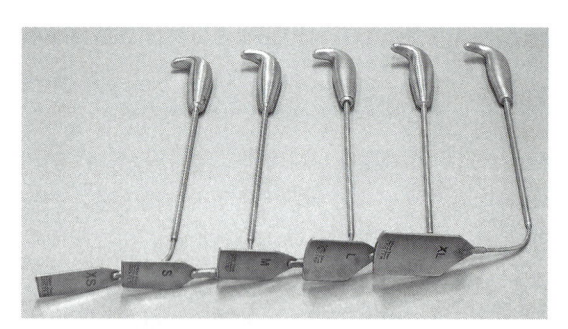

図3 僧帽弁鉤の選択
左房の大きさや僧帽弁の位置，用途によってさまざまな長さと幅の僧帽弁鉤を選択できる．

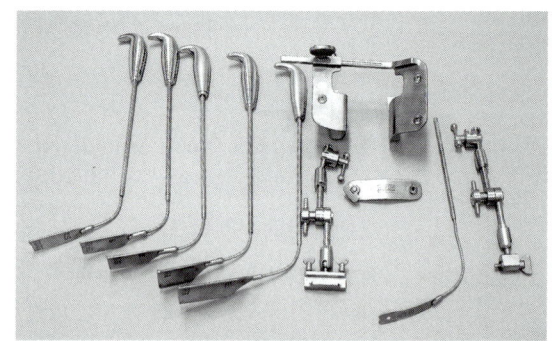

図4 僧帽弁小切開手術用リトラクター

する．滑りやすいGore-Tex糸の弱点を意識することなく十分な数の結び目を結紮することができる．水試験と組み合わせて，クリップを移動させながら逆流が止まり弁尖の形が美しくなる場所を探すこともできる．

B 大動脈弁置換術

　　胸骨部分切開による大動脈弁置換術は切開部位を必要最小限にとどめ，患者に与える術後の疼痛や感染（胸骨感染や縦隔炎）を軽減し，美容上の観点からも優れたアプローチである．

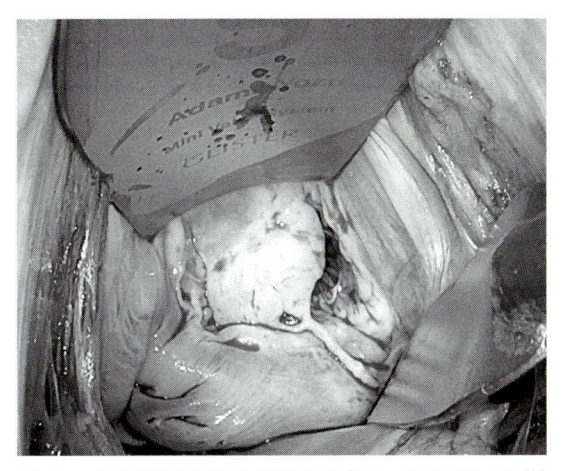

図5 内視鏡補助下小切開アプローチにおける僧帽弁の良好な視野

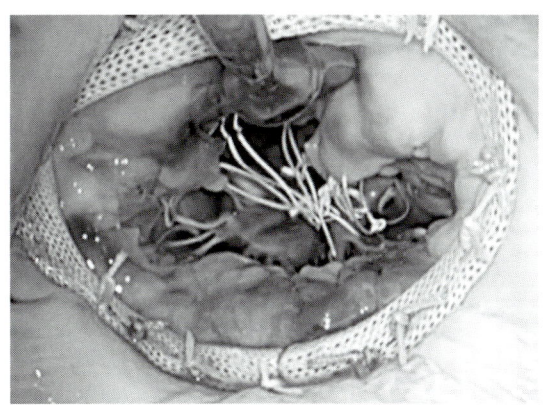

図6 loop-in-loop technique
多数の逸脱弁尖に対して人工腱索を再建することができる．

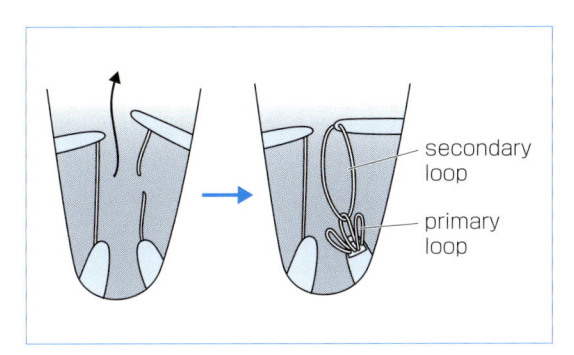

図7 loop-in-loop technique の模式図

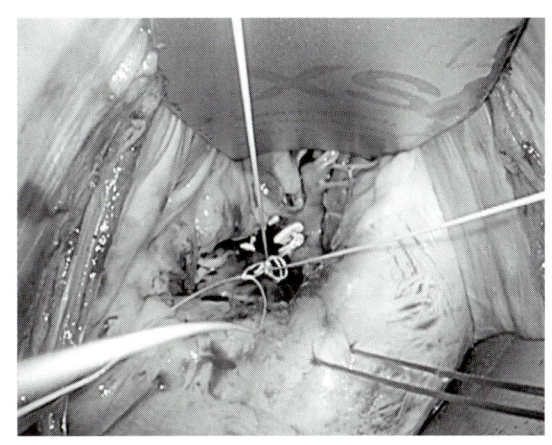

図8 loop-in-loop technique の実際
乳頭筋に縫着した Gore-Tex ループセットに，弁尖縫着用の Gore-Tex をかけている．

代表的な2種類の到達法（逆T字法，逆L字法またはJ字法）について具体的に述べる．

1 逆T字法（Gundry法）

a. 皮膚切開

皮膚切開は，胸骨上窩の胸骨上縁より2.5 cm下方からはじまり胸骨正中上に8〜9 cmの長さで行う．この切開より筋鉤で皮膚を牽引し，エアートームにて胸骨上縁から第3または第4肋間までの胸骨正中小切開を行う．ここでエアートームを90°回転させ第3または第4肋間における胸骨の全横離断を行う．この際，左右の両側内胸動脈は温存可能である．この胸骨部分切開創に小さい開胸器をかけ心膜を開く．すると上行大動脈と右心耳が視野に露出される．ここより大動脈弁の露出展開は容易である．大動脈基部が

低い位置にあることの多い日本人には，第4肋間での胸骨全横離断のほうが大動脈弁の露出，展開は容易である．

b. 人工心肺

　　送血カニューレは通常の開心術と同様に上行大動脈で挿入しうる．脱血カニューレは右心耳から2段カニューレを挿入する．また動脈硬化の少ない症例では大腿動静脈からのカニュレーションも考慮しうる．左室ベントはこのアプローチでも右上肺静脈から左房経由で左室まで挿入可能である．心筋保護液は，初回は上行大動脈にルートカニューレを刺入し行い，2回目以降は選択的に冠動脈に注入する．大動脈切開は小切開法の場合は横切開が適している．一時的ペースメーカーリードは心拍動開始前に縫着する．

2 逆L字法またはJ字法

a. 皮膚切開

　　胸骨正中での皮膚切開の上端は第2肋間の2cm下方よりはじまり下端は剣状突起まで2cmを残して行う．この切開より筋鉤で皮膚を牽引し，右第2肋間（2nd-J）にエアートームを挿入し胸骨の中心まで切離し，ここでエアートームを90°回転させ胸骨正中部を剣状突起下端の右側まで切離する．この胸骨部分切開創に小さい開胸器をかけ心膜を開く．すると上行大動脈と右房が視野に露出される．ここより大動脈弁と僧帽弁のための右房の露出，展開は容易である．

b. 人工心肺

　　カニュレーション，心筋保護液などは，前述の逆T字法（Gundry法）と同様である．

III port-access手術によるMICSでの人工心肺

A 体外循環の術前準備

　port-access手術での体外循環と従来の心臓手術の体外循環に大きな違いはない．末梢血管からの送脱血を行うためカニューレの確認が必要である．術前CTからカニューレのサイズを確認する．体が細いために血管が細く必要なカニューレが入らない場合や，体が大きくカニューレの必要サイズがない場合は，両側送血やグラフト送血などを考慮し医師の確認が必要となる．またport-access手術は通常の手術よりも時間がかかる傾向にあり，心機能の評価，冠動脈，弁形成の逆流試験による希釈があるため腎機能と肺機能などの評価が大事である．

B 体外循環法

1 カニュレーション

　port-access手術での送脱血部位は，狭い術野をカニューレでより狭くすることはできないため，送血側は大腿動脈，脱血側は大腿静脈および内頸静脈が用いられる．カニュレーションはガイドワイヤが血管内にあることを経食道心エコーで確認しながらsemi-Seldinger法で行う．

　送血カニューレは先端に側孔があるエドワーズライフサイエンス社製FEM Ⅱを用いている．サイズは体表面積1.5 m^{2}以下が16 Fr，1.7 m^{2}以下が18 Fr，それ以上が20 Frを用いている．大腿動脈が細く16 Frが挿入できない症例では，グラフト送血（7.8 mm）を行う場合がある．

　脱血部位は1本脱血では大腿静脈，2本脱血では内頸静脈と大腿静脈で行う．内頸静脈には体表面積1.5 m^{2}以下では15 Fr，体表面積1.5 m^{2}以上では17 Frを用いている．大腿静脈には体表面積1.5 m^{2}以下が18 Fr，1.6 m^{2}以下が20 Fr，1.7 m^{2}以下が22 Fr，それ以上が24 Frを用いている．

　麻酔科医がヘパリンを投与し，ACT 200秒以上を確認してから送血側からカニュレーションを開始する．カニュレーション後，逆行性自己血プライミング（retrograde autologous priming：RAP）を行い，送血カニューレが血管内に入っていることを確認する．次に容量負荷を行う送血テストを行い再度カニュレーションの確認をする．これは末梢からの送血の場合，RAPを行えても大動脈解離が発生する可能性があるため，port-access手術においてカニュレーションの確認はとても重要である．

2 陰圧吸引補助脱血

port-access手術を行うためには，末梢からアプローチして脱血するため，補助脱血法が必要である．落差を用いた体外循環では十分な脱血状態の維持が困難となるため，脱血方法に工夫が必要となる[1~3]．当院では陰圧吸引補助脱血（vacuum assisted venous drainage：VAVD）を用いている．

3 人工心肺開始

確実なカニュレーションの確認後，人工心肺を開始する．大腿動脈からの送血は動脈解離の可能性があるため，ゆっくりと送血を開始する．開始時通常の人工心肺と同様に送血圧の確認，経食道心エコーで下行大動脈の観察を行う．動脈解離が発生した場合，末梢動脈圧の低下が発生することがあるので人工心肺開始後，動脈圧の確認も大事である．また開始後イニシャルドロップも発生するため，体外循環開始時は注意が必要である．またport-access手術では，遮断解除後，用手的な心内気泡除去は難しいため，サクションや自己血回収装置を考慮したCO_2流量を吹送する．

4 大動脈遮断，心筋保護液注入

port-access手術では術野が狭いため，大動脈遮断は容易ではなく時間がかかる場合がある．血圧を低下させるが，$S\bar{v}O_2$などを確認し，必要ならば血流量を維持させ，モニタを確認し遮断直前に血流量を低下させる必要がある．大動脈遮断後，ゆっくりと血流量を戻す．大動脈遮断と同時に心筋保護液を注入する．port-access手術では切開創から大動脈まで深く距離があるため（図1），心筋保護液注入カニューレは通常（15 cm）よりも長い20 cmのものを使用する．心筋保護液注入中は注入圧が80 mmHgになるように流量を調節する．注入圧が低い場合には，大動脈弁逆流が発生している可能性があるため，経食道心エコーにて逆流がないか確認する．心筋保護は順行性や逆行性など患者の状態に合わせた統合的な心筋保護を行う．

また，僧帽弁の視野の確保のため左房吊り上げ鉤により左房を牽引するため大動脈が変形し大動脈弁逆流が発生する場合があり，心筋保護液注入圧には注意が必要である．心筋保護液を注入し20分以内に心臓が動きはじめる場合は，port-access手術では大動脈遮断が行いづらいため遮断できていない，大動脈弁の逆流が発生し心筋保護液が規定量入っていない，また心臓が冷却できていないことなどが原因として考えられる．

5 心内操作中の人工心肺

port-access手術では，脱血状況や手術の進捗状況の把握は内視鏡がないと確認ができないため，内視鏡や経食道心エコーなどの画像も必要となる[4~6]．心房中隔欠損症例のVAVDでは下大静脈より血液が術野に流入し，無血視野は得られない場合がある．そのときに陰圧を強くかけすぎると脱血回路から大量の気泡が混入する場合がある．

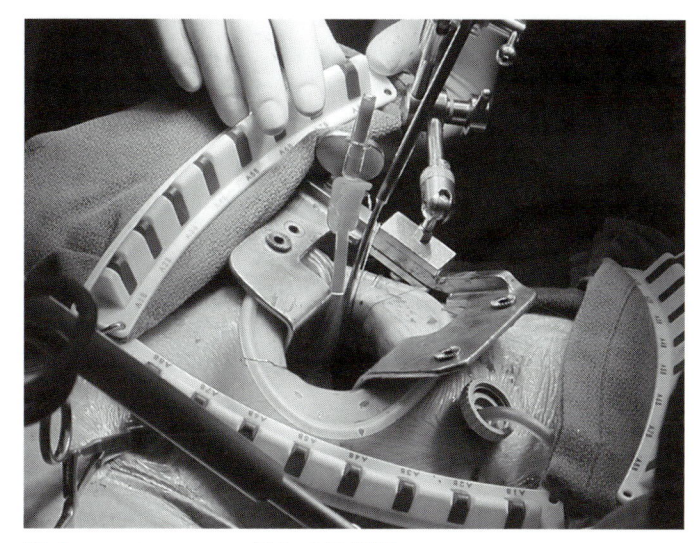

図1　port-access法による術野

　port-access手術では脱血をよくするために，カニューレのサイズを大きくしたり，陰圧の調整だけでは良好な視野や心腔内の脱血はできない場合がある．経食道心エコーによりカニューレ先端位置の確認や血流量や体温の調節が必要な場合もある．
　僧帽弁形成術の場合，形成時に逆流を確認するために生理食塩水を大量に使用するため，自己血回収装置への回収を徹底してもサクションポンプからの吸引で血液が希釈されてしまう．そのため尿量の調整とdilutional ultrafiltration（DUF）による除水を行い容量調整が必要となる．
　また逆流試験により生理食塩水で心筋保護液が洗い流され心拍動が再開することがあるため心筋保護が必要となることがある．

6　心内操作終了から大動脈遮断解除

　心内操作の終了が近づいたら復温を開始する．遮断解除時には，血流量を低下させる．解除後，血流量をゆっくりと増加させながら，左室ベント，大動脈基部ベントを開始する．

7　心内気泡除去

　port-access手術では，遮断解除後，用手的な心内気泡除去は不可能である．そのため，左室ベント，大動脈基部ベントから気泡除去を行うことが重要である．心臓の動きがよく容量負荷ができるまで回復したら，循環を確認しながら血流量を下げ，心臓に容量負荷し，肺循環血液量を増加させることにより，心腔内の血液流量を増加させ心腔内の気泡が除去される．最終的に経食道心エコーで気泡がないことが確認できるまで気泡除去を行う．

8 人工心肺からの離脱

　port-access手術においても，人工心肺からの離脱は通常の人工心肺と同様に行う．経食道心エコーでの気泡除去を確認し，まず左房まで引き，僧帽弁の評価を行い左房ベントを抜去する．気泡除去も行えていれば灌流圧（血圧）を50 mmHg程度になるまで脱血を行い，大動脈基部ベントを抜去する．ゆっくりと容量負荷を行いながら人工心肺からの離脱を開始する．血行動態が安定したら，徐々に血流量を下げていき人工心肺から離脱する．

参考文献

1) 又吉　徹，四津良平，川田志明：低侵襲小切開心臓手術（MICS）とその体外循環の工夫．「体外循環」：落差脱血から吸引脱血へ．体外循環と補助循環，日本人工臓器学会セミナー，川田志明（編），日本人工臓器学会，p65-76, 1999
2) Toomasian JM et al：Extracorporeal circulation for port-access cardiac surjery. Perfusion 12：83-93, 1997
3) Peters WS et al：Port-Access cardiac surgery. Perfusion 13：253-258, 1998
4) Vanermen H et al：port-access mitral valve surgery. Perfusion 13：249-252, 1998
5) Gooris T et al：Perfusion techniques for port-access surgery. Perfusion 13：243-247, 1998
6) Toomasian JM：Cardiopulmonary bypass for less invasive procedures. Perfusion 14：279-286, 1999

14 補助循環

I 大動脈内バルーンパンピング

A 大動脈内バルーンパンピング（IABP）とは

　大動脈内バルーンパンピング（intraaortic balloon pumping：IABP）は，拡張期の昇圧効果（diastolic augmentation）による心筋酸素供給量の増加，systolic unloading（収縮期の駆出負荷減少効果）による心筋酸素需要の減少を促進することにより，心不全状態から心機能を改善することを目的とする治療法である．したがって，流量補助を必要とする低心拍出量状態では補助が不十分であることを理解する必要がある．表1にIABPにおける適応と血行動態的指標，特徴を示す[1]．

B 作用機序

　IABPの基本的原理は，大腿動脈からバルーン付カテーテルを挿入し，胸部下行大動脈内に留置する．留置したカテーテルに体外の駆動装置を接続し，心臓の拡張期にカテーテルのバルーンを膨らませ（inflation），収縮期にバルーンを収縮させる（deflation），①拡張期にバルーンを膨らませることで，拡張期大動脈圧上昇から冠動脈の血流増加をはかり，虚血に陥った心筋への酸素供給を行う（図1）[2]．②心臓の収縮期直前にはバルーンをしぼませることで自己の収縮期圧を縮小し，後負荷を下げる．この結果，心臓自体の酸素消費量が減少する（図2）[2]．である．

表1　IABPにおける適応，血行動態的指標，特徴

適応疾患	臨床的指標	挿入法 補助流量 補助期間 使用場所
心原性ショック 左室不全 急性冠症候群 ハイリスク PCI CABG のバックアップ 難治性不整脈	収縮期圧＜90 mmHg PAWP（ウェッジ圧）＞20 mmHg 心係数＜2.2 L/分/m²	経皮的 流量補助心拍出量最大 40％↑ 数日～数週間 病院内のみ

PAWP（pulmonary artery wedge pressure）：肺動脈楔入圧．

図1 IABPの効果（diastolic augmentation）
心臓が拡張すると同時にバルーンも拡張する．ここで血液は大動脈を逆流し，冠動脈から心筋に流れ込む．冠血流量の増大と平均動脈圧の上昇を図る．

（文献2より引用，改変）

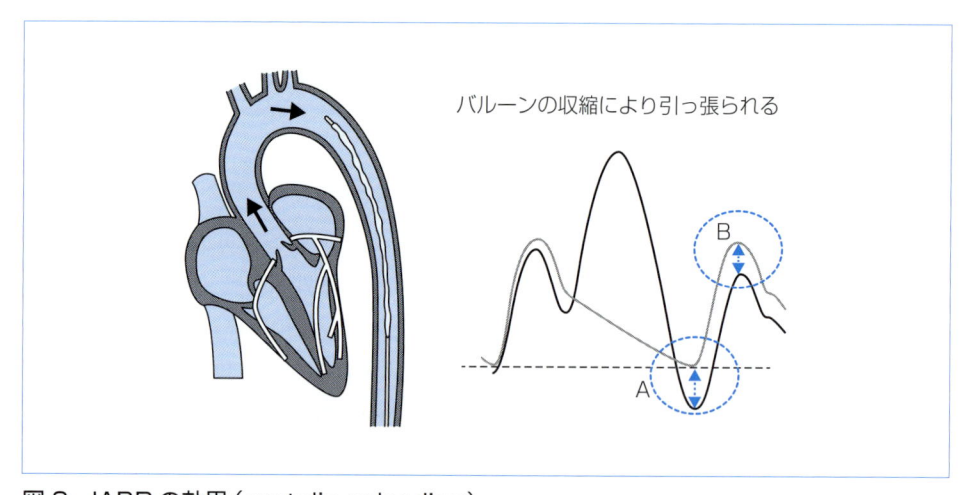

図2 IABPの効果（systolic unloading）
A：拡張末期大動脈圧は5～30％低下する，B：最大収縮期大動脈圧は5～15％低下する．心臓の駆出直前にバルーンを収縮させることで心臓のなかの血液はバルーンに吸引された形になり，左室後負荷の減少，心仕事量の軽減を図る．

（文献2より引用，改変）

　バルーン膨縮のタイミング決定には，心臓の収縮期と拡張期を認識する必要がある．一般に患者自身の心電図，または動脈圧を利用する．心電図では，心臓の拡張はT波の終末間際にはじまり，QRSの開始とほぼ同時に収縮がはじまる．動脈圧では，動脈波形上の収縮期と拡張期を分ける点（dicrotic notch：DN）でバルーン膨縮のタイミングを合わせる（図3）[2]．したがって，駆動装置には心電図と動脈圧の信号を入力するポートが装備されている．この信号を元にしてバルーンの膨縮をマニュアルまたはコン

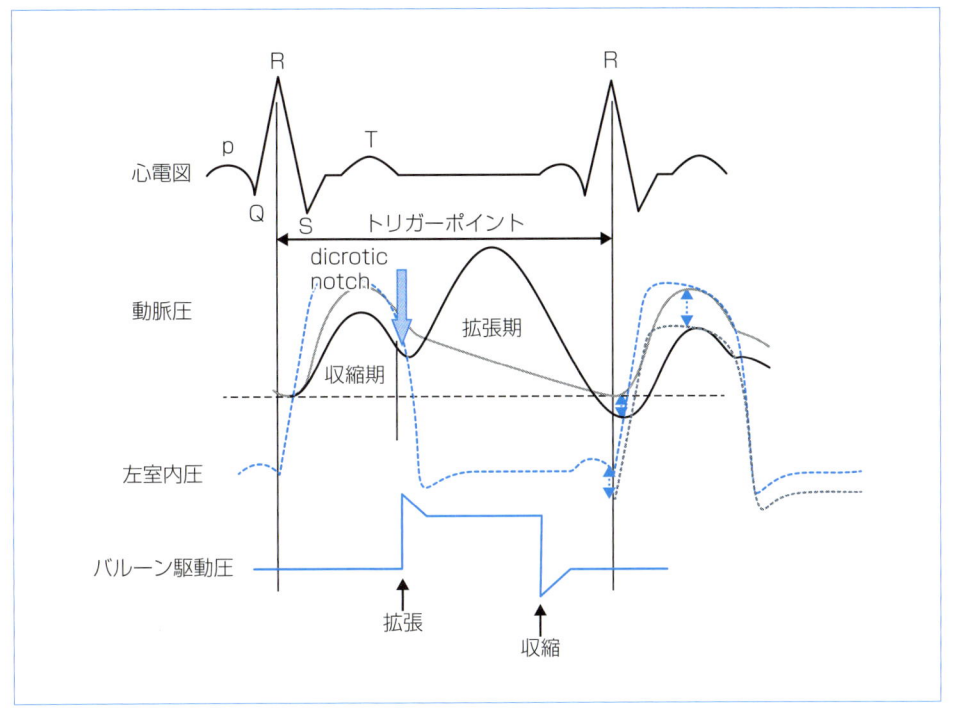

図3　トリガータイミング

(文献2より引用，改変)

ピュータ制御による自動駆動とする．制御方式は各メーカーにより多少異なるが，心電図，動脈圧の直近の平均値を基準にタイミングを決定する．また，R-R間隔が不均一な心房細動などに対しては，R波収縮へと自動的に移行する[2]．

IABPはただ駆動させることに補助効果があるのではなく，適正なタイミングでのバルーンの拡張と収縮が大切である．Schreuderら[3]は，心臓手術を行う低心機能患者15例を対象にコンダクタンスカテーテルを用いて圧容量ループの測定を行い，early-inflation時とlate-deflation時の心機能を評価した．心拍数に差はみられなかったが，early-inflation時は1回拍出量が52.3±16 mLから41.7±15 mLに20％低下した．late-deflation時は1回拍出量が51.8±14 mLから51.9±15 mLと変化がなく拡張のタイミングが重要であると示している．また，IABP駆動開始3心拍目で左室機能の改善が認められているが，逆に停止3心拍後では圧容量ループは初期波形に戻るため，IABPの補助比率を安易に調整することは補助効果の低下を意味することも理解しておく必要がある．

C 補助効果

1 拡張期大動脈圧の上昇（diastolic augmentation）

拡張期大動脈圧はIABPの補助がない拡張末期大動脈圧と比較して最大約30〜70％

増加する[4,5].

2 拡張末期大動脈圧と収縮期大動脈圧の低下（systolic unloading）[6,7]

心臓拡張期の終わりにバルーンを収縮するため，結果として拡張末期大動脈圧は低下する．低下の度合いは5〜30％と変化する．

収縮期大動脈圧は，systolic unloadingの結果として低減され，最大収縮期大動脈圧は5〜15％低下する．

3 心拍出量の増加

心拍出量とストローク量の変動はあるが，最大20％まで増加する[8,9]．変動の原因として，左室機能の増強やIABP補助効率による影響がある．

4 左室拡張末期圧の低下と左室容積の減少

Weissら[10]は，急性心筋梗塞および心原性ショック患者にIABPを施行した結果，左室拡張末期容積，左室収縮末期容積，一回拍出量が減少したと報告した．左室拡張末期圧と容量は10〜15％低下する可能性を示している．ただし，この効果の度合いは，心筋の収縮や心臓障害の重大度に依存する．

5 冠動脈血流の上昇

Kernら[11]は，FloWire（Volcano社）を用いて冠動脈血液流速の検討を行い，冠動脈狭窄病変を有した場合（平均狭窄95±7％），IABP駆動ON，OFFでは病変近位側，末梢側ともに有意な血流上昇はないと報告した．また，冠動脈形成後（平均狭窄18±12％）ではIABP駆動OFFに比べ，駆動ONで有意に近位側，末梢側ともに血液流速が増加し，形成後のIABPが明確に冠動脈血流速を増加させることを示した．

これらの研究結果から重度の冠動脈障害による虚血患者は，IABPにおけるdiastolic augmentationによる冠動脈血流の増加よりも，systolic unloadingによる後負荷の軽減による恩恵を得ていることが示唆された．

6 腎機能の改善

腎血流量は心拍出量の増加による二次的効果で25％程度増加する[5]．しかし，バルーンカテーテルの位置が適正でない場合，尿量減少などの問題を引き起こす可能性がある[12]．

表2 当院で使用している大動脈内バルーンカテーテルの比較

	TOKAI			MAQUET					XEMEX
カテーテル外径	7 Fr (TOKAI-TAU)			7.5 Fr (YAMATO)			7.0 Fr (TRANS-RAY)		6 Fr
バルーン容量 (mL)	30	35	40	30	35	40	34	40	30
カテーテルタイプ	ダブル								
適合ガイドワイヤサイズ (inch)	0.025						0.018		0.014
インナー内径	0.028			0.027			0.02		0.017
カテーテル有効長 (mm)	675	700	715	672	698	723	714		777
バルーン長 (mm)	180	205	220	178	203	229	221	258	245
バルーン径 (mm)	16	16.5		16.0			15		12.7
シース長 (cm)	20			15					17.5
適応身長 男性	150～160	165≦		140～155	155～165	165≦	152≦<162	162≦<183	155≦
適応身長 女性	140～160	160≦							

D IABPにおける基本的な戦略

　IABPは圧補助による補助手段であるため，基本的戦略としては，大動脈内バルーン（IAB）の選択，位置の確認は重要である．IABカテーテルは現行7～8 Frが主流であるが（表2），挿入側の下肢虚血やバルーン長過大による腹腔動脈，腎動脈領域の血流減少が生じることによる臓器虚血の合併症も懸念される．図4に身長155 cm（日本人65歳以上の男女平均身長）に対するIAB選択とカテーテルサイズごとにバルーン位置を表記した．旧タイプ8 Fr IABでは腎動脈近辺にIABが接触しやすく，日本人に対応したIABが開発され，わが国においても主流となっている．近年販売されたセンサーバルーンではカテーテルサイズが7 Frとさらに細径化されたが，カテーテルサイズを下げると下肢虚血の問題点は軽減される．この場合，IAB内容量を得るために，IABを長くし容積を確保している．結果的にIABの長いカテーテルは，石灰化した腹部大動脈内壁と接触しやすく，腹部臓器灌流障害やIAB穿孔を起こす危険性がある．当院でも数例IAB穿孔を経験しているが，穿孔部位は，すべてIABの下部であった（図5）．また，細径化IABでは駆動装置の能力がIABの細径化に追いつかず，IAB駆動（拡張，収縮）不全のために本来の補助効果が十分発揮できない．

　現在のIABは，人体への侵襲の軽減や安全性向上のため，材質の改良やカテーテル径の細径化が図られているが，柔軟性の高いシャフトは保持力が低下しIAB脱落の原因となる．このような問題点も考慮し，デバイス，装置特性，臨床所見などを観察することが基本的な戦略として重要である．

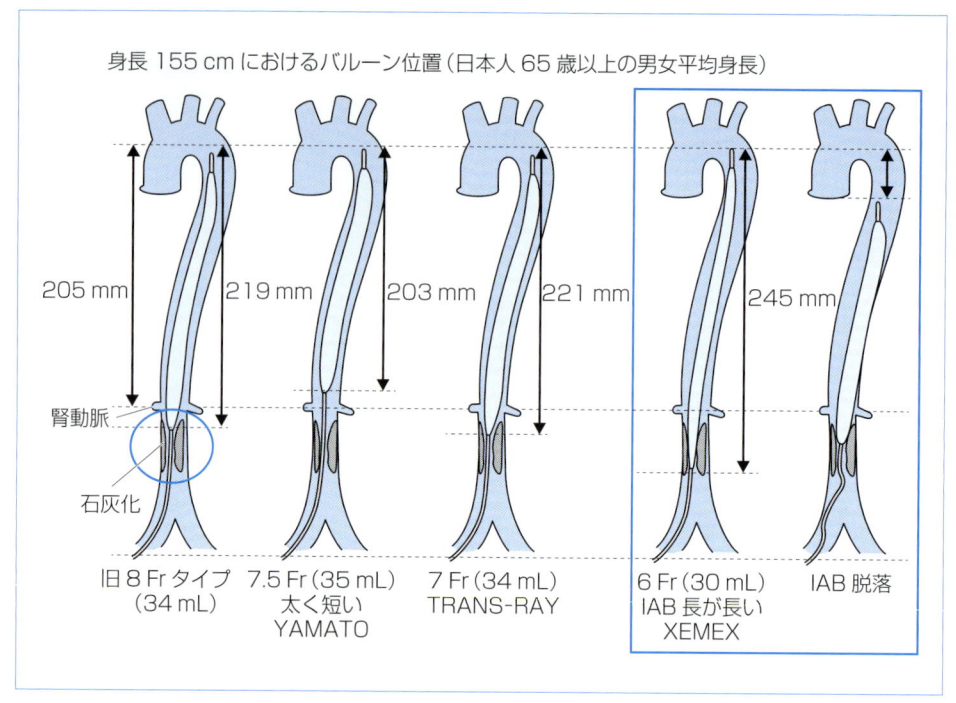

図4 バルーン長とバルーン位置の比較

腎動脈付近は細く石灰化が強いため，IAB穿孔や臓器虚血を起こしやすい．6 Fr IAB使用は推奨適応身長を155 cmとしている．日本人向けIABの選択とIAB脱落に注意が必要である．

（文献2より引用，改変）

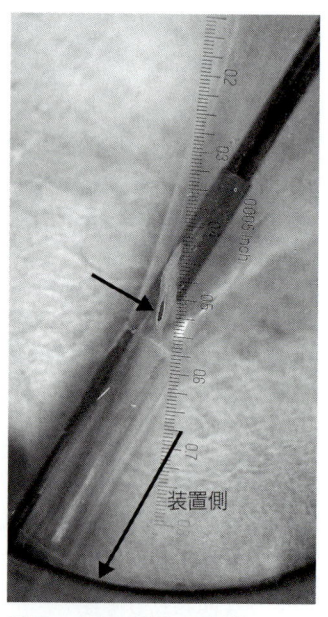

図5 IAB穿孔の実際

参考文献

1) 急性心不全治療ガイドライン＜http://www.j-circ.or.jp/guideline/pdf/JCS2011_izumi_h.pdf＞［cited 2013 Sep 16］
2) 倉島直樹, 荒井裕国, 坂本　徹：補助循環の最近の進歩：IABP. Clin Eng **19**：595-602, 2008
3) Schreuder JJ, Maisano F, Donelli A et al：Beat-to-beat effects of intraaortic balloon pump timing on left ventricular performance in patients with low ejectionfraction. Ann Thorac Surg **79**：872-880, 2005
4) Bregman D, Casarella WJ：Percutaneous intraaortic balloon pumping：initial clinical experience. Ann Thorac Surg **29**：153-155, 1980
5) Krishna M, Zacharowski K：Principles of intra-aortic balloon pump counterpulsation. Continuing Education in Anaesthesia, Crit Care Pain **9**：24-28, 2009
6) Nanas JN, Moulopoulos SD：Counterpulsation：Historical background, technical improvements, hemodynamic and metabolic effects. Cardiology **84**：156-167, 1994
7) Bolooki H ed：Clinical Application of the Intra-aortic Balloon Pump, 3rd Ed, Futura, New York, 1998
8) Scheidt S, Wilner G, Mueller H et al：Intra-aortic balloon counterpulsation in cardiogenic shock：Report of a cooperative clinical trial. N Engl J Med **288**：979-984, 1973
9) Dunkman WB, Leinbach RC, Buckley MJ et al：Clinical and hemodynamic results of intra-aortic balloon pumping and surgery for cardiogenic shock. Circulation **46**：465-477, 1972
10) Weiss AT, Engel S, Gotsman CJ et al：Regional and global left ventricular function during intra-aortic balloon counter pulsation in patients with acute myocardial infarction shock. Am Heart J **108**：249-254, 1984
11) Kern MJ, Aguirre F, Bach R et al：Augmentation of coronary blood flow by intra-aortic balloon pumping in patients after coronary angioplasty. Circulation **87**：500-511, 1993
12) Swartz MT, Sakamoto T, Arai H et al：Effects of intraaortic balloon position on renal artery blood flow. Ann Thorac Surg **53**：604-610, 1992

II 経皮的心肺補助（PCPS, ECMO）

A 成人

1 PCPS, ECMOとは

PCPSとはpercutaneous cardiopulmonary support（経皮的心肺補助）の略語であり，「一般的に遠心ポンプと膜型人工肺を用いた閉鎖回路の人工心肺装置により，大腿動静脈経由での心肺補助を行うもの」と定義されている[1]．

ECMOとはextracorporeal membrane oxygenation（体外式膜型人工肺）の略であり，「心不全状態の心機能や肺機能を部分的もしくは完全に，一定期間（数日から数ヵ月）補助し，臓器の回復や臓器移植へと導く機械的装置の使用」と定義されている[2]．ECMOは脱血，送血部位により静脈脱血-動脈送血ECMO（veno-arterial ECMO：VA ECMO）と静脈脱血-静脈送血ECMO（veno-venous ECMO：VV ECMO）に分類される．VV ECMOの循環は大腿静脈（下大静脈）→内頚静脈，内頚静脈→大腿静脈（下大静脈），大腿静脈（下大静脈）→大腿静脈（右房）といった選択肢がある．

わが国では循環補助をPCPS，呼吸補助をECMOと呼ぶ傾向にあるが，VA ECMOでも機能的にはPCPSであり，施設内では用語を統一するべきであろう．

表1にPCPS，ECMOにおける適応，血行動態的指標，特徴を示す．

2 作用機序

PCPS，ECMOともに血液ポンプを用いて体外循環回路に血液を灌流させ，体外に脱血した血液に膜型人工肺により酸素加と二酸化炭素の除去を行い，その血液を体内に戻すことで循環，呼吸を補助する装置である．つまり低灌流，虚血，低酸素により酸素需給バランスが崩れた状態に対し，PCPS，ECMOにより酸素供給を補助することでバランスを保つものである（図1）．

3 補助効果

a. PCPS（VA ECMO）

図1に示すように，バランスの崩れた酸素供給をどの程度代行するかは心拍出量に大きく依存する．つまりPCPS補助下ではPCPS流量と自己の心拍出量の双方が関与する．心機能が高度に低下している場合や心肺停止状態では全身の酸素供給はPCPS流量に依存する．ELSOのガイドライン[2]では，回路部品は3 L/m^2/分（乳児で100 mL/kg/分，小児で80 mL/kg/分，成人で60 mL/kg/分）の血流量を得られるように選択する．また，十分な体灌流を示す最良の指標は，静脈血酸素飽和度＞70％である．必要な血流量を得られるか否かは，血管アクセス，チューブ抵抗，ポンプ性能に依存するとされており，補助効果は適正なデバイス選択が重要となる．

表1 補助循環療法における適応，血行動態的指標，特徴

補助法	適応疾患	臨床的指標	挿入法 補助流量 補助期間 使用場所
PCPS	IABP無効の重症急性心筋梗塞 PCI failure 心停止，急性循環不全 （右室梗塞，心破裂） 呼吸停止，急性呼吸不全 （喘息発作，ARDS，肺梗塞） 心血管系手術時の補助手段	人工心肺離脱困難 IABPのみでは補助循環として不足の場合 カテコラミンの総投与量下の収縮期血圧80 mmHg以下 乏尿，無尿（1 mL/kg/時未満） 心係数＜1.8 L/分/m^2 PaO$_2$ 60 mmHg以下（FiO$_2$ 100％） 心室頻拍，細動の頻発 補正困難な代謝性アシドーシス	経皮的，外科的 流量補助2〜3 L/分 or 60 mL/kg/分 数日〜数週間 病院内のみ
VV ECMO	重度な低酸素血症	改善可能な呼吸不全患者に対して少なくとも6時間はPEEPを15〜20 cmH$_2$OかけてもP/F＜80となる場合 標準的な人工呼吸管理を行ってもpH＜7.15となるような高二酸化炭素血症 標準的な人工呼吸管理を行ってもプラトー圧が35〜40 cmH$_2$Oを超えてしまう場合 禁忌 ・プラトー圧＞30 cmH$_2$OやFiO$_2$＞80％が7日以上継続している場合 ・血管確保に制限がある場合 ・重度の不可逆的脳障害や悪性腫瘍がある場合 ・ヘパリン投与	経皮的，外科的 流量60〜80 mL/kg/分 数日〜数ヵ月 病院内のみ

ARDS：急性呼吸窮迫症候群，PEEP：呼気終末陽圧．

（文献1，4，8より引用）

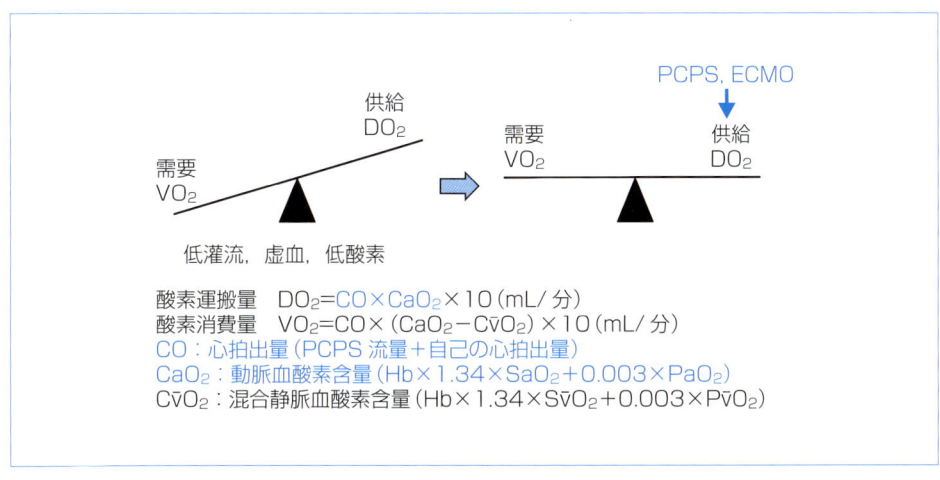

図1 PCPS，ECMOにおける作用機序

酸素運搬量　DO$_2$=CO×CaO$_2$×10（mL/分）
酸素消費量　VO$_2$=CO×(CaO$_2$−C$\bar{v}$O$_2$)×10（mL/分）
CO：心拍出量（PCPS流量＋自己の心拍出量）
CaO$_2$：動脈血酸素含量（Hb×1.34×SaO$_2$+0.003×PaO$_2$）
C$\bar{v}$O$_2$：混合静脈血酸素含量（Hb×1.34×S$\bar{v}$O$_2$+0.003×P$\bar{v}$O$_2$）

b. VV ECMO

　　VV ECMOでは，心拍出量を直接補助できないためバランスの崩れた酸素供給を代行するかは酸素含有量の増加に大きく依存する．灌流方法は静脈から静脈であるが，酸素加された血液がすべて心臓内に流入するわけではない．そのため，右心系に流入する血流の酸素飽和度は最大流量でも80～95％と言われている[3]．リサーキュレーションの増加によっても酸素加効率は低下するため，最大限の酸素加を得るためには自己心拍出量の維持と適正なボリューム管理，さらに送血，脱血カニューレの位置調節が重要である．欧米ではリサーキュレーション率が低いカニューレ（AVALON ELITE, MAQUET社）も開発され臨床使用されている．

4 PCPS，ECMOにおける基本的戦略

　　PCPSの適応は多種多様である．2011年に改訂された急性心不全治療ガイドライン[4]では補助流量2.0L/分以上を目安とし，平均動脈圧60 mmHg以上，混合静脈血酸素飽和度60％ないし70％以上を目標とする．心肺停止患者に対する心肺蘇生補助装置を用いた高度救命処置の効果，費用に関する多施設共同研究（SAVE-J）では[6]，開始時最大流量（目標4L/分以上），平均動脈圧60 mmHg以上，混合静脈血酸素飽和度65％以上，乳酸値4.0 mmol/L未満など，目標流量は症例により設定が異なる．しかし，各ガイドラインとも目標とする混合静脈血酸素飽和度の設定はほとんど変わらない．PCPSの主たる目的は酸素需給バランスを適正に維持することであり，混合静脈血酸素飽和度は酸素代謝を知るうえで最低限必要なモニタリングと言える．Swan-Ganzカテーテルが挿入されていない場合や挿入困難な場合は，代用として上大静脈血酸素飽和度やPCPS脱血回路酸素飽和度などを参考にする．

　　VV ECMOでは，脱血回路酸素飽和度はリサーキュレーションの影響により評価できない．上大静脈酸素飽和度をモニタリングし酸素代謝を評価する．また，可能であればSwan-Ganzカテーテルを挿入し，肺動脈内での酸素飽和度ができるだけ高い値となるようカニューレの位置，流量設定を行う．挿入困難である場合は，パルスオキシメータの値ができるだけ高い値となるようカニューレの位置を調節する．

　　Julienら[7]は，敗血症の重症病態では血流のシャント，組織酸素摂取率，細胞の酸素利用障害などにより上大静脈血酸素飽和度が正常もしくは高値であるにもかかわらず末梢組織は酸素欠乏状態となり，高値では死亡率が増加すると報告している．末梢組織での酸素欠乏状態では嫌気性代謝により乳酸値が上昇する．昇圧薬の高用量の使用では，末梢循環は障害され，静脈血酸素飽和度のみでは評価できない．PCPS，ECMO管理においても乳酸値などを参考に組織での酸素代謝を観察することが重要である．

　　PCPSやVV ECMOは，循環や呼吸の破綻から緊急的に導入される症例が多い．導入時には，すでに呼吸管理や鎮静，血管作動薬などの全身管理が必要な状態である．感染制御や急性血液浄化療法などが併用される集学的治療が必要となる．

　　当院での治療戦略として，集学的治療をより集約するため，データベースを作成し補助循環症例のデータ蓄積を行っている．集約データから離脱例，死亡例のデータ結果などを参考に目標値を明確にしていくことも重要である（**図2**）．これらの集約データは離

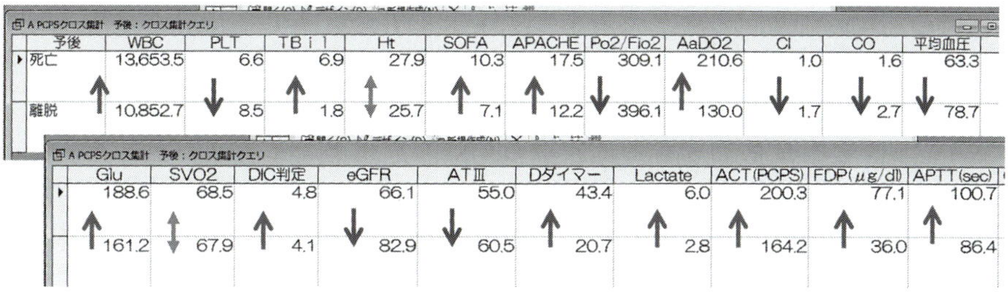

予後	WBC	PLT	TBil	Ht	SOFA	APACHE	Po2/Fio2	AaDO2	CI	CO	平均血圧
死亡	13,653.5	6.6	6.9	27.9	10.3	17.5	309.1	210.6	1.0	1.6	63.3
離脱	10,852.7	8.5	1.8	25.7	7.1	12.2	396.1	130.0	1.7	2.7	78.7

Glu	SVO2	DIC判定	eGFR	ATⅢ	Dダイマー	Lactate	ACT(PCPS)	FDP(μg/dl)	APTT(sec)
188.6	68.5	4.8	66.1	55.0	43.4	6.0	200.3	77.1	100.7
161.2	67.9	4.1	82.9	60.5	20.7	2.8	164.2	36.0	86.4

	死亡	離脱
血小板（$\times 10^4/mm^3$）	6.5±4.5	8.5±4.3
総ビリルビン（mg/dL）	6.9±9.4	1.7±1.7
ヘマトクリット（%）	27.8±6.3	25.6±5.2
SOFA スコア	10.3±3.1	7.1±2.6
平均動脈圧（mmHg）	63.3±20.8	78.6±17.6
血糖値（mg/dL）	188.6±137.3	161.2±138.6
$S\bar{v}O_2$（%）	68.4±21.3	67.8±10.0
アンチトロンビンⅢ（%）	54.9±19.1	60.5±17.5
乳酸値（mmol/L）	6.0±5.9	2.8±2.8
PCPS：ACT（秒）	200.3±70.8	164.2±14.1
APTT（秒）	100.6±49.8	86.3±51.7
FDP（μg/dL）	77.0±153.2	36.0±48.9
Fbg（mg/dL）	291.9±202.0	263.9±118.1

図2　当院における2008～2013年2月までのPCPS157例の全データの平均値
（上：データベース解析表示画面，下：上記データ±標準偏差）

脱例の循環器病の診断と治療に関するガイドライン[4,5]や，ELSOガイドライン[2]が示す患者管理データと一致する点が多い（**表2**）．さらに，集学的管理を必要とする敗血症治療ガイドラインSSCG（Surviving Sepsis Campaign Guidelines：国際敗血症ガイドライン）2012[9]で示された管理目標データとも一致する点は多い．各種ガイドラインは集学的治療の重要性が示されており，データ解析の重要性は言うまでもない．

PCPSやECMOはデバイスの進歩により増加傾向にある．しかし，導入して終わりではない．その先に多くの治療や合併症があり，集学的管理とチーム医療が必要となる．

B 新生児・小児

ECMOとは，直訳すると体外式膜型人工肺であり，成人では循環補助に対してPCPSと呼ぶのに対し，呼吸補助のことを一般にECMOというが，小児領域では循環補助と呼吸補助を総称してECMOと呼ぶことが多い．

表2 各ガイドラインにおける患者管理データ

	JCS 2009 JCS 2011	ELSO 2009	SAVE-J 2012	SSC-2012	当院離脱例 PCPS
流量	初期補助 3.0〜3.5 L/分 ≧2.0 L/分	60 mL/kg/分 （成人）	開始時最大流量 目標4 L/分以上≧ 60 mL/kg/分	—	—
平均動脈圧（mmHg）	≧60	50〜70	≧60	≧65	78.6±17.6
血糖値（mg/dL）	—	—	—	110（180）	161.2±138.6
血小板（×10⁴/mm³）	≧5.0	>8.0	10程度	≧5.0	8.5±4.3
総ビリルビン（mg/dL）	<3.0	—	—	—	1.7±1.7
ヘモグロビン（g/dL）	≧10	—	≧7	7〜9	—
混合静脈血酸素飽和度（%）	60〜70	>75	≧65	>70（上大静脈血酸素飽和度）	67.8±10.0
フィブリノゲン（mg/dL）	—	250〜300	—	—	263.9±118.1
乳酸値（mmol/L）	基準値 0.5〜1.6	—	<4.0	正常化 （6時間以内）	2.8±2.8
アンチトロンビンⅢ（%）	—	80〜120	—	—	60.5±17.5
ACT（秒）	150〜200	基準値の1.5倍	150〜180	—	164.2±14.1

1 適応

　新生児呼吸窮迫症候群（respiratory distress syndrome：RDS），胎便吸引症候群（meconium aspiration syndrome：MAS），先天性横隔膜ヘルニア（congenital diaphragmatic hernia：CDH）などは新生児領域の呼吸ECMOの適応である．高頻度換気（high frequency oscillation：HFO）や一酸化窒素（NO）療法で呼吸不全が改善しない症例，気胸や無気肺により急激に悪化した症例で回復の見込みがある症例などが適応となる．最近ではCDHのECMO適応は見直され減少していると思われるが，他症例と同様，改善の見込みがある急激な悪化に対しては当院も適応としている．また，在胎週数と体重によっては，頭蓋内出血の危険性があるため，適応を慎重に検討する必要がある．

　心臓外科手術後の低心拍出量症候群（low cardiac output syndrome：LOS）に対して，小児では第一選択が循環ECMOとなる．劇症型心筋炎や治療困難な致死性不整脈も適応であり，急変前の導入が重要になってくる．また，ICU，カテーテル室などでの急変患者に対し通常の心肺蘇生法（cardiopulmonary resuscitation：CPR）に反応しない場合はECMOの適応であり，いかに効果的なCPRを行い，短時間でECMO導入ができるかで予後は変わってくる．

2 方法

　送脱血方法にはV-V法，V-A法がある．A-V法もあるが日本ではほとんど行われていない．

　V-V法は呼吸補助を目的に，静脈脱血，静脈送血で行う方法で，脱血した静脈血の酸素加，炭酸ガス除去を人工肺で行い，ポンプで静脈に送血する．循環不全がある場合はV-V法は適応にならない．新生児では，体外循環肺補助用ダブルルーメンカテーテル12 Frを使用し，頚静脈から挿入し，先端は右房から下大静脈流入部に留置する．カテーテル先端が不適切な位置だとシャントとなり，効率よいガス交換が行えないため，心エコーなどで先端の位置を必ず確認することが重要である．脱血が不十分な場合は頚静脈から頭側に脱血を追加することもある[10]．また，血管が細い場合は，血流量が少なくなるが，透析用ダブルルーメンカテーテルやV-A法を考慮する．小児では頚静脈や大腿静脈を使用することもある．V-V法は呼吸補助のみのため，開始時の血圧低下には注意が必要であり，可能な限りゆっくり開始し，血圧低下時はカテコラミンの増加や容量負荷で対応する．そのため，新生児などでは急激なHt値の低下などを考慮し，回路内を濃厚赤血球で置換することも多い．濃厚赤血球中のカリウムイオンなどを低下させる目的で，カリウム除去フィルターや持続的血液透析濾過（continuous hemodiafiltration：CHDF）を準備の段階からECMO回路に接続し，電解質補正やアシドーシス補正を行うことも多い．また，膠質浸透圧を維持するため，充填液に新鮮凍結血漿（fresh frozen plasma：FFP）やアルブミンを投与したりもする．右房内にガス交換された血液が流れ，冠動脈や全身に流れる血液は同じ血液ガスの血液が流れるため，SpO_2は全身同じである．また，ECMO離脱は流量を低下させることなく，酸素濃度，ガス流量を低下，停止することで自己肺の評価が可能なため，低流量による回路内血栓形成を抑えることができる．図3は新生児肺炎，MAS，遷延性肺高血圧症，感染症を併発した患者で生後7日目にECMOを導入した胸部X線写真である．ECMO導入後5日目までは，右肺は徐々に改善してきたが，左肺は含気がほとんどない状態であったが，導入6日目で明らかな両肺の改善を認め，導入7日目でECMOを離脱した．

　V-A法は循環，呼吸補助を同時に行える方法で，脱血した静脈血を人工肺で酸素加，炭酸ガス除去を行い，ポンプで動脈に送血する．新生児では，脱血管は頚静脈から挿入し，右房に留置し，送血管は頚動脈から挿入し，大動脈弓部に留置する．心臓外科手術後などで開胸している場合は，右房脱血，大動脈送血で行い，太い送脱血管が挿入可能なため，安定した流量管理が行える．自己心拍出がない場合は全身同じ血液が流れるが，自己心拍出が多い場合はECMO流量も減少しており，冠動脈，上肢，下肢には違うガス交換された血液が流れるので注意が必要である．人工呼吸器の換気条件が重要になり，SpO_2の複数個所の測定や血液ガス採血場所に注意する．左室の動き，大動脈弁の開閉はECMO導入時や管理中は必ず確認する．大動脈弁が開閉していないと左室内に血液が滞留し血栓を作る可能性があるので注意する．また，急変時のECMOは後で述べる遠心ポンプ使用のECMOで開始し，充填液は生理食塩水とヘパリンのみで開始する．心臓外科手術後体外循環離脱不能時のECMOは体外循環の回路血を使用し，イニシャルドロップを予防する．ICUなどでの循環不全による適応例で少し時間がある場合

a. ECMO導入5日   b. ECMO導入6日

図3 X線写真

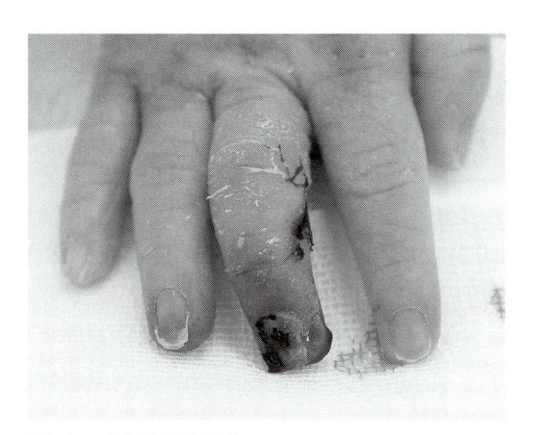

図4 末梢循環不全

は，濃厚赤血球を使用し，時間がある限りCHDFで充填液を洗浄後開始するようにしており，患者の状態によってポンプの選択や充填液の内容を変えている．**図4**は生後1ヵ月，心臓手術後にECMOを導入したが，翌日に右手指末端が壊死していた症例である．まれな合併症ではあるが，末梢循環不全により起こる可能性があるので注意する．

3 装置

小児ECMOでは，送血ポンプにローラーポンプと遠心ポンプを用いる方法があり，

それぞれに長所や短所があり，各施設の考え方で使い分けている．

　ECMO，PCPSで成人において送血ポンプにローラーポンプを使用することはほとんどない．小児では，新生児や低体重児に対し，ローラーポンプ送血を行っている施設は少なくない．ローラーポンプは送血圧，脱血圧をモニタリングし，ローラーポンプを制御できるシステムでないと非常に危険である．以前は一体型のローラーポンプECMOシステムが発売され，回路も標準のものがあったが，現在は製造中止のため各施設で各メーカーオリジナルのシステムで対応している．当院使用の最新ローラーポンプシステムは，遠心ポンプとの併用も可能となっている．回転数とチューブ径で流量が決定し，血圧などの後負荷に影響されないため，低流量域でも安定した管理が行える．しかし，毎回オクルージョンを行う必要があり準備に時間を要するため，急変時ECMOには不向きである（図5）．

　遠心ポンプは高速回転による揚程で，中心部に流入した血液を外側に送り出す．遠心ポンプ部の形状は，直線や曲線，コーン型など各社さまざまである．以前の機種は回転のための軸をもち，高速回転のため軸の摩耗や軸からの熱の発生で溶血などが起こり，数日で遠心ポンプの交換が必要であった．最近の機種は軸がなく，磁石を利用してインペラーを浮上させ回転することにより，摩耗や熱発生などを抑え長期使用が可能となった．ただ，流量計が必ず必要であり，低流量域での流量精度は低下するため正確な流量は把握できないことや，弁機能がないため低速回転での逆流の危険があり，後負荷や前負荷による流量変動がデメリットと思われる．しかし，送血や脱血チューブがトラブルにより完全閉塞状態になったとしても，回転数による揚程以上の過度の陽圧や陰圧は発生しないため安全に使用できるというメリットがある．

4　使用物品

　小児ECMOは新生児から中高生など体格の違う患者への対応のためデバイスを各種準備し，体重，流量によるサイズ分けを行う必要がある．回路，人工肺は2，3種類，カニューレは8〜24 Fr程度は最低限必要になってくる．使用するカニューレにより流量が決定するため，カニューレ選択は非常に重要である．回路，人工肺は成人用で標準キットが販売されているが，新生児用の標準キットなどは販売されておらず，各施設オリジナルECMOキットを作製していると思われる．人工肺は，開心術で使用されるポリプロピレン膜は血漿リークなどでガス交換の劣化が早期に起こる可能性が高く，長期使用可能な複合膜などを使用することが多い．回路は各施設オリジナルのため，単純で準備が容易なものや，側枝などが多く複雑だが回路内圧の測定やCHDFの組み込みなどあらゆる対応が可能な回路など，各施設の考え方がある．コーティングに関しては，回路，人工肺，遠心ポンプなどでヘパリンコーティングが主流であったが，最近ではヘパリンが生物由来であること，ヘパリン起因性血小板減少症（heparin-induced thrombocytopenia：HIT），ヘパリンコーティングの製造過程の問題などから高分子コーティングも各社から販売されるようになった．しかし，長期使用での高分子コーティングはまだまだ実績は少ない．

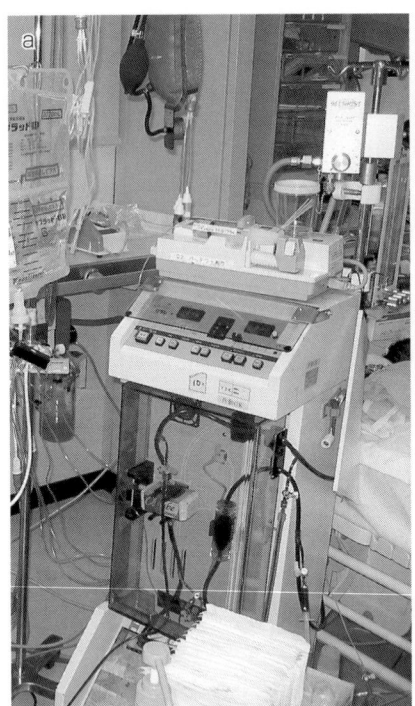

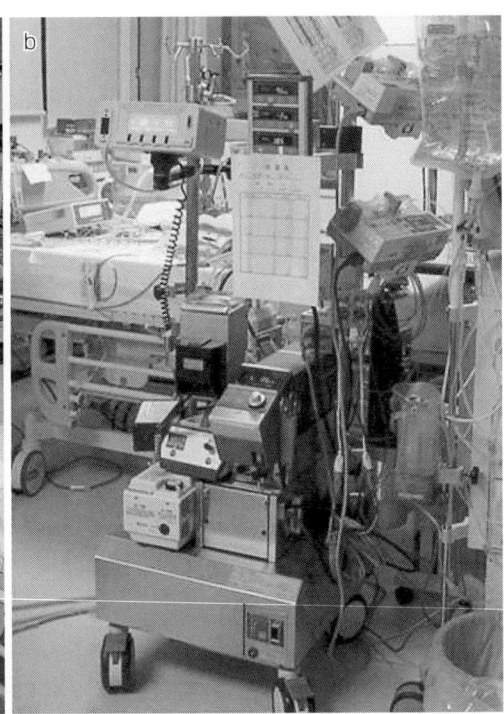

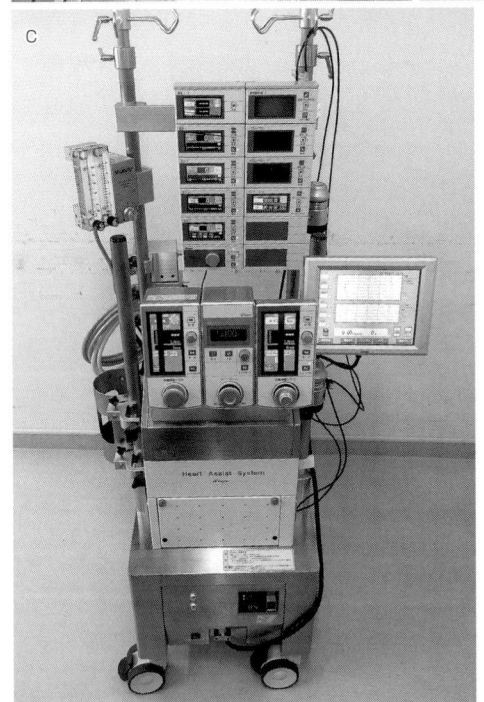

図5 ローラーポンプ
a：旧ローラー，b：新ローラー，c：最新ローラー．

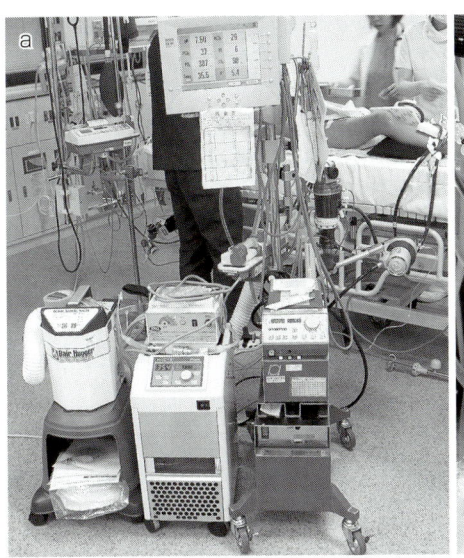

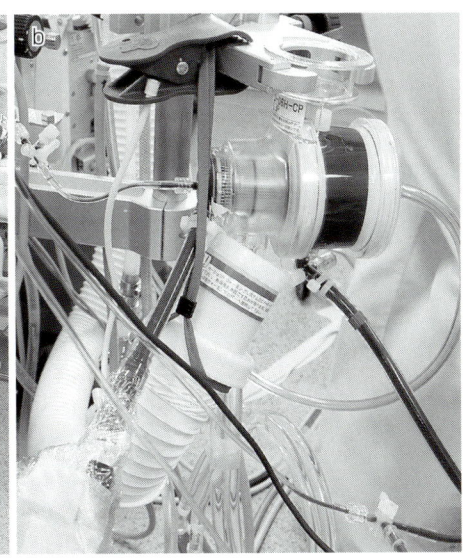

図6 結露対策の周辺機器
a：全体，b：加温部．

5 周辺機器

　小児では流量が少ないこと，患者血液量に対するECMO充填量が多いことなどで室温の影響を受けやすく，熱交換器付き人工肺を使用することが多いため冷温水槽が必要である．小型で簡易なものはコンパクトで電気容量も小さく持ち運びが容易だが，温度設定が簡易なため正確な体温管理には不向きである．大型ではあるが0.1℃刻みで温度設定できるものは電気容量が大きく持ち運びが不便だが，E-CPRで脳低体温療法（当院では体温33〜34℃，48時間継続，24〜48時間かけ復温．高浸透圧維持）を行う場合は非常に有用である（図6a）．

　ECMOシステムの回路交換は人工肺ガス交換の劣化，血栓の形成などがあるが，人工肺ガス交換劣化と結露対策は密接な関係がある．結露対策として，ガスフラッシュはよく行われている方法であるが，対症療法であって根本的な解決法になっていない．吹送ガスを人工肺手前で加温する方法はあまり効果がないが，人工肺排気側を加温する方法[11]が最近行われている．この方法ではほとんど結露が発生しないため，ガスフラッシュを行う必要がなく，ガス流量を変更する必要がなく，医療安全上も優れた方法である（図6b）．

　混合静脈血酸素飽和度（$S\bar{v}O_2$）や局所脳内酸素飽和度（rSO_2）が代謝の指標になる．数値を絶対値としてみるのではなく，変化をみていくことが重要である．$S\bar{v}O_2$は心疾患患者で心房間シャントがある場合，酸素加された肺静脈血が流入するため注意が必要である．

　ECMO施行中のCHDF併用は有効な尿量が確保できないとき，開心術後で出血が多いときのFFPや血小板濃厚液（platelet concentrate：PC）投与時の容量投与スペース

確保，大量輸血に伴うサイトカインの問題などを改善させるため，当院では全症例CHDFを使用し水分コントロールを行っている．小児ではCHDF用に別ルートを確保することは難しく，ECMO回路に接続することが多いが，脱血側への接続（とくにローラーポンプでの脱血不良時は過剰な陰圧発生）は空気混入の危険性があるため当院では送血側に接続している．

6 抗凝固療法

　ECMOを行ううえで出血のコントロールは非常に重要である．投与場所は，脱血側，ポンプと人工肺の間，患者に直接などである．出血時間に関してAPTTを参考にする施設もあるが，一般的にはACTを200秒前後でコントロールする．症例によっては術後人工心肺離脱困難に対してECMOを行う場合，開胸のまま大動脈送血，右房脱血で行うが，ACTが延長し出血がコントロールできない場合は，是非はあるがプロタミンである程度ヘパリンを中和し，出血がコントロールできてからACTを延長させる場合もある．ECMO中は，凝固因子（FFPやPC）の投与が行われるため，ACTが急激に短くなることがあり，投与中・後はACTをこまめにチェックする．また，抗凝固薬としてはヘパリンが一般的であるが，ナファモスタットは半減期が短く非常に出血をコントロールしやすいため，併用や単独使用で投与することがあり，当院では積極的に使用している．

参考文献

1) 澤　芳樹：PCPSの現況と展望．Clin Eng **22**：523-529，2011
2) ELSO Guidelines＜http://www.elso.med.umich.edu/WordForms/ELSOGuidelinesGeneralJapaneseTranslation.pdf＞［cited 2013 Sep 16］
3) 赤嶺　斉，新見能成：ECMOの生理学．Intensivist **5**：269-278，2013
4) 急性心不全治療ガイドライン＜http://www.j-circ.or.jp/guideline/pdf/JCS2011_izumi_h.pdf＞［cited 2013 Sep 16］
5) 急性および慢性心筋炎の診断・治療に関するガイドライン＜http://www.j-circ.or.jp/guideline/pdf/JCS2009_izumi_d.pdf＞［cited 2013 Sep 16］
6) 長尾　健：心肺停止患者に対する心肺補助装置等を用いた高度救命処置の効果と費用に関する多施設共同研究デザインの科学的側面・プロトコル．厚生労働科学研究費補助金研究報告書，平成19～21年度総合研究報告書，p23-30，2010年
7) Textoris J, Fouché L, Wiramus S et al：High central venous oxygen saturation in the latter stages of septic shock is associated with increased mortality. Critical Care **15**：R176, 2011
8) Brodie D, Bacchetta M：Extracorporeal membrane oxygenation for ARDS in adults. N Engl J Med **365**：1905-1914, 2011
9) Dellinger RP, Levy MM, Rhodes A：Surviving Sepsis Campaign：international guidelines for management of severe sepsis and septic shock, 2012. Intensive Care Med **39**：165-228, 2013
10) 長屋昌宏：ECMO方式の種類と特徴．新生児ECMO．名古屋大学出版会，名古屋，p46-61，2008
11) 安野　誠，戸田久美子，花田琢磨ほか：PCPSの新たな結露対策について．体外循環技術**37**：436-439，2010

15 補助人工心臓

　補助人工心臓治療は，重症心不全患者に対して左心，右心または両心補助循環を行うことにより，不全状態に陥った自己心の回復，心臓移植までのブリッジ，または終身循環補助（destination 治療）を目指す循環補助手段である．今日の日本では，心臓移植施行例の大部分が補助人工心臓による循環補助を施行されている症例である．2011年以降，植込み型連続流式補助人工心臓の使用症例が増加し，在宅療養も可能となり今後の発展が期待されている．

I 歴史

　補助人工心臓は米国では1960年代から開発が開始され，1980年代からは心臓移植へのブリッジとして普及した．日本では，1980年代に空気圧駆動式体外設置型補助人工心臓として東京大学のグループがゼオン補助人工心臓[1]を，国立循環器病センター（現国立循環器病研究センター）のグループが東洋紡績社製補助人工心臓（現ニプロ社製補助人工心臓）[2,3]の開発をそれぞれ行った．1986年からの臨床試験を経て1990年に両者とも製造販売承認を取得した．その後，1994年に保険償還がなされた．東洋紡補助人工心臓は自己心の回復までの短期使用から開始され，1999年より脱血部位が左房から左室に変更になり，また，小型携帯型駆動装置の開発[4]などを経て，心臓の回復までの一時使用や心臓移植へのブリッジとしての使用が現在まで続いている．2012年9月までに総計902例に使用されるに至っている．ゼオン補助人工心臓はその後製造販売が中止された．1990年代には欧米では体内設置型補助人工心臓が心臓移植へのブリッジ使用として広がった．本邦でも1996年からの臨床試験を経て，Novacor LVAD（Baxter社製，その後Edwards Lifesciences社製，World Heart社製へと変更）が2004年より保険償還になり臨床使用されたが，2年で使用が中止された．HeartMate XVE（Thoratec社製）は臨床試験を経て2009年に製造販売承認取得まで至ったが，承認時には欧米ではすでに次世代への移行が進んでおり，わが国では保険償還を受けられないままとなった．

　補助人工心臓の状況を大きく変えたのは，1990年代に急速に開発が進んだ連続流式補助人工心臓の出現であった．欧米では，1998年に軸流ポンプであるMicroMed社製DeBakey VADの臨床使用が開始されて以降，次々とJarvik Heart社製Jarvik2000，Thoratec社製HeartMate IIなどの臨床使用が開始された．遠心ポンプ型補助人工心臓については，長期循環補助を目的としたテルモ社製DuraHeartが欧米で臨床使用に至った．日本では連続流式補助人工心臓としてわが国ではじめて2005年からサンメディカル技術研究所製EVAHEARTの臨床試験が行われた．両者は2010年に日本で製造販売

承認を取得し，2011年より保険償還下における臨床使用が開始されている．その後，2013年よりHeartMate IIが，2014年よりJarvik2000がそれぞれ製造販売承認を取得し，保険償還下における臨床使用が開始されている．

II 適応と分類

A 補助人工心臓の適応

　重症心不全患者に対する補助人工心臓の適応は，循環動態の上では，薬物治療，適正な前負荷，酸塩基平衡の補正などの最大限の内科的治療，大動脈内バルーンパンピングによる循環補助にもかかわらず，低心拍出量症候群の状態にあることである．NYHAクラスはIIIまたはIV（IVの既往）の症例，AHA/ACCのstage Dに該当する症例が対象となる．年齢については，体外設置型は適応制限がないが，植込み型補助人工心臓の適応は心臓移植を前提とするため，心臓移植適応と同じく65歳未満に限定される．

　適応疾患は，植込み型補助人工心臓においては，後天性心疾患では心臓移植適応となる疾患に限定され，特発性心筋症，二次性心筋症，虚血性心筋症，致死性不整脈による血行動態の破綻や心不全を繰り返す症例が含まれる．二次性心筋症には，心サルコイドーシス，アドリアマイシン心筋症などの薬剤性心筋症，ウイルス心筋炎，好酸球心筋炎，巨細胞心筋炎などに伴い二次性に心筋症に至った疾患や心臓移植適応となりうる予後不良と判断されないBecker型などの筋ジストロフィーが含まれる．先天性心疾患では，単心室，大血管転位症，右室流出路狭窄疾患などが含まれる．体外設置型補助人工心臓の場合はこれらに加えて，心臓移植を前提としない急性心不全，すなわち，心臓手術後の人工心肺離脱困難，急性心筋梗塞，劇症心筋炎などが含まれる．

　米国ではINTERMACS（Interagency Registry for Mechanically Assisted Circulatory Support）というレジストリー制度があり[6]，日本でもJ-MACS（Japanese Registry for Mechanically Assisted Circulatory Support）というレジストリー制度が2010年から開始されている[7]．これらにおいては，補助人工心臓の適応病態は以下の7つのprofileに分類されている．

　　profile 1：critical cardiogenic shock
　　profile 2：progressive decline
　　profile 3：stable but inotrope dependent
　　profile 4：resting symptom
　　profile 5：exertion intolerant
　　profile 6：exertion limited
　　profile 7：advanced NYHA III

　profile 1は重症のショック状態にある症例であり，体外設置型補助人工心臓は適応となりうるが，植込み型補助人工心臓の適応外になる．今日の日本で植込み型補助人工心臓の適応となるのは，profile 2，profile 3となっている．profile 4〜6は原則としては適応外になるが，profile 4においても強心薬からは一時的に離脱していたり，医学的に強

心薬使用が好ましくないが，心不全により臓器障害が進行しつつある症例は適応と考えられる．profile 4～6においても致死性の不整脈modifier Aすなわち1週間に2回以上植込み型除細動器の適正作動を認めた症例は植込み型補助人工心臓の適応となる．

　植込み型補助人工心臓については，現在の日本では心臓移植までのブリッジのみが適応とされているため，植込み型補助人工心臓の適応を考慮する前に心臓移植に関して検討を行い，適応と判断されることが前提条件になる．すなわち，植込み実施施設，および関連する心臓移植実施施設において心臓移植適応検討員会を開催し，移植適応であると判断されることが第一歩になる．引き続き，患者および家族の同意のもとに日本循環器学会心臓移植委員会に申請し，同委員会において移植適応ありと判断されてはじめて植込み実施施設で植込み型補助人工心臓の適応の可否が判断されることになる．植込み実施施設では，植込み型補助人工心臓適応検討員会を開催し，判断を行う．ただし，以下に述べるINTERMACS profile 2の状態にある場合には，日本循環器学会心臓移植委員会に申請した時点での植込みが認められる．ただし，植込み実施施設は植込み実施後1ヵ月以内に事後検証を申請し，植込み型補助人工心臓適応の妥当性に関する検証を受けることが必要である．現在，心臓移植を前提としないdestination治療としての植込み型補助人工心臓適応の検討が進んでいるが詳細はまだ確定していない．

　補助人工心臓の適応のうえでは，全身状態，とくに他の臓器の障害の程度の判断は重要である．高度心不全の進行によって他の臓器障害が進行するなどして全身状態が悪化した症例においては，補助人工心臓治療の臨床成績は顕著に不良となるので，どの時点をもって内科的治療などの補助人工心臓治療以外の治療の限界と判断するのかは非常に重要かつ難しい判定となる．回復不能な腎障害，肝障害，呼吸不全，および不可逆性多臓器不全や，出血傾向などの高度な血液障害，重症中枢神経疾患，重症感染症，精神障害，予後不良な悪性腫瘍や膠原病などの全身疾患の存在，不可逆性肺高血圧症などによって，補助人工心臓治療を施行しても状態の改善が期待しえない場合には適応外とされる．また，開心術後2週間程度の早期（植込み型補助人工心臓の場合），治療困難な腹部大動脈瘤や末梢血管疾患，心室中隔破裂，胸部大動脈の高度の石灰化なども適応外である．胸部大動脈瘤，心室瘤，大動脈弁機械弁については原則としては適応外であるが，経験数の多い施設において手術リスクを高めることなく，同時手術によって修復可能と判断されるものは除外される．大動脈弁逆流が存在する場合，補助人工心臓によって，左室から大動脈に送られた血液の逆流が発生するため，原則として中等度以上の大動脈弁逆流は適応外となるが，大動脈弁置換術（ただし生体弁に限定される），弁形成術などを追加することで適応可能となりうる．

　このほか，妊娠中，著しい肥満，輸血拒否など施設内の適応委員会が不適当と判断した場合も適応から除外される．

　最後に，治療への理解という点も補助人工心臓の適応では重要である．患者本人の植込み型補助人工心臓治療の内容，限界，併発症について理解と，家族の理解と支援が得られる必要がある．

B 補助人工心臓の分類

補助人工心臓はその特徴などによっていくつかの種類に分類される．

1 補助人工心臓の目的による分類

補助人工心臓が用いられる目的には3つの状況がある．第一は重症心筋梗塞急性期，心筋炎，体外循環離脱困難などを対象とした一時的循環補助で，心機能の回復による補助人工心臓からの離脱を前提としている．第二は重症心不全症例において心臓移植適応患者に対する心臓移植までのブリッジを目的とした循環補助である．第三はブリッジではなく，終身使用を目的とした循環補助であり，destination治療と呼ばれる．

2 血液ポンプが体内にあるか体外にあるかによる分類

血液ポンプが体外にある場合には体外設置型，体内にある場合には体内設置型（植込み型）と分類される．体外設置型では血液ポンプは体外に設置されるために，血液ポンプに接続される送脱血管が皮膚を貫通する．一方，体内設置型は血液ポンプが体内に設置される．体外設置型は送脱血管が皮膚を貫通するため貫通部の感染症，疼痛の発生の可能性があり，貫通部を保護するために生活，行動に制限が生じ，患者のquality of life (QOL)は低下する．また，本邦では一般に体外設置型の血液ポンプを装着しての生活は院内に限定され，退院は困難である．また，血液ポンプの破損，脱落などが発生する可能性がある．一方，体内に血液ポンプを植込むポケットを作製する必要がないため比較的体格が小さい症例にも適応が可能である．血液ポンプが体外にあるために血液ポンプの血栓形成などの問題が発生した際にも，体内設置型に比較して血液ポンプ交換による侵襲が少ないという利点がある．体内設置型は血液ポンプが体内にあり，体外に設置したドライバーと皮膚を貫通するドライブラインを介して接続される．患者のQOLも高く，自宅療養や就業就学なども行える可能性がある．しかしながら血液ポンプの容積分の植込み場所を体内に作製する必要があるために適応できる症例の体格が制限され，小児，小さな体格の症例には適応が困難となる．また，体内に設置した血液ポンプが周辺臓器に接触や圧迫をするために臓器の損傷や機能障害を起こす可能性がある．また，血液ポンプの交換を行うためには再手術を要する．

3 左心補助と右心補助

左房または左室から脱血し，大動脈に送血する補助人工心臓を用いる場合は左心補助と分類される．これに対して右房または右室から脱血し，肺動脈に送血する補助人工心臓を用いる場合には右心補助と分類される．左右両方に用いる場合には両心補助と呼ばれる．

4 対象とする疾患による分類

　対象とする患者の病態が急性の病態，すなわち，心筋梗塞，心筋炎，体外循環離脱困難などの急性の病態に対して，心機能を含む全身状態の改善を図るまでの期間に適応される人工心臓は，一般には拍動流式，または連続流式の体外設置型補助人工心臓が使用される．ただし，病態によっては離脱が困難になる場合が存在するため，心臓移植へのブリッジやdestination治療に移行する場合もある．その場合，長期管理が可能な体内設置型補助人工心臓にブリッジするbridge to bridgeという方法も検討されることがあるが，デバイスの選択，再手術に伴うリスクなどの課題がある．心筋症などの悪化に伴い心臓移植へのブリッジやdestination治療などの長期循環補助を目的とした場合は，一般に可能であれば，植込み型補助人工心臓の使用が第一選択となる．ただし，小児を含む体格が小さな症例に対しては適応が困難な場合が多く，その場合には体外設置型補助人工心臓の使用が選択されることになる．

5 作り出す血流による分類

　補助人工心臓が生み出す血流の状態によって拍動流式と連続流式に分類される．拍動流式は一定の容積をもつチャンバーのなかに血液を能動的，または受動的に取り込み，ダイアフラムなどが動くことによって血液を拍出するものである．原理上弁の存在が必須である．一方，連続流式はインペラーが高速度で回転することによって発生する遠心力を利用して血液を送り出すものである．拍動流式は生理的な拍動流を作製できることが利点であるが，弁を必要とするため，コストが比較的高く，弁自体の血栓症や損傷などの可能性がある．また，血液を溜めるチャンバーを必要とするため小型化に限界があり，送脱血に伴いダイアフラムや弁からのノイズが患者のQOLを低下させる可能性もある．また，これらの構造に伴い一般に低価格化が困難な傾向がある．

a. 拍動流式補助人工心臓

　本邦で開発され，現在もっとも多く使われている国立循環器病センター型空気圧駆動式東洋紡績（現ニプロ）社製補助人工心臓（図1）や，急性心不全に対して数日間の使用が行われるAbiomed社製BVS5000（現在は使用中止），Berlin Heart社製EXCOR空気圧駆動式補助人工心臓（図2，小児用のみ2015年に製造販売承認取得），Thoratec社製Thoratec空気圧駆動式補助人工心臓（日本では未使用），植込み型であり心臓移植へのブリッジに主に使用されてきたWorld Heart社製Novacor，Thoratec社製HeartMateなどが代表的である．拍動流式人工心臓には，その駆動方式から空気圧駆動式と電気駆動式がある．空気圧駆動式は体外に設置した駆動装置からの空気圧によって駆動する人工心臓で，本邦で開発された国立循環器病センター型東洋紡績（現ニプロ）社製補助人工心臓，海外で使用されているThoratec社製Thoratec，HeartMate IPなどがあげられる．電気駆動式人工心臓は，World Heart社製NovacorとThoratec社製HeartMate VE（および改良型のXVE）が代表である．両者ともバッテリやコントローラを除くポンプ部分を体内に植込む形となっており，植込み手術を受けた患者の多くは状態の安定を

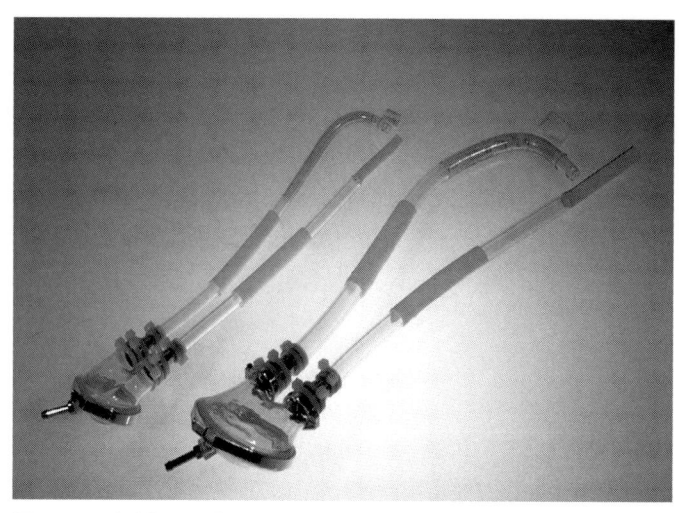

図1 国立循環器病センター型空気圧駆動式東洋紡績社製補助人工心臓（現ニプロ社製補助人工心臓）

（国立循環器病研究センター提供）

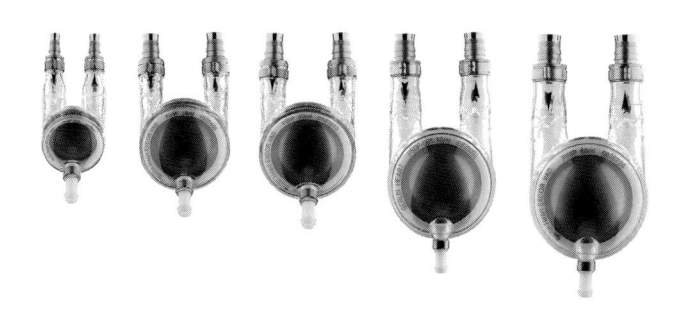

図2 EXCOR補助人工心臓

（Berlin Heart社提供）

待って，院外外出または自宅における生活が可能であるという利点を有する．しかしながら，その大きさのため，適応患者の体格に制限がある．

現状では拍動流式補助人工心臓は，両心補助，bridge to bridge使用，小児症例のために体外設置型のEXCOR（図2），Thoratec（ただし日本での使用はない），国立循環器病センター型東洋紡績（現ニプロ）社製補助人工心臓が使用される以外には，成人例の心臓移植へのブリッジやdestination治療に使用されることはまれになっている．体外設置型のEXCORは欧米では小児用の補助人工心臓として使用されているが，医師主導の臨床研究が施行され，2015年に製造販売承認を取得した．今後小児への臨床使用が開始される見込みである．

・国立循環器病センター型東洋紡績（現ニプロ）社製補助人工心臓（図1）

国立循環器病研究センターにおいて開発された体外設置型の空気圧駆動式補助人工心臓であり，1994年からは健康保険の適用を受けての臨床使用が行われてきている．現在までのところ本邦でもっとも数多く用いられてきた補助人工心臓である．以前は左房

脱血方式であったが1999年からは左室脱血方式の使用が可能となり，臨床成績は大きく向上し，同時に適応症例が増加した．一方，駆動装置が大型かつ高い消費電力を必要とするなど移動に不向きな構造であるため，装着患者の院内行動が制限され，また心臓移植施設に他院より患者を搬送するうえで移動が非常に煩雑かつ多大な費用を要することが問題となっていた．このような問題点を解決すべく，国立循環器病研究センターでは電気油圧式アクチュエータを応用した小型，軽量，低消費電力の携帯型駆動装置の開発が行われた[4]．

・World Heart社製Novacor[8,9]

米国にて開発された電磁力駆動プッシャープレート型の拍動流式補助人工心臓であり，血液ポンプは体内に植込まれ，皮膚を貫くドライブラインを介して体外のバッテリ，コントローラに接続される．心臓移植へのブリッジおよび終身使用として広く臨床使用が行われた．本邦においては健康保険のもとでの使用が可能となったが，その条件は心臓移植が高度先進医療に認定されている施設において人工心臓手術時にすでに心臓移植登録がなされている虚血性心筋症以外の症例というもので，現実的な使用は限定的であった．その後日本での使用が中止され，引き続き欧米においても製造販売終了に至った．

・Thoratec社製HeartMate[10]

HeartMateは拍動流式の植込み型補助人工心臓である．駆動形式上，空気圧駆動式のIPとモータ駆動のプッシャープレートを有するVE（改良型はXVE）の2種類がある．血液ポンプは体内に植込まれ皮膚を貫通するドライブラインを介して体外に設置されるバッテリ，コントローラに接続される．欧米では，心臓移植へのブリッジ，終身使用いずれにおいても広く使用されてきた．ただし，体表面積1.5 m^2以上という適応体格に制限があり，また，大型の血液ポンプ，太い皮膚貫通ドライブラインによる感染症の発生，人工弁不全，ポンプモータ機能不全が散見され，長期間の使用には課題を有していた．

補助人工心臓使用が従来の内科的治療に比較して生存の延長を可能とする有効な治療法であるかどうかについては，心臓移植適応外の患者に対して無作為前向き臨床試験であるREMATCH trialが実施されたが，本研究はこのHeartMateを用いて行われている[11]．2001年の報告によると，心臓移植適応から外れた129例のNYHA IV度の患者を2群に分け，68例はHeartMateにて循環補助を行い，もう一方の61例は最大限の内科的治療が行われた．内科的治療群に比較して循環補助群は生活の質の向上が顕著であり，1年生存率では内科的治療群25%に対して補助循環群は52%であり，2年生存率は内科的治療群8%に対して補助循環群は23%と，補助循環群が有意に高率であった．また自宅待機期間の中間値においても，内科的治療群106日に対して補助循環群は340日と補助循環群が明らかに長いなど，全体として補助循環の優位性が示された．さらに，2003年のREMATCH trial全体の結果によると，2年生存率は内科的治療群が8%であったのに対して補助循環群は32%と，その差はさらに顕著であった．この結果は，当初のREMATCH trialでは補助循環群の死亡原因の半数弱を敗血症が占めていたことから，後半はより厳しい患者選択を行った結果であるという．このように補助循環は終身治療という点においても内科的治療に比較してより成績が良好であることが示されたが，一方で2年までの期間における血栓塞栓症や人工心臓の機械的問題の発生が認められることが明らかになり，さらに長期耐久性と抗血栓性に優れたデバイスの出現が望まれた．

b. 連続流式補助人工心臓

　連続流式補助人工心臓は軸流ポンプ型と遠心ポンプ型がある．現在では植込み型補助人工心臓としてはほぼすべてに連続流式補助人工心臓が用いられるに至っている．

　軸流ポンプに関しては，1998年にMicroMed社製DeBakey VAD[12]から臨床使用が開始された．遠心ポンプ式補助人工心臓については，テルモ社製DuraHeart，サンメディカル技術研究所製EVAHEARTから臨床使用が開始された．連続流式補助人工心臓については「Ⅳ. 最新の機種」で詳説する．

　世界ではじめて臨床使用された植込み型連続流式軸流ポンプ補助人工心臓MicroMed社製DeBakey VADは，重量が93 gのチタン製の軸流ポンプ式の補助人工心臓である．セラミックベアリングを軸受にする永久磁石内蔵のインペラーが回転して血液を駆出する．体外に設置されるコントローラ，バッテリとポンプは皮膚を介して連絡される．1998年に世界ではじめて軸流ポンプ式の植込み型補助人工心臓として臨床使用がなされ，主に心臓移植へのブリッジを目的とした補助人工心臓として広く使用されたが，より臨床成績が良好な後継システムの出現などによりその歴史的役割を終えた．

Ⅲ　安全対策

　補助人工心臓の管理上の問題点となる主なものは，出血，血栓塞栓症，感染症，不整脈の発生，右心不全の発生などがあげられる．出血は術後急性期にもっとも留意しなくてはならない合併症である．補助人工心臓の手術を受ける患者の多くは術前からの肝機能障害などによって出血が起こりやすい状況にあるためである．植込み型補助人工心臓の場合は，植込みポケット作製など剥離範囲が体外式補助人工心臓よりも大きくなる傾向にあるため，出血にはさらに留意が必要である．連続流式補助人工心臓のうちとくに軸流ポンプ補助人工心臓において，術後消化管出血の発生が散見されている．その原因としては，二次性von Willebrand病の病態となることや消化管の動静脈瘻の発生などが指摘されているが，原因の解明と対策の確立が望まれる[13]．このほかの管理上の問題点としては，血栓塞栓症と感染症がとくに重要である．すべての補助人工心臓において厳密な抗凝血療法の管理が非常に重要であり，とくに中枢神経系への血栓塞栓症の発生は補助人工心臓の成績向上の最大の阻害因子の一つである．補助人工心臓のカニューレやドライブラインの皮膚貫通部，植込み型補助人工心臓のポケットにおける感染症は多くの場合難治性で，非常に重要な課題と言える．このほか，不整脈の発生や，左心補助人工心臓使用時には右心機能は基本的には補助されないため，術前からの右心不全が顕在化したり，手術自体や人工心肺，輸血の影響，さらには，左右心室間相互作用によっても術後右心不全の発生を認めることがあるので慎重な管理が重要であり，症例によっては右心補助人工心臓の装着を必要とする．

　デバイスのメンテナンスは非常に重要である．それぞれの補助人工心臓システムの基本構造，アラーム機構，特徴，相違点などを理解して機器管理を行うことが重要である．

　植込み型補助人工心臓装着患者においては，在宅・外来治療，社会復帰の可能性があり，在宅環境における安全管理は新たな重要課題である．在宅・外来治療においては，

通常の外来診療で行われる医学的管理に加えて，以下の項目に関して患者本人，家族，医療者が協力して取り組むことが必要である．

A 機器の管理

患者および家族は自宅治療中にも退院トレーニングにおいて施行したように，慎重に機器の観察，メンテナンスを施行するように努める．

B 創部の管理

外来受診時には医師，および看護師は創部の状態について評価するとともに，可能な状況であれば毎回創部の消毒処置を患者自身に行わせ，その手技の確認とアドバイスを行う．

C 体調管理

在宅治療中には通常の健康上の注意に加えて，病状や治療内容，補助人工心臓の使用に伴う注意点などに関して十分な理解のもとに体調管理を行うよう継続的な指導を行う．患者日誌などを継続的に記録するよう指導することも有効であると考えられる．

D 緊急時の対応と医療機関への報告

緊急時には，患者または家族は医療者に連絡するが，連絡先の確認と医療機関側の連絡体制，受け入れ体制の整備が重要である．

社会復帰にあたっては，会社勤務や通学の許可，開始のためにはその準備と医療者側の支援が必須となる．具体的には，通勤通学経路の安全確保，職場環境の確認と整備，勤務先，通学先の理解と協力，可能であれば補助人工心臓に関する基本事項と緊急対応に関するトレーニングの実施などを検討する必要がある．なお，補助人工心臓使用中においては，自動車，自動二輪車，自転車などの運転は許可されていない．このほかの補助人工心臓装着患者の社会的活動の制限範囲と許可範囲については，今後検討，整備していくことが必要である．

IV 最新の機種

・サンメディカル技術研究所製EVAHEART

EVAHEART（**図3**)[14, 15] はサンメディカル技術研究所，東京女子医科大学，早稲田大学などの共同研究で開発された日本発の連続流式補助人工心臓である．血液ポンプは重量420gの遠心ポンプで，体外のコントローラと皮膚を介したドライブラインで接続される．この補助人工心臓が他のシステムと大きく異なる点として，従来問題であった血

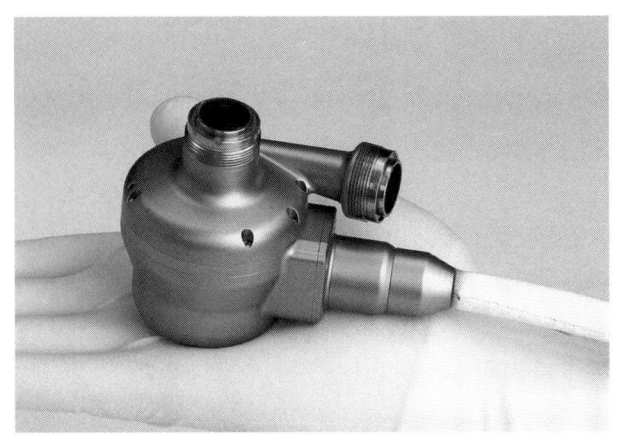

図3 EVAHEART 補助人工心臓
（サンメディカル技術研究所提供）

液接触ベアリングシステム，血液接触軸受を排除し，これに代わって滅菌された純水が遠心ポンプのモータ内部を灌流し，回転軸受潤滑，血液シールの維持，モータの冷却を行ってポンプとコントローラの間を循環するシステムを採用した点にある．これによって小型で非常に強力なポンプでありながら，軸受は流体潤滑によってほぼ非接触で回転するため磨耗がほとんどなく，軸受の寿命が半永久的となっている．従来コントローラが大型であったが，2013年より小型化された．2005年より臨床試験が開始され，2010年に製造販売承認を取得，2011年より保険償還下の臨床使用が行われている．臨床試験では18例に使用され，Kaplan-Meier生存率は6ヵ月89％，1年83％，2年72％，3年72％であった．また，市販後96例を植込み時点で，生存率は6ヵ月93.4％，1年87.4％，2年87.4％であった[16]．

・**テルモ社製DuraHeart（図4）**[17〜19]

DuraHeartは血液室内の軸受や軸シールを排除した磁気浮上型の遠心ポンプである．回転する羽根車は永久磁石を埋め込まれたリングと磁性金属リングではさまれている．羽根車はモータドライバに設置された永久磁石と羽根車の永久磁石リングとの間の磁気カップリングによって回転され，その遠心力によって血液を駆出する一方で，モータと反対側に配置された電磁石で羽根車の磁性金属リングを吸引し，羽根車が常に血液室内に浮いた状態で回転するように制御される．このため，血液ポンプ室内には機械的摩擦が一切発生しないことになり，長期耐久性の飛躍的向上と血栓の発生の抑止が期待されるというものである．2004年4月より欧州での臨床試験から臨床使用が開始され，2007年からCEマーク取得下の使用が開始された．2009年の報告によると，89例の植込みにおけるKaplan-Meier生存率は1年80％であった．日本では臨床試験で6例に使用され2010年に製造販売承認を取得，2011年より保険償還下の臨床使用が行われている．しかし，血液ポンプドライブライン内のドライブライン断線により磁気浮上モードから動圧軸受モードに移行する現象が多発し，2011年12月から販売自粛となったが，改良によって2013年10月から臨床使用が再開可能となった．

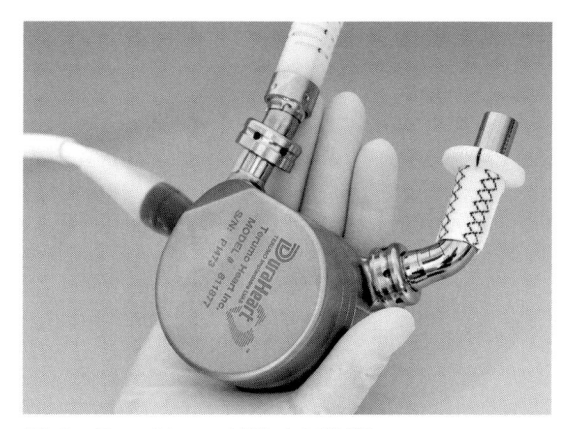

図4 DuraHeart 補助人工心臓
(テルモ社提供)

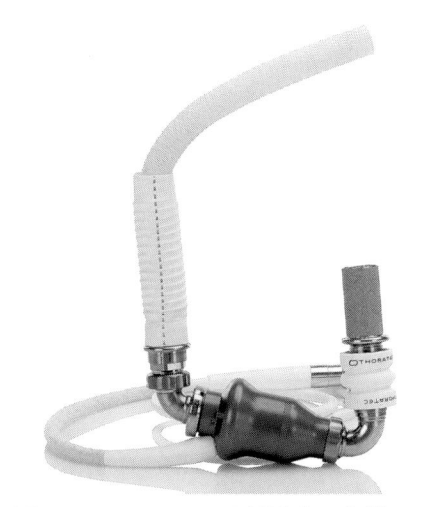

図5 HeartMate II 補助人工心臓
(Thoratec社,ニプロ社提供)

・HeartMate II（図5）

　重量が340gの軸流ポンプ補助人工心臓である．血液ポンプはチタン製で，羽根車が2個の軸受によって支持されており，軸受はルビーとセラミックの組み合わせになっている．ポンプの回転数は6,000〜15,000回転にて駆動可能であるが，臨床使用においては8,000〜10,000回転で使用されるのが一般的である．血液ポンプ室と送脱血管を連絡するエルボ部分はチタンビーズによるラフサーフェイス構造をとっている．ドライブラインは直径8 mmと細径で，体内部分は癒着促進のためフェルトファブリック被覆されている．送血管は直径14 mmのアルブミン処理人工血管である．血液ポンプ接合部付近は屈曲を予防するベントリリーフがついている．脱血管は左室心尖部にカフを縫合のうえ挿入される．左室に挿入される先端部分はチタンビーズによるラフサーフェイス構造によって血栓形成の抑制をはかっている．脱血管中央部分はシリコンチューブに被覆された人工血管部分があり，人工血管はアルブミン処理されている．この人工血管部分に

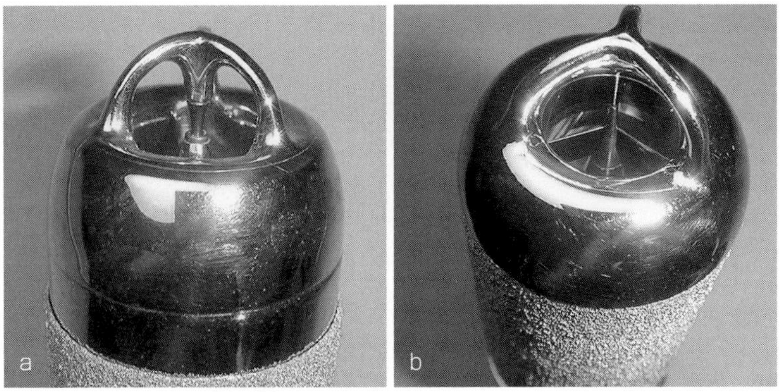

図6　Jarvik2000 補助人工心臓
a：ピンベアリングタイプ，b：コーンベアリングタイプ．
（Jarvik Heart社提供）

よって脱血管挿入角度の自由度が高められている．コントローラは重さ650 gと小型で，ポシェットとしてやズボンのベルトに固定して携帯する形になっている．バッテリは500 gで，コントローラに常時2個接続されるようになっている．2つのバッテリで合計7～10時間の駆動ができる．米国において施行された281例を対象とした心臓移植へのブリッジとしての臨床試験において，18ヵ月後におけるKaplan-Meier生存率は73%であった[20]．destination治療としての臨床試験においては[21]，HeartMate XVEとの比較で施行されたが，Kaplan-Meier生存率は2年においてHeartMate II 58%に対しHeartMate XVE 24%と顕著にHeartMate IIにおいて良好であり，destination治療の認可を取得している．現在，HeartMate IIは世界でもっとも臨床使用されている補助人工心臓となり，2013年1月の時点において13,000例以上に使用されており，最長8年以上の症例も報告されている．また，日本では6例に対して臨床試験が施行され[22]，2013年に製造販売承認を取得し，保険償還下の植込みが施行されている．

・Jarvik Heart社製Jarvik2000（図6）

　重量が90 gの左室内に植込む形式の軸流ポンプである．したがってインフローグラフトをもたない．セラミックベアリングを軸受にする永久磁石内蔵のインペラーが回転して血液を駆出する．植込み形式には，他のデバイス同様アウトフローグラフトを上行大動脈に縫着する方法と胸部下行大動脈に縫着する方法がある．コントローラ，バッテリは体外に設置され皮膚を介してポンプと連絡されるが，皮膚を貫通する部位として，他のデバイス同様腹部の皮膚を介する方法と終身使用を目的とした後耳介部の頭蓋骨に埋め込んだボタンを皮膚から出す形式の2つの方法がある．欧州では，終身使用を目的とした臨床試験が行われ，その報告によると心臓移植の適応外と判断された末期重症心不全症例17例に実施され，1，2，3年生存率はそれぞれ56%，47%，24%であった[23]．引き続き欧州では臨床試験が行われ，心臓移植へのブリッジ，終身使用いずれについてもCEマークを取得している．米国においては，心臓移植へのブリッジ使用として臨床試験が施行され，2012年までに終了した．本邦においては，6例に対して臨床試験が施行されており，2014年に製造販売承認を取得した．従来はピンベアリングを有していたが，血栓形成などの問題からコーンベアリングに変更された．これによってKaplan-Meier

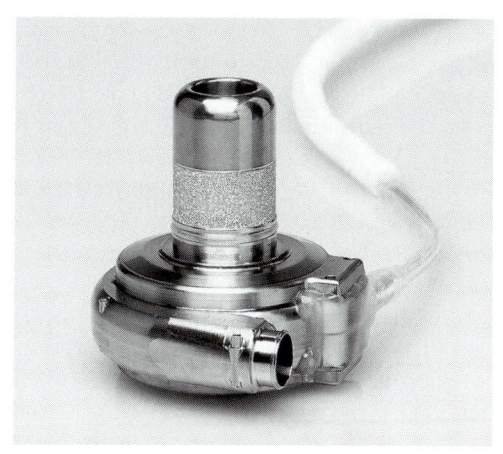

図7 HeartWare 補助人工心臓
(HeartWare 社提供)

生存率は改善したと報告されている．

・HeartWare（図7）

　HeartWare HVAは小型軽量で（容積50 mL, 重量160 g）ポンプポケットを作製せずに胸腔内に植込み可能な植込み型連続流式補助人工心臓である．送血管の人工血管のサイズは10 mmである．コントローラも小型であり，コントローラとバッテリ2個を合計して1.1 kgである．遠心ポンプはmagnetic suspensionとhydrodynamic suspensionを組み合わせた特徴的なベアリングシステムを有しており，回転数領域は1,800〜4,000（推奨回転数は2,400〜3,200）と，ちょうど遠心ポンプと軸流ポンプの中間的位置にあるが，欧州，米国では臨床試験が終了している．本システムにはLavare cycleという血栓予防を目的とした制御システムを選択できるようになっている．米国で2008年から施行されたADVANCE trialでは心臓移植へのブリッジとして140例に使用され，Kaplan-Meier生存率は6ヵ月94%，1年86%で，ポンプ血栓症によるポンプ交換は2.1%であった[24]．2012年より心臓移植へのブリッジとして臨床使用が開始されている．日本においては大阪大学のグループが臨床研究にて使用を開始し[25]，その後臨床試験が進行しつつある．

　重症心不全症例の治療体系において，補助人工心臓の重要性はますます高まっており，とくに，ドナー不足に悩む心臓移植の有効な補助手段として認知されつつある．今後，連続流式補助人工心臓などのさらなる進歩，臨床実績の積み重ねによって，重症心不全症例に対する補助人工心臓治療はさらなる発展を遂げることが期待される．

参考文献

1) Sato N, Mohri H, Sezai Y et al：Multi-institutional evaluation of the tokyo university ventricular assist system. ASAIO Trans **36**：M708-711, 1990
2) Takano H, Taenaka Y, Noda H et al：Multi-institutional studies of the national cardiovascular center ventricular assist system：use in 92 patients. ASAIO Trans **35**：541-544, 1989

3) Takano H, Nakatani T：Ventricular assist systems：experience in Japan with Toyobo pump and Zeon pump. Ann Thorac Surg **61**：317-322, 1996
4) Nishinaka T, Taenaka Y, Tatsumi E et al：Development of a compact portable driver for a pneumatic ventricular assist device. J Artif Organs **10**：236-239, 2007
5) 重症心不全に対する植込型補助人工心臓治療ガイドライン，日本循環器病学会・日本心臓血管外科学会合同ガイドライン（2011-2012年度合同研究班報告）
6) ＜http://www.uab.edu/intermacs/＞
7) ＜http://info.pmda.go.jp/kyoten_kiki/track.html＞
8) Daniel MA, Lee J, LaForge DH et al：Clinical evaluation of the novacor totally implantable ventricular assist system. Current status. ASAIO Trans **37**：M423-425, 1991
9) Miller PJ, Billich TJ, LaForge DH et al：Initial clinical experience with a wearable controller for the novacor left ventricular assist system. ASAIO J **40**：M465-470, 1994
10) Frazier OH, Rose EA, Macmanus Q et al：Multicenter clinical evaluation of the heartmate 1000 ip left ventricular assist device. Ann Thorac Surgery **53**：1080-1090, 1992
11) Rose EA, Gelijns AC, Moskowitz AJ et al：Long-term use of a left ventricular assist device for end-stage heart failure. N Engl J Med **345**：1435-1443, 2001
12) Wieselthaler GM, Schima H, Hiesmayr M et al：First clinical experience with the DeBakey VAD continuous-axial-flow pump for bridge to transplantation. Circulation **101**：356-359, 2000
13) Heilmann C, Geisen U, Beyersdorf F：Acquired von willebrand syndrome is an early-onset problem in ventricular assist device patients. Eur J Cardio Thorac Surg **40**：1328-1333；discussion 1233, 2011
14) Yamazaki K, Kihara S, Akimoto T et al：Evaheart：An implantable centrifugal blood pump for long-term circulatory support. Jpn J Thorac Cardiovasc Surg **50**：461-465, 2002
15) Yamazaki K, Saito S, Kihara S et al：Completely pulsatile high flow circulatory support with a constant-speed centrifugal blood pump：Mechanisms and early clinical observations. General Thorac Cardiovasc Surg **55**：158-162, 2007
16) Saito S, Yamazaki K, Nishinaka T et al；J-MACS Research Group：Post-approval study of a highly pulsed, low-shear-rate, continuous-flow, left ventricular assist device, EVAHEART：a Japanese multicenter study using J-MACS. J Heart Lung Transplant **33**：599-608, 2014
17) Morshuis M, El-Banayosy A, Arusoglu L et al：European experience of duraheart magnetically levitated centrifugal left ventricular assist system. Eur J Cardio Thorac Surg **35**：1020-1027；discussion 1027-1028, 2009
18) Morshuis M, Schoenbrodt M, Nojiri C et al：Duraheart magnetically levitated centrifugal left ventricular assist system for advanced heart failure patients. Exp Rev Med Devices **7**：173-183, 2010
19) Nishinaka T, Schima H, Roethy W et al：The duraheart vad, a magnetically levitated centrifugal pump：The university of vienna bridge-to-transplant experience. Circ J **70**：1421-1425, 2006
20) Pagani FD, Miller LW, Russell SD et al：Extended mechanical circulatory support with a continuous-flow rotary left ventricular assist device. J Am Coll Cardiol **54**：312-321, 2009
21) Slaughter MS, Rogers JG, Milano CA et al：Advanced heart failure treated with continuous-flow left ventricular assist device. N Engl J Med **361**：2241-2251, 2009
22) Kyo S, Ono M, Sawa Y et al：HeartMate II JCI. Results of the prospective multicenter Japanese bridge to transplant study with a continuous-flow left ventricular assist device. J Artif Organs, 2014
23) Siegenthaler MP, Westaby S, Frazier OH et al：Advanced heart failure：Feasibility study of long-term continuous axial flow pump support. Eur Heart J **26**：1031-1038, 2005
24) Najjar SS, Slaughter MS, Pagani FD et al：An analysis of pump thrombus events in patients in the heartware advance bridge to transplant and continued access protocol trial. J Heart Lung Transplant **33**：23-34, 2014
25) Nishi H, Toda K, Miyagawa S et al：Initial experience in Japan with heartware ventricular assist system. J Artif Organs, 2014

16 体外循環の合併症と対策

　体外循環（extracorporeal circulation, cardiopulmonary bypass：CPB）は，心臓血管手術のきわめて重要な補助手段であるが，一方では非生理的な血液循環を行う方法でもある．その合併症は，その操作および手術手技に起因するものと，体外循環の特性から生じる炎症反応が関与するものとがある．後者は，全身性炎症反応症候群（systemic inflammatory response syndrome：SIRS）を起こし，多臓器不全（multiple organ failure：MOF）に至る場合もある．

　本項では，まず体外循環による全身性炎症反応を概説し，続いて体外循環の各合併症とその対策を述べる．

I 体外循環による炎症反応の惹起

　外科的侵襲に加え，体外循環では血液と異物である人工心肺回路（とくに表面積が大きい人工肺）や気体との接触，血液希釈，剪断応力（shear stress）の変化，定常流，低体温，臓器虚血と再灌流傷害，体外循環中の低肺循環，ヘパリンとプロタミンの使用，腸管内グラム陰性菌からのエンドトキシン放出などにより全身性炎症反応が惹起される．この炎症反応には，血漿中の補体系，血液凝固系，線溶系，カリクレイン-ブラジキニン系などの液性因子と，血小板，白血球といった血液細胞や血管内皮細胞などの細胞因子が複雑に関与している．

A 補体系

　補体系は体外循環開始早期より活性化され，直接あるいは炎症細胞を介して細胞傷害を起こす．血液と異物との接触，虚血心の再灌流，エンドトキシン，ヘパリン-プロタミン複合体などにより副経路（alternative pathway）あるいは古典的経路（classic pathway）を介して活性化され，線溶系のプラスミンもC3aの産生を促進する．補体の活性化によりアナフィラトキシンと呼ばれるC3a，C5aなどが産生されると，肥満細胞や顆粒球からヒスタミンや炎症性メディエーターが分泌され，血管拡張による血圧低下，血管透過性の亢進，血管以外の平滑筋の収縮が起こる．C5aは白血球を遊走させ，好中球の凝集，粘着，活性化を起こす．また，各種の補体の相互作用で血小板の活性化や細胞膜傷害が起こる[1～3]．

B 血液凝固系

　ヘパリンを使用しても凝固系カスケードは完全に抑制されるわけではなく，部分的に活性化される．血液が損傷した血管内皮，血管内皮下層，異物と接触するとHageman因子（第XII血液凝固因子）が活性化されXIIaとなり，内因系カスケードが活性化される．同時に，外科的侵襲に伴う組織因子により外因系カスケードも活性化される．結果として体外循環中であってもわずかなフィブリン形成は起こり，凝固因子も低下する．

C 線溶（線維素溶解）系

　体外循環中に血管内皮細胞由来の組織型プラスミノーゲン活性化因子（t-PA）が放出され，フィブリン（線維素）の形成がなくてもプラスミノーゲンからプラスミンへの変換が起こり，生じたプラスミンはフィブリンだけではなくフィブリノゲンなども分解する（一次線溶）．一次線溶の反応効率はきわめて低いが，血液凝固でフィブリンが形成されると，t-PAとプラスミノーゲンがフィブリンに結合することで効率的にプラスミンを生成しフィブリンを分解する（二次線溶）[4]．XIIaにより産生されるカリクレインも線溶系を亢進する．線溶系の亢進は術後出血の大きな要因となる．また，プラスミンは補体系，プレカリクレインなどの活性化にも関係する[1]．

D カリクレイン-ブラジキニン系

　XIIaによりプレカリクレインから産生されるカリクレインは，ブラジキニン産生に働き，低体温もブラジキニン産生を促進する．ブラジキニンは主に肺で不活化されるので，体外循環中の肺循環の低下はブラジキニンの血中濃度の維持に働く[1]．ブラジキニンは，細動脈を拡張し血圧低下をもたらし，炎症反応に深く関係している．

E 好中球

　白血球数は体外循環開始直後に少し減少し，その後は増加に転じ，体外循環終了時には白血球増多を認める．その主体である好中球は，補体C3a, C5aや他のメディエーターにより活性化され，補体の存在場所に遊走し集積する．体外循環中は肺へ集積し，好中球エラスターゼなどの蛋白分解酵素，血管作動物質，ライソソームの加水分解酵素を放出する．好中球の活性化は，体外循環後に生じる肺などの臓器障害，血管透過性の亢進，浮腫などをもたらす[1]．

F 血小板

　体外循環開始直後から回路内面に付着，凝集し，血小板数は減少する．血液吸引でも減少し，気泡型肺よりも膜型肺でより減少する．血小板の質的変化はより重要で，血小板が凝集し活性化されると，表面膜に特殊な受容体を発現する．たとえば，糖蛋白であ

るGPⅡb/Ⅲa複合受容体やGPⅠb受容体が発現する．前者はフィブリノゲンと結合し，後者はvon Willebrand因子と結合する．これらの受容体により異物への付着と凝集が促進される．活性化された血小板から放出さるセロトニン，ADPなどは血小板の付着と凝集をさらに促進し，血小板内のアラキドン酸カスケードも活性化され凝集を促進させる．一連の変化は体外循環による多様な傷害に関与していると考えられている．その後，体外循環の時間経過とともにGPⅠb，GPⅡb/Ⅲa受容体は減少に転じ，血小板機能は低下し術後出血の要因となる[1]．

上記以外にも，血管内皮や免疫系細胞などから分泌される各種サイトカイン，アラキドン酸カスケード，エンドトキシンなどの多くのメディエーターが炎症反応に関与しているが，それらのメカニズムは複雑で解明されていないことも多い．

Ⅱ 体外循環の合併症と対策

A 脳合併症

①びまん性器質的脳障害の主因は，脳の低灌流と塞栓症である．体外循環においては適切な脳灌流の維持は何よりも重要である．体外循環中の脳循環に影響する主な因子として，灌流圧すなわち平均動脈圧（MAP），ヘマトクリット（Ht）値，体外循環流量，脳代謝，動脈血二酸化炭素分圧（$PaCO_2$）があげられる．

とくにMAPは脳灌流に大きく影響する．cerebral autoregulationを保てるMAPは30 mmHgあるいは50 mmHgなど必ずしも明確でないが，成人例でMAPを50〜60 mmHgに設定する施設が多い．高齢者，頸動脈および脳血管病変合併例，高血圧患者，糖尿病患者などの高リスク群では，分水嶺梗塞の予防というよりも，塞栓による脳梗塞を併発したときに病変周囲の血流を保ち，側副血行も期待する意味でMAPを高く設定する必要がある．定常流体外循環に対する拍動流体外循環の優位性に関しては議論が多い[5〜9]．

血液希釈でHt値が下がると血液の粘稠度が下がるので脳灌流量は増す．一方，Ht値が下がりすぎると，標準的灌流量（温度により1.6〜2.4 L/分/m^2）を維持していても全身への酸素供給が不足し，代謝性アシドーシスの進行，血中乳酸値の上昇，中心静脈血酸素飽和度の低下を認め，脳虚血に陥る危険性がある．成人例はHt値が低いと認知障害の発症率が高いとの報告もあり，少なくともHt値20％以上は確保したい．小児ではさらに高いHt値が必要とされる．

低体温にすると脳代謝が下がり酸素需要が減少するので，必要な脳灌流量も低下する．低体温における酸塩基平衡の管理は脳保護にとって重要である．pH-stat管理は，低体温で血液にCO_2を添加する管理である．$PaCO_2$が上昇すると脳血管は拡張し，酸素需要を超えて過流量になる可能性がある．過流量の脳灌流は，脳の冷却には効果的と考えられるが，成人例では微小塞栓が増える可能性が示唆されている．慢性高CO_2血症の患者は別として，成人例では，cerebral autoregulationが保たれるα-stat管理が脳保護

に有利とする報告が多い[5~11]．一方，新生児・乳幼児では，pH-stat管理を推奨する意見も少なくない[12~14]（詳細は「Ⅱ-F. 酸塩基平衡と電解質異常」を参照）．

対策として，体外循環中の脳虚血を避けるために，成人ではMAPを50～60 mmHgに維持し，高リスク患者では60～80 mmHgを目標とする．酸素供給不足にならない全身灌流量（温度により1.6～2.4 L/分/m^2）を保ちHt値を20％以上に維持する．必要によっては脳組織酸素モニタを使用する．成人のpHの管理は原則としてα-stat法を採用する．

②周術期の脳卒中と認知障害は主に術中塞栓症によることが明らかになってきた．体外循環中の抗凝固を維持することは，血栓塞栓症を起こさないという意味で基本となる．ヘパリン投与による目標ACTは施設間で少し差があるが，北米では400～480秒とする施設が多い[15]．術前からのヘパリン療法でアンチトロンビン（アンチトロンビン-Ⅲ，AT-Ⅲと同義）が低下していると，ヘパリン投与にもかかわらずACTの延長が得られないケースもあるので補充が必要である．

対策として体外循環中のACTは400秒以上とする．初期ヘパリン量は300 IU/kgからはじめ，500 IU/kgまで増量してもACTが400秒以上にならなければ，AT-Ⅲ製剤か新鮮凍結血漿を投与する．

③送血カニュレーション，大動脈遮断による大動脈壁のアテロームの脱落を予防することはきわめて重要である．

対策として術前CTによる大動脈壁の評価，術中の経食道心エコー（TEE）に加え，epiaortic echoを行い，石灰化やアテロームが明らかであれば腋窩動脈あるいは大腿動脈を送血部位とすることが適切かを判断する．適切な送血管を選択することも塞栓症を低減させる．大動脈遮断が危険であれば，低体温循環停止下に大動脈切開を加え壁のdebridementや内膜摘除を行った後に遮断するか，人工血管による上行大動脈置換術を行う．このとき，循環停止中の脳保護とdebrisの洗い出しの目的で逆行性脳灌流を併用するのも一法である[16]．冠動脈バイパス術（CABG）では，大動脈側吻合をside-clampではなくcross-clamp中に行うか，on-pump beating CABGまたはoff-pump CABGでは大動脈側吻合用デバイスを用いて行う．僧帽弁手術では大動脈遮断を伴わない心室細動下手術，大動脈弁狭窄症では左室心尖部-下行大動脈バイパス法もオプションである．

④体外循環の誤操作による空気塞栓症は許されない．脱血回路の折れ曲がりや脱血管先端の位置不良による脱血不良から静脈血貯血槽の貯血レベルが低下すると空気を送り込む危険性がある．ベント回路の逆回転でも空気を送り込んでしまう．

陰圧吸引補助脱血では陰圧が強すぎても弱すぎても脱血不良が起こる．また，陰圧ラインフィルタの目詰まりなどで陰圧ラインが閉塞すると静脈貯血槽内が陽圧となる危険性があり，脱血不良，さらに脱血側への空気の逆流，遠心ポンプを介して送血側への空気の流入が起こる．

体外循環回路内で発生あるいは混入する微粒子（血小板凝集塊，フィブリン，脂肪球など）や微小気泡も塞栓となる．気体は低温の液体に多く溶解するので，血液温を低温から復温したときに微小気泡が析出する可能性があり，カニュレーション部での強い圧差によるキャビテーションによる気泡発生もある．

対策として微小気泡を発生させないために，適切なサイズの送血管と脱血管を選び，

過度のベンティングや吸引を避け，急激な加温を行わない．ベント開始前に術野でベント回路の逆回転がないことを確認しておく．体外循環技士は，脱血不良であれば外科医に脱血管と脱血回路の確認を求める．心内の残存空気は体外循環終了時にTEE下で確実に除去する．血液に溶けやすく空気より重いCO_2を心嚢内に持続的に流し，空気をCO_2に置き換える方法も行われる[17]．回路に送血フィルタを組み，各種センサ（静脈貯血槽レベルセンサ，送血側気泡センサ，心筋保護液供給装置気泡センサ）を使用する．陰圧吸引補助脱血システムでは，静脈貯血槽の陽圧防止弁と静脈貯血槽内圧モニタを追加し，陰圧ラインを含めメンテナンスに心掛け，システムを十分に理解した熟練者が操作し，緊急時に陰圧吸引補助脱血から落差脱血に移行できるなどのトラブルシューティングの訓練をしておく．

B 肺合併症

体外循環後の肺機能障害は，軽微なものから急性呼吸窮迫症候群（acute respiratory distress syndrome：ARDS）を呈するものまである．低心機能，高齢，肺疾患，長時間体外循環などが肺機能障害の危険因子である．肺胞-動脈血酸素分圧較差の増大，肺内シャントの増大，肺水腫，肺コンプライアンスの低下，肺血管抵抗の上昇を認め，さらに胸骨切開，気胸，血胸，胸水貯留，横隔神経麻痺，肺炎の合併などにより修飾される．

体外循環によりSIRSが惹起され，補体，好中球，単球，マクロファージ，血小板，血管内皮細胞などの活性化にサイトカインや液性炎症メディエーターが加わって肺傷害が起きると考えられている．なかでも好中球は重要な役割を担っている．好中球は，体外循環中の肺血流の低下により肺に集積し，活性化されて好中球エラスターゼなどの蛋白分解酵素，活性酸素，血管作動物質を放出し肺傷害を起こす．また，各種サイトカインによる直接的な肺傷害もある．

肺内水分量の増加は，体外循環による血液希釈と水分過負荷，心不全による肺うっ血，炎症反応による毛細管の透過性亢進などにより起こる．肺内水分量の増加は，肺コンプライアンスの低下，気道分泌物の増加，肺水腫を起こす．肺サーファクタントの変化も加わり，無気肺の形成，肺内シャントの増大，易感染性となる[1, 2, 18, 19]．

対策として体外循環中は過度の血液希釈と水分過負荷を避け，術後は心機能の安定化，厳重な水分管理，肺炎の予防，適切な呼吸器管理により無気肺を予防し肺内シャントによる換気血流不均等分布を防ぐ．好中球エラスターゼが関与するARDSに対しては，好中球エラスターゼ阻害薬であるシベレスタットナトリウム（エラスポール®）が有効との報告もある[20]．

炎症反応を軽減する目的で，ステロイドの術前投与，白血球除去フィルタ，ヘパリン被覆人工心肺回路，体外循環中の血液濾過（hemofiltration：HF），体外循環中の肺換気，体外循環中の肺循環の維持などが報告されているが，その効果は不定あるいは軽微で一般化していない[2, 18, 19]．

C 腎合併症

　正常時の腎血流量は，動脈圧が80〜200 mmHgであればautoregulationによりほぼ一定で，心拍出量の約20％（約1 L/分）にあたり，腎動静脈間の酸素濃度較差は小さい．腎臓全体では，酸素供給が需要を上回り酸素予備能は高いが，低灌流，低血圧で急性腎障害を起こしやすい．腎血流量の多くは皮質に流れるが，酸素抽出率は低い．腎皮質の糸球体が大量の血液と高い血圧を受けて濾過を行うことと一致する．一方，髄質への血流は相対的に少なく，酸素抽出率はきわめて高い．これは尿細管における再吸収に酸素を必要とするからである．髄質への酸素供給の余裕は少なく，虚血による急性腎障害（acute kidney injury：AKI）の実態は急性尿細管壊死である[21]．

　体外循環中に標準的な灌流圧と灌流量が維持され，術後の血行動態が良好であればAKIの発症率は低いが，危険因子としては，術前からの慢性腎障害がもっとも重要である．そのほかに，高齢者，心不全，糖尿病，女性，末梢動脈病変，慢性閉塞性肺疾患，貧血，緊急手術，体外循環時間の延長，低体温循環停止の併用などである．術後因子として低心拍出量症候群（low output syndrome：LOS）の影響はきわめて大きい．尿糖の再吸収による尿細管のエネルギー負荷を軽減するために血糖のコントロールは重要である[21〜23]．

　対策として周術期のAKI予防には，術前術後を通して適切な水分投与による脱水の予防，体外循環時間の短縮，塞栓症の回避，血行動態の安定化，低酸素血症の回避，造影剤やアミノグリコシドなどの腎毒性物質の制限，貧血の是正，血糖管理が重要である．代用血漿剤のhydroxyethyl starch（HES）製剤の投与も注意を要する．

　非透析患者のAKIに対しては，心拍出量と血圧の維持のために少量のカテコラミン投与を行い，脱水を避ける．水分の過剰投与で腎不全の予防はできないので行わない．ループ利尿薬のAKIに対する有効性はなく，多用すると電解質異常，代謝性アルカローシス，尿細管壊死を招くので慎重に使用する．マニトールがAKIの予防に有効との報告もあるが，利尿効果ではなく活性酸素除去効果によると考えられている．高カリウム血症に対しては，グルコース-インスリン療法（GI療法），$CaCl_2$投与，重炭酸ナトリウム投与によるアシドーシスの是正，水分補正後のループ利尿薬投与，カリウムイオン交換薬投与が行われる．内科治療でAKIの改善がなければ，持続的血液透析濾過（continuous hemodiafiltration：CHDF），血液透析（hemodialysis：HD）などの血液浄化療法が必要となる．

　低腎機能患者に対しては，体外循環中のHFを考慮し，術後は必要に応じてCHDFを行う．

　透析患者に対しては，術前1〜2日前のHDで水分と電解質および酸塩基平衡を適正化し，術中は適宜HFを追加する．術直後は，血行動態への影響が少ないCHDFを行い，安定後にHDに移行するのが一般的である．CHDFは，術後の炎症性サイトカインの低減にも有効とされている[21〜23]．

D 溶血

　溶血で血漿中に遊離したヘモグロビンはハプトグロビンと結合し速やかに血中から除かれる．遊離ヘモグロビン（fHb）の副産物であるヘムはヘモペキシンにより除かれ，主に肝臓と脾臓で分解される．しかし，ハプトグロビンもヘモペキシンも再利用されることはなく，溶血が進行するとfHbが上昇し急性腎障害を起こし，fHbは一酸化窒素（NO）を吸着することでNOの低下を招き，血管抵抗の上昇から微小循環を障害して臓器障害を起こす[24]．また，余剰のヘムは傷害性のフリーラジカルを生む．

　体外循環中の溶血は，乱流と剪断応力により起こり，カーディオトミー吸引，血液と異物との接触，高い陽圧と陰圧で助長され，体外循環時間の延長も溶血を強くする．最近のCell SaverはfHbをほとんど除去できるが，膜が傷んだ赤血球を含むCell Saver血は溶血しやすい．また，保存期間が長い赤血球輸血も溶血しやすい．

　対策として血液と空気の接触を少なくするために血液面の下で血液のみを吸引するように心掛ける．吸子の先端の目詰まりで強い陰圧がかかると溶血しやすいので太い吸子が有利である．ベント吸引は，体外循環離脱時の空気抜きは別として，空気の吸い込みを少なくするために必要以上に強くしない．大量赤血球輸血は保存期間が2週間以内の血液が望ましい．

　溶血の治療法としては，fHbの分解を促進しfHb値を下げるためにハプトグロビンの静脈内投与を行う．オプションとして，NOの吸入，亜硝酸剤の投与，ハプトグロビンの産生を促進するために副腎皮質ホルモンの投与などが考えられるが，いずれも一般的ではない[25, 26]．

E 術後出血

　体外循環使用の術後出血は，外科的出血とは別に，血小板減少とその機能異常，凝固系，線溶系，カリクレイン-ブラジキニン系の活性化，血液希釈，低体温などの多くに因子が関与している．プロタミン投与でACTが術前値に戻ってもヘパリンリバウンドにより再度ACTが延長し凝固不良となることはよく経験する．プロトロンビン時間（PT）あるいは活性化部分トロンボプラスチン時間（APTT）が正常の1.5倍以上，血小板が50,000/μL以下，フィブリノゲン値が100 mg/dL以下になると出血傾向となる．DダイマーおよびFDPの上昇は線溶系の亢進を意味する．出血による循環血液量不足に対しては，晶液，コロイド液あるいは赤血球輸血が行われるが，いずれも大量投与により希釈性の出血傾向を伴う．

　対策として止血機能の回復のために十分に復温する．術後に出血傾向があればACTを測定し，延長していれば2〜3 mLのプロタミン投与でACTが短縮するかを確認する．末梢血検査と凝固系検査（PT，APTT）を行い，場合によっては線溶系検査（FDP，Dダイマー）を行う．凝固因子の補充は新鮮凍結血漿を投与するが，フィブリノゲン値が100 mg/dL以下では，クリオプレシピテートやフィブリノゲン濃縮製剤も考慮する．大量赤血球輸血では低体温の防止，アシドーシスの補正，新鮮凍結血漿輸血が必要となる．

線溶系の亢進に対しては，プラスミノーゲン活性を抑制するイプシロンアミノカプロン酸やトラネキサム酸の静脈内投与を行う[27]．アプロチニン（トラジロール®）は出血予防に有効であるがわが国では販売中止となっている．

上記処置にもかかわらず，200 mL/時以上の出血が持続あるいは経時的に増加するときは，外科的出血を疑い再開胸を行うべきである．

F 酸塩基平衡と電解質異常

代謝性アシドーシスは，体外循環流量の不足やHt値の低下で全身への酸素供給が不足すると起こる．また，体外循環中にHFを行うと，重炭酸イオン（HCO_3^-）が容易に除去されるので代謝性アシドーシスとなる．

代謝性アルカローシスの頻度は少ないが，体外循環中に尿量が過度に多いと起きる．

呼吸性アシドーシスは，人工肺によるCO_2の除去が不足すると起き，逆にCO_2の除去が過度となると呼吸性アルカローシスとなる．

体外循環中の酸塩基平衡の管理にあたっては，「中性の定義」および「温度とpHの関係」を理解する必要がある．水は中性で，$[H^+] = [OH^-] = 10^{-7}$ mol/LでありpH 7と理解されがちであるが，pH 7は水温が25℃に限ってのことである．中性である水のpHをpNと表すと，水温が上がると水の解離（電離）が進み$[H^+]$は大きくなる．25℃より高温では$[H^+] > 10^{-7}$ mol/LでpN<7，逆に低温では解離（電離）が低下し$[H^+] < 10^{-7}$ mol/LでpN>7となる（**図1**）．37℃でpN 6.8であるが酸性ではない．いずれの温度でも$[H^+] = [OH^-]$の状態は変わらないので水は常に中性である．このように，pH値だけで酸性かアルカリ性かの判断はできない．

低体温体外循環での酸塩基平衡の管理は，α-stat管理とpH-stat管理に大別される．

α-statは，Reevesの「imidazole α-stat hypothesis」にはじまり[28]，その後Reevesの仮説を証明する研究もなされている[29]．

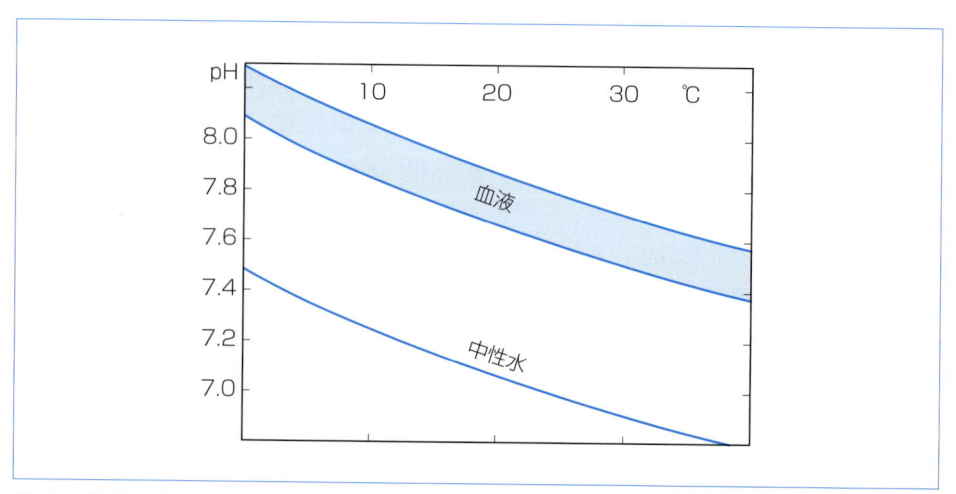

図1 温度変化に伴うpN（中性水のpH）変化と各種脊椎動物の血液pHの変化

（文献30より引用）

ヒスチジンのイミダゾール基に代表されるイミダゾール（Im）は，生体におけるきわめて重要なバッファーである．Imにプロトン（H^+）が着脱し$ImH^+ \rightleftarrows H^+ + Im$の解離平衡となり，解離定数$K_{im} = [H^+][Im]/[ImH^+]$，解離度$a = [Im]/([ImH^+]+[Im])$である（補足1）．Reevesは，ウシガエルなどの変温動物の動脈血（心室血）および各組織のCO_2含量（CO_2 content：物理的溶解量と化学的溶解量の総計）の測定などから，「体温が変化しても各コンパートメントのCO_2含量は一定である」ことを示した．また，体温変化とpH変化に関して，「体温変化に伴う各コンパートメントのpH変化はイミダゾールの特性によるものであり，イミダゾールの解離度aは一定である」とした（補足2）．さらに，「すべての脊椎動物の呼吸には，CO_2分圧を調整しCO_2含量を一定に保ち，aを維持する制御が働いている」と考え，体温変化に伴う酸塩基平衡におけるa-stat説を提唱した．a-statにより各コンパートメントの蛋白質の総電荷が維持され，その結果として至適な酵素活性，蛋白質構造の安定化，細胞内外のイオンおよび水の安定した分布が得られるという[28]．

体温に関係なく各コンパートメントでのaが一定であることで，$[H^+]:[OH^-]$比が維持される．細胞内液は$[H^+]:[OH^-] \fallingdotseq 1:1$で$pH_i \fallingdotseq pN$となり，ほぼ中性が維持される．動脈血の$[H^+]:[OH^-]$比は脊椎動物の種により異なるものの，動脈血は中性水よりほぼ一定したアルカリ性（constant relative alkalinity）を示すという点では共通している（図1）．人間の動脈血は$[H^+]:[OH^-] \fallingdotseq 1:16$で$pH \fallingdotseq pN$ (or pH_i) $+0.6$となる[28,30]．「a-stat法による体外循環では低温で血液のpHは上昇しアルカリ性に傾く」という記述をよくみかけるが，必ずしも適切ではない．図1が示すように，相対的なアルカリ性を維持するのであってアルカリ性を強めるわけではない．

（補足1）

$ImH^+ \rightleftarrows H^+ + Im$ の解離平衡を電離平衡と記載している文献もみられるが，本項での表記は「解離」とした．解離度（degree of dissociation）あるいは電離度（degree of ionization）を表す記号として「a」がよく用いられる．Imでは$a = [Im]/([ImH^+]+[Im])$である．

（補足2）

Reevesは in vitro の実験から，CO_2含量が一定という条件下でImの解離定数K_{im}は$\Delta pK_{im}/\Delta T \fallingdotseq 0.5 pK_w/\Delta T = pN/\Delta T$（$K_w$：水の解離定数），すなわち，温度変化による$pK_{im}$の変化は水のpH変化と近似することを見出した．図1が示すように血液$\Delta pH/\Delta T$は$\Delta pN/\Delta T$に近似しているので$\Delta pK_{im}/\Delta T \fallingdotseq \Delta pH/\Delta T$が成り立つ．それを$K_{im} = [H^+][Im]/[ImH^+]$にあてはめると$a = [Im]/([ImH^+]+[Im])$はほぼ一定であることが導かれる．細胞内液も同様に$a$-statが成立している．

1 a-stat法による体外循環

低温でも人工肺にCO_2を加えることなく送血のCO_2含量を一定にする管理法であるので，体外循環送血の血液ガス分析は温度補正を行わずに常温として測定し，$PaCO_2 = 40$ mmHg，pH 7.4に維持する．低温の温度補正を行うと$PaCO_2<40$ mmHg，pH>7.4を示す．たとえば，体外循環の送血温が25℃のとき，温度補正を行うと$PaCO_2$ 24 mmHg，pH 7.6となる．$PaCO_2<40$ mmHgとなる理由は，CO_2分圧が同じならCO_2含量は低温

で増すからである．α-stat法では，低温の温度補正でpH>7.4を示してもアルカリ性を強めたとは考えない．

2 pH-stat法による体外循環

　低温の体外循環送血の血液ガス分析は，その温度で温度補正を行い$PaCO_2$ 40 mmHg，pH 7.4にする管理法である．よって，低温にするのに伴い送血のCO_2含量を増やす必要がある．CO_2含量を増やす方法として，人工肺の換気量を抑えるか人工肺の流入ガスにCO_2を加える．α-stat法の立場からすると，pH-stat法は人為的に呼吸性アシドーシスにする管理法ともいえる．

　臨床の場でいずれの方法を用いるかの議論は多くなされてきたが，「Ⅱ-A．脳合併症」で述べたように，成人では，細胞内液を中性に維持して細胞機能およびcerebral autoregulationを保ち，簡便でもあるα-stat法が主流となった[8〜11]．一方，新生児および乳児を中心に，脳血管の拡張に伴う脳血流の増加，脳の良好な酸素化，脳の均等な冷却，体肺シャント量の減少などの点からpH-stat法が有用であるとの報告も少なくない[12〜14]．

　体外循環中に心筋保護液投与による高カリウム血症はよく経験するが，通常は一過性である．[K^+]の補正には，ループ利尿薬投与，GI療法，HFを行う．[K^+]が6.5 mmol/Lまではループ利尿薬投与で対応できることが多い．6.5 mmol/L以上では持続的なGI療法が行われ，[K^+]の上昇が続くときには生理食塩水などの晶液を投与しながらHFを行う．このとき，HCO_3^-は濾過されるので重炭酸ナトリウム投与により補正する．体外循環中の低カリウム血症に対してはKClの補充投与が行われるが，ボーラス投与を行うと一過性の低血圧になることがあり注意を要する．[K^+]は温度の影響を受けるので復温後の補正が好ましい．

　低カルシウム血症は，血液希釈，血液製剤のキレート剤，HFにより起こる．$CaCl_2$液による補正を行うが，大動脈遮断解除前後の投与は再灌流障害を助長する可能性があるので，大動脈遮断解除後に常温となり心機能が落ち着いた状態での投与が好ましい．

　低マグネシウム血症は，利尿薬（とくにループ利尿薬）の多用，HFで起こる．体外循環中であれば静注用マグネゾール（硫酸マグネシウム水和物）をボーラス投与し補正する．

　HFで濾過されるものはhollow fiber pore sizeにより規定されるが，通常，Na^+，K^+，Ca^{2+}，Mg^{2+}，Cl^-，HCO_3^-，尿素，クレアチニン，C3a，C5a，IL-1，IL-6，TNF-αなどは細孔（pore）を通過する．HFにより電解質異常を起こすことを念頭に置き，測定と補正を行う必要がある[31]．

G 急性大動脈解離

　体外循環による急性大動脈解離の合併率は低いが，発症すると死亡率は高い．医原性合併症の側面もあり，発症機転を理解し注意深い操作により急性大動脈解離を回避する必要がある．治療の遅れは予後をさらに不良とするので，早期発見と迅速な対応が重要

である.

　Stillらは体外循環症例の0.16%, Ruchatらは0.12%に急性大動脈解離を合併したと報告している[32,33]. STS databaseによると発症率は0.06%と（過少と思われるほど）低いが，死亡率は48%ときわめて高い[34]. 多くは術中に発症するが術後の発症もある. 急性大動脈解離は内膜損傷部より発症するので，大動脈送血操作，末梢動脈送血操作，大動脈遮断，大動脈切開部縫合線，CABGの大動脈側吻合，IABP, 大動脈遮断バルーンなど，すべての動脈操作により発症する可能性がある. 大動脈壁に中膜嚢胞壊死があると発症しやすいので，先天性結合織異常，大動脈二尖弁，高齢者，大動脈拡大で注意が必要である. 高血圧は術後急性大動脈解離発症のリスクである[33,34].

　対策として，TEE, epiaortic echoを活用し，硬化性変化のない部位でのカニュレーション，大動脈遮断を行う. 大動脈カニュレーションは，タバコ縫合の中心部の外膜を切除し，尖刃メスで確実に切開し，切開をヘガール拡張子や太いケリー鉗子を押し込むように鈍的に十分に拡張したのちに挿入する. テーパリングされた内筒付きの送血管あるいはPCPS用の肉薄の送血管も選択肢の一つである. 大動脈遮断と解除は，体外循環流量を落として血圧を下げ，IABP稼働中は一時的に停止して行う. CABGの大動脈側吻合をside-clampではなくcross-clamp中に行うのも有利である. あるいは，on-pump beating CABGまたはoff-pump CABGを行い，吻合用デバイスを用いて大動脈側吻合を行う.

　急性大動脈解離を発症すると多くの症例で大動脈壁は青色となり径の拡張と出血を認める. 臓器の循環障害（malperfusion）になると血圧変化やアシドーシスが現れることもある. 急性大動脈解離の疑いがあれば，TEE, epiaortic echoで確認し，急性大動脈解離であれば可能なら送血部位を変更し，速やかに裂孔部を含めた大動脈置換術を行うことが救命率を高める.

H 消化器合併症

　体外循環中は，全身灌流量が適切であっても消化管の血流量は低下し[35]，血管収縮薬，微小塞栓はさらに血流を低下させる. 体外循環中に放出されるバソプレシン，カテコラミン，トロンボキサンなどの血管作動物質の影響も加わり，SIRS以外の多くの要因も複雑に関与している.

　体外循環後の重篤な消化器合併症の頻度は1%前後と低いが，死亡率は高い[36,37]. Geissleraらの成人例での検討では，合併率は0.79%（上部消化管出血0.456%, 膵炎0.089%, 胆嚢炎0.078%, 腸管虚血0.067%, イレウス0.056%, 大腸穿孔0.045%）と低い感があるが，合併例の死亡率は，腸管虚血で100%, 胆嚢炎と大腸穿孔は25～30%, 全体で21.5%であった[37]. 下部消化管出血は先行する腸間膜虚血か大腸病変を伴っているのが通常である. 消化管穿孔や腸間膜虚血の進行で代謝性アシドーシスを呈する. 術前から腸間膜血流が低下している高齢者，末梢動脈疾患合併例，慢性透析患者では，血管収縮が関与する非閉塞性腸間膜虚血（nonocclusive mesenteric ischemia：NOMI）に陥りやすい. NOMIに関して，Hasanらの報告では合併率0.36%, Chaudhuriらは0.5%と比較的高く，死亡率はおのおの96%, 85%ときわめて予後不良である[38,39].

体外循環中は肝代謝の低下とともに肝血流は低下し，肝酵素値とビリルビン値の上昇を認めることがあるが，LOS，MOFに陥らない限り通常は一過性で軽微である．胆嚢炎は胆石がなくても胆汁うっ滞により発症する．術後の膵アミラーゼの軽度上昇はしばしば経験する．

対策として，体外循環時間の短縮，抗潰瘍薬による上部消化管出血の予防，過度の血管収縮薬の回避，血行動態の安定化が重要である．腸間膜虚血に対しては選択的血管造影で閉塞機転が塞栓か血管収縮によるNOMIかを鑑別し，後者にはパパベリン液，プロスタグランジンE_2などの直接注入が有効との報告がある[40, 41]．肝代謝の低下による体温調節機能の低下，薬剤性肝障害に配慮が求められる．禁食中の胆汁うっ滞に対して利胆薬の投与も行われる．膵アミラーゼの進行性の上昇には膵炎に準じた治療を行うのが得策であろう．いずれの合併症も兆候を見逃すことなく，早期診断と早期治療が予後の改善をもたらす．

参考文献

1) Kouchoukos NT, Blackstone EH, Doty DB et al：Kirklin/Barratt-Boyes Cardiac Surgery（volume 1），4th Ed, Elsevier Saunders, Philadelphia, p89-95, 2012
2) Snell A, Parizkova B：Cardiopulmonary Bypass, Ghosh S, Falter F, Cook DJ ed, Cambridge University Press, New York, p140-152, 2009
3) Marcheix B, Carrier M, Martel C et al：Effect of pericardial blood processing on postoperative inflammation and the complement pathways. Ann Thorac Surg **85**：530-535, 2008
4) 一般社団法人日本血栓止血学会ホームページ用語集＜http://www.jsth.org/index.html＞［2014年2月15日引用］
5) Sadahiro M, Haneda K, Mohri H：Experimental study of cerebral autoregulation during cardiopulmonary bypass with or without pulsatile perfusion. J Thorac Cardiovasc Surg **108**：446-454, 1994
6) Arrowsmith JE, Hilary P, Grocott HP et al：Central nervous system complication of cardiac surgery. Br J Anesth **84**：378-393, 2000
7) Cook D：Cardiopulmonary Bypass, Ghosh S, Falter F, Cook DJ ed, Cambridge University Press, New York, p153-166, 2009
8) Hogue CW, Palin CA, Arrowsmith JE：Cardiopulmonary bypass management and neurologic outcomes：an evidence-based appraisal of current practices. Anesth Analg **103**：21-37, 2006
9) Murphy GS, Hessel II EA, Groom RC：Optimal perfusion during cardiopulmonary bypass：an evidence-based approach. Anesth Analg **108**：1394-1417, 2009
10) Shann KG, Likosky DA, Murkin JM et al：An evidence-based review of the practice of cardiopulmonary bypass in adults：A focus on neurologic injury, glycemic control, hemodilution, and the inflammatory response. J Thorac Cardiovasc Surg **132**：283-290, 2006
11) Patel RL, Turtle MR, Chambers DJ et al：Alpha-stat acid-base regulation during cardiopulmonary bypass improves neuropsychologic outcome in patients undergoing coronary artery bypass grafting. J Thorac Cardiovasc Surg **111**：1267-1279, 1996
12) du Plessis AJ, Jonas RA, Wypij D et al：Perioperative effects of alpha-stat versus ph-stat strategies for deep hypothermic cardiopulmonary bypass in infants. J Thorac Cardiovasc Surg **114**：991-1001, 1997
13) Sakamoto T, Kurosawa H, Shin'oka T et al：The influence of pH strategy on cerebral and collateral circulation during hypothermic cardiopulmonary bypass in cyanotic patients with heart disease：results of a randomized trial and real-time monitoring. J Thorac Cardiovasc Surg **127**：12-19, 2004
14) Aziz KAA, Meduoye A：Is pH-stat or alpha-stat the best technique to follow in patients

undergoing deep hypothermic circulatory arrest? Interact Cardiovasc Thorac Surg **2**: 405-409, 2003

15) Lobato RL, Despotis GJ, Levy JH et al: Anticoagulation management during cardiopulmonary bypass: a survey of 54 North American institutions. J Thorac Cardiovasc Surg **139**: 1665-1666, 2010

16) Takami Y, Tajima K, Terazawa S et al: Safer aortic crossclamping during short-term moderate hypothermic circulatory arrest for cardiac surgery in patients with a bad ascending aorta. J Thorac Cardiovasc Surg **137**: 875-880, 2009

17) Svenarud P, Persson M, van der Linden J: Effect of CO_2 insufflation on the number and behavior of air microemboli in open-heart surgery: a randomized clinical trial. Circulation **109**: 1127-1132, 2004

18) Kouchoukos NT, Blackstone EH, Doty DB et al: Kirklin / Barratt-Boyes Cardiac Surgery (volume 1), 3rd Ed, Churchill Livingstone, New York, p214-219, 2003

19) Asimakopoulos G, Smith PLC, Ratnatunga CP et al: Lung injury and acute respiratory distress syndrome after cardiopulmonary bypass. Ann Thorac Surg **68**: 1107-1115, 1999

20) Fujii M, Miyagi Y, Bessho R et al: Effect of a neutrophil elastase inhibitor on acute lung injury after cardiopulmonary bypass. Interact CardioVasc Thorac Surg **10**: 859-862, 2010

21) Albright RC: Cardiopulmonary Bypass. Ghosh S, Falter F, Cook DJ ed, Cambridge University Press, New York, p167-175, 2009

22) Boulton BJ, Kilgo P, Guyton RA et al: Impact of preoperative renal dysfunction in patients undergoing off-pump versus on-pump coronary artery bypass. Ann Thorac Surg **92**: 595-602, 2011

23) Shaw A: Update on acute kidney injury after cardiac surgery. J Thorac Cardiovasc Surg **143**: 676-681, 2012

24) Brodsky RA: Advances in the diagnosis and therapy of paroxysmal nocturnal hemoglobinuria. Blood Rev **22**: 65-74, 2008

25) Windsant ICV, Hanssen SJ, Buurman WA et al: Cardiovascular surgery and organ damage: time to reconsider the role of hemolysis. J Thorac Cardiovasc Surg **142**: 1-11, 2011

26) Mueller XM, Tevaearai HT, Horisberger J et al: Smart suction device for less blood trauma: a comparison with cell saver. Eur J Cardiothorac Surg **19**: 507-511, 2001

27) Sniecinski RM, Levy JH: Bleeding and management of coagulopathy. J Thorac Cardiovasc Surg **142**: 662-667, 2011

28) Reeves RB: An imidazole alphastat hypothesis for vertebrate acid-base regulation: tissue carbon dioxide content and body temperature in bullfrogs. Respir Physiol **14**: 219-236, 1972

29) Hitzig BM, Perng WC, Burt T et al: 1H-NMR measurement of fractional dissociation of imidazole in intact animals. Am J Physiol **266** (3 Pt 2): R1008-1015, 1994

30) Rahn H: Body temperature and acid-base regulation (review article). Pneumonologie **151**: 87-94, 1974

31) Collins K, Mackensen B: Cardiopulmonary Bypass. Ghosh S, Falter F, Cook DJ ed, Cambridge University Press, New York, p70-79, 2009

32) Still RJ, Hilgenberg AD, Akins CW et al: Intraoperative aortic dissection. Ann Thorac Surg **53**: 374-380, 1992

33) Ruchat P, Hurni M, Stumpe F et al: Acute ascending aortic dissection complicating open heart surgery: cerebral perfusion defines the outcome. Eur J Cardiothorac Surg **14**: 449-452, 1998

34) Williams ML, Sheng S, Gammie JS et al: Aortic dissection as a complication of cardiac surgery: report from The Society of Thoracic Surgeons database. Ann Thorac Surg **90**: 1812-1817, 2010

35) Munsch CM, Smith PLC, Taylor KM: Effect of cardiopulmonary bypass on gastrointestinal perfusion and function. Ann Thorac Surg **57**: 371-375, 1994

36) Yilmaz AT, Arslan M, Demirkilc U et al: Gastrointestinal complications after cardiac surgery. Eur J Cardiothorac Surg **10**: 763-767, 1996

37) Geisslera HJ, Fischera UM, Grunerta S et al: Incidence and outcome of gastrointestinal

complications after cardiopulmonary bypass. Int Cardiovasc Thorac Surg 5：239-242, 2006
38) Hasan S, Ratnatunga C, Lewis CT et al：Gut ischaemia following cardiac surgery. Int Cardiovasc Thorac Surg 3：475-478, 2004
39) Chaudhuri N, James J, Sheikh A et al：Intestinal ischaemia following cardiac surgery：a multivariate risk model. Eur J Cardiothorac Surg 29：971-977, 2006
40) Klotz S, Vestring T, Rötker J et al：Diagnosis and treatment of nonocclusive mesenteric ischemia after open heart surgery. Ann Thorac Surg 72：1583-1586, 2001
41) Clark RA, Galant TE：Acute mesenteric ischemia：angiographic spectrum. Am J Roentgenol 142：555-562, 1984
42) Kirklin/Barratt-Boyes Cardiac Surgery（volume 1）, 4th Ed, Elsevier Saunders, Philadelphia, 2012
43) Cardiopulmonary Bypass, Ghosh S, Falter F, Cook DJ ed, Cambridge University Press, New York, 2009

17 肝移植における体外循環

　肝移植医療には脳死肝移植と生体肝移植がある．わが国では，1997年10月から脳死移植が可能となったが，主流は生体ドナーによる生体部分肝移植である．肝臓は体循環における血液量も大きいため，肝臓摘出時に血圧低下をきたすことがある．ここでは，そのために行う補助循環について述べる．

I 肝臓生理

　肝臓は種々のホルモンの合成，ビリルビン・アンモニアの分解，胆汁生成・排出などの働きがある．解剖学的には肝鎌状靱帯により右葉と左葉に分けられ，肝動脈，門脈，肝静脈がある．門脈は栄養に富み，血流量は1,000～1,200 mL/分ときわめて大きく，肝動脈血流の約3倍，肝血流の約70％，体循環の25％を占める．

II 門脈バイパス

　肝硬変をきたしている患者の場合，門脈圧が亢進するため心臓に血液を戻そうと側副血行路が発達する．肝移植において肝臓摘出する際，門脈，下大静脈を遮断してもこの側副血行路が発達していると，心臓に戻る血流は保たれる．しかし，側副血行路が発達していない患者の場合，門脈の血流量（体循環の25％）が心臓（右房）に還流しないため血圧低下をきたすことがある．このような場合は門脈バイパスを行う．門脈バイパスは門脈または下大静脈にアンスロンバイパスチューブ（東レ・メディカル社，**図1**）を使用し，腋窩静脈または内頚静脈に血液をバイパスさせる方法である．血流量が多い場合は，遠心ポンプを使用する方法もある．ここでは遠心ポンプを使用した門脈バイパスについて説明する．

A 遠心ポンプを用いた門脈バイパス

1 準備

　当院は以下の機器，資材を使用している．

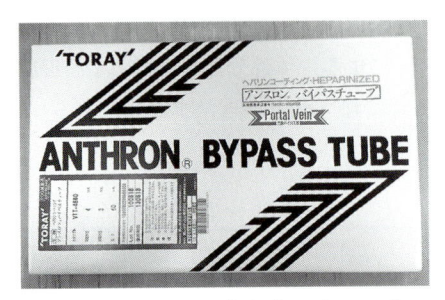

図1　アンスロンバイパスチューブ

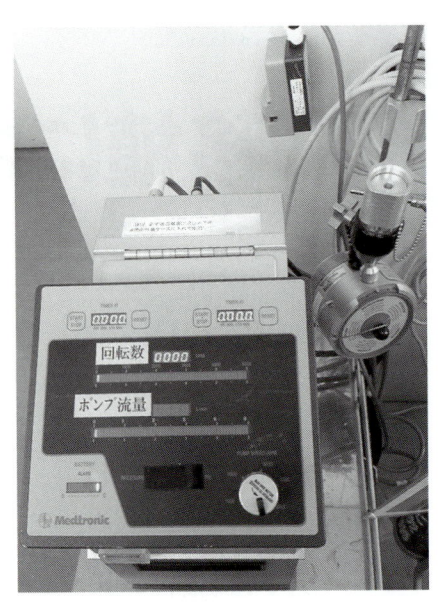

図2　Medtronic Bio-Medicus 550M Bio-Console

a. 機器および医療材料

①機器
- Medtronic Bio-Medicus 550M Bio-Console（図2）
- Medtronicカメーダバイオポンプ（小児用）

②医療材料
- 送血用カニューレ
  動脈送血用エドワーズ体外循環カニューレ（DurafloⅡ）：10〜14 Fr
- 脱血用カニューレ
  静脈脱血用エドワーズ体外循環カニューレ（DurafloⅡ）：8〜14 Fr
- Medtronicカメーダ6 mmチューブ
- Medtronicフローセル
- 各種コネクタ（カメーダコーティング）

b. 門脈バイパス用回路の準備

　遠心ポンプ，ヘパリンコーティングチューブおよびフローセルを図3のように組み立て，回路内を術野より生理食塩水で充填する．回路内充填量は170 mL程度である．充填する際は可能な限り気泡を混入させないように注意する．小児では血液充填する場合がある．

2 門脈バイパスの実際

　一般に体外循環を行う場合は抗凝固薬の投与を行うが，肝不全の患者の多くは凝固障

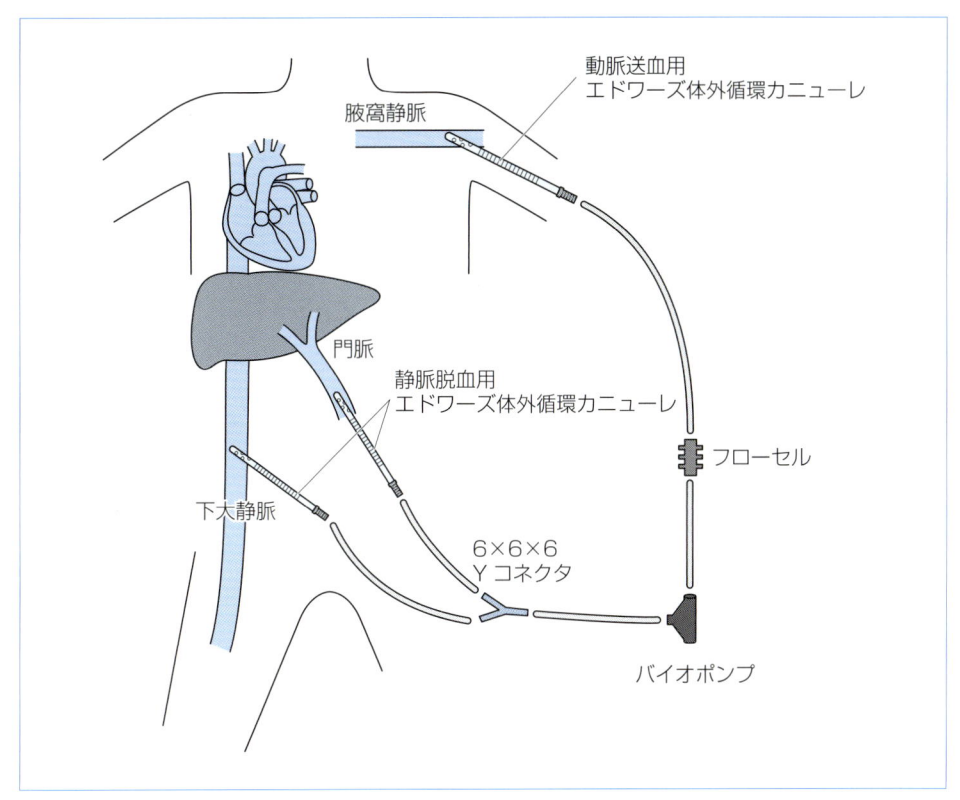

図3　遠心ポンプ使用時

害を起こしているため，その必要量は患者ごとに調整が必要である．目標とする活性化凝固時間（ACT）は200秒程度とし，ヘパリン投与量は適宜調整する．

　抗凝固されていることを確認し，送脱血のカニュレーションを行う．脱血カニュレーションは門脈または下大静脈（もしくは大腿静脈）が用いられ，送血カニュレーションは腋窩静脈が使用される．下大静脈へのカニュレーションは経皮挿入用のカニューレを用いることがある．

　挿入された送脱血カニューレと門脈バイパス用回路を接続したのち，遠心ポンプを回転させ門脈バイパスを開始する．目標血流量は，肝血流量1,000～2,000 mL/分を目安に循環動態を監視しながら調節する．門脈バイパスが成立（循環動態が安定）したのちに肝臓の摘出が行われる．ドナーの肝臓が移植され，門脈などの吻合が完了し門脈および下大静脈の遮断が解除されたのち，門脈バイパスを終了する．

III　リスクマネジメント

　肝移植においてすべての症例で門脈バイパスが使用されるわけではなく，その頻度は年間に数例しかない．また，門脈バイパスをマネジメントするのは体外循環に慣れた心臓血管外科医ではなく消化器外科医である．そのため，術前カンファレンスなどで事前

に使用する医療材料やカニュレーションの部位やサイズ，遮断される部位などを確認することはとくに重要である．術中においては，肝臓からの大量出血をきたす可能性が高いため，血管内が虚脱し脱血不良に陥ることが考えられる．その際は，麻酔科医と協議し輸液や輸血にて循環血液量を確保し門脈バイパスが維持できるような方法を考慮する必要がある．

　最後に，安全な門脈バイパスを行うには，その特殊性から臨床工学技士が中心となり，関連各科と連携をはかることが大切である．

18 点検と安全管理

I 機器の点検, 安全管理

A 機器の点検

現在の医療において医療機器なくしては診療を行うことができないと言っても過言ではない．その医療機器が安全で信頼性が高く適切に使用されるためには保守点検を実施しなければならない．人工心肺装置およびその周辺装置は生命維持管理装置であり，使用中の装置の不具合は患者生命に重大な影響を与える恐れがある．そのため人工心肺装置などは医療法において特定機器（とくに安全使用に際して技術の習熟が必要と考えられる医療機器）に指定されており，保守点検計画に基づく点検などが求められている最重要医療機器である．ここでは人工心肺装置の日常点検，定期点検について記す．

1 日常点検

日常点検は，人工心肺装置を使用する際に行う点検で，特殊治具などを使用せずに装置の動作，機能を確認する基本的な点検である．この点検には，使用前に行う始業点検，使用中点検，使用後に行う終業点検がある．

a. 使用前点検（始業点検）

使用前に人工心肺装置の状況（基本動作，安全）確認のために行う点検で，外観点検と動作点検を行う．人工心肺装置は医療材料（人工肺や遠心ポンプなど）と組み合わせた状態で使用するため，人工心肺回路セットアップ終了後にプレバイパスチェックリストを用いて点検し，最終確認，使用前点検終了とする．

①外観点検
人工心肺装置の外観の破損，傷，汚れなどを確認する．とくに電源ケーブル，各種コード類を目視，触知により損傷がないこと，必要装置やその接続が整っていることを確認する．

②動作点検
人工心肺装置の動作（ローラーポンプの動きなど），センサの校正，安全装置の確認等の動作点検を行う．
主な点検項目を以下に示す．
・電源確保，バッテリ充電の確認

・ローラーポンプの動作，回転方向の確認
・遠心ポンプ使用時：遠心ポンプコントローラ，ドライブユニット，流量センサの動作確認
・モニタ（圧力，温度など）の動作，校正の確認
・安全装置の動作確認
・医療ガス配管への接続と酸素流量計，ブレンダの確認
・冷温水槽の動作確認
・医療材料の接続などセットアップ状態の確認
・緊急備品の確認
・その他

b. 使用中点検

人工心肺装置の使用中に各機器の運転，動作状況を確認し，電源状態（通常ではバッテリ駆動でないこと），異常な音の発生やモータの加熱がないことを確認する．

主な点検項目を以下に示す．
・電源状態の確認
・ローラーポンプの動作，回転方向の確認
・遠心ポンプを使用している場合：ポンプの動作，流量センサの動作確認
・モニタ（圧力，温度など）の動作確認
・冷温水槽の動作確認
・その他，装置の動作確認

c. 使用後点検（終業点検）

人工心肺装置の使用後に機器の不具合，異常，劣化がないか確認する．装置の清掃，消毒と同時に外観点検を行う．

主な点検項目を以下に示す．
・電源プラグ，コードの傷，折損，緩みなどの確認
・ローラーポンプの異音，加熱状態の確認
・ローラーポンプの回転状態の確認
・その他，清掃，消毒

2 定期点検

人工心肺装置は機械であり，故障や経年劣化による性能の低下，不具合が生じることがあるため，保守点検計画に基づき定期的に点検（設定された期間ごと）を行う必要がある．これにより装置の信頼性，安全性を維持，確保し，機器による不具合や事故を防止することができる．

定期点検項目として，電気的安全点検，外観点検，機能点検，性能点検などがあり，臨床工学技士，製造・販売業者により行う．

装置には定期的に交換しなければならない部品（使用時間，使用期間により交換を要

図1　定期点検記録（Stockert SⅢ）

する定期交換部品）がある．

　定期点検は装置内部にまで及ぶ詳細な点検であるため，専門的な知識や技術が必要とされ，点検のための専用工具，特殊治具ならびに検査，測定機器などが必要になる．そのため，定期点検においては外部委託する場合がある（施設で行う場合は，装置の取扱説明書，点検マニュアルを参考に定期点検チェックリストを作成[1]し，運用することが望ましい）．

　定期点検内容や定期交換部品の取り扱いに専門的知識や特殊治具が必要な場合は，製造業者による点検講習を受講し認定を受けておく必要がある．

　定期点検は日常点検とは異なり，あらかじめ設定した点検期間（たとえば3ヵ月，6ヵ月，1年など）に計画的に実施するものである．この点検周期については使用頻度，使用状況，使用環境など（購入後の経過年数も考慮）により設定されるが，年1回以上定期点検を実施することが望ましい（保守点検計画の策定）．

　定期点検は人工心肺装置のみでなく，関連する周辺装置（冷温水槽，心筋保護液供給装置，その他）の点検も同時に実施するべきである．とくに空気-酸素混合器（酸素ガスブレンダ）の点検実施は重要であるが失念していることが多い．

　定期点検の記録は保管しなければならない（図1，2）．

　主な定期点検項目を以下に示す．

・電気的安全試験

・外観点検

・内部機構試験

・機能動作試験

・負荷試験

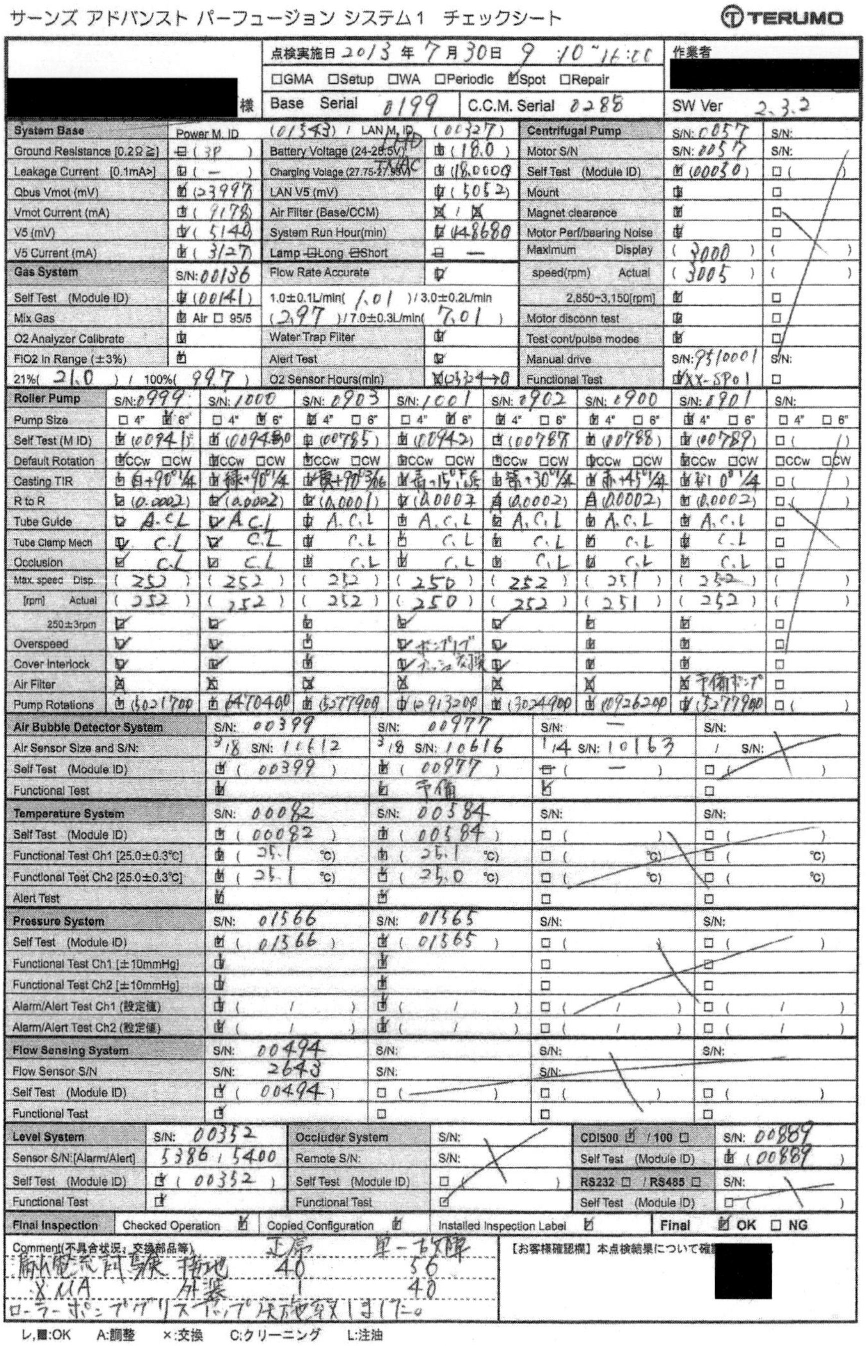

224　18章　点検と安全管理

図2　定期点検記録（APS-1）

・センサテスト
・連続運転
・バッテリ動作試験
・その他

3 その他の点検

a. 故障時点検

人工心肺装置が故障もしくは不具合が生じたときに実施する点検である．基本的には故障した部分の点検を行い，その原因を究明する．必要に応じて定期点検に準じて点検を行い，故障した部分以外にも不具合がないか点検する．院内の臨床工学技士が修理を行う場合，あらかじめ製造業者が開催する保守管理講習会を受講し，必要な知識と技術など講義と実技を履修し認定を受ける必要がある．あくまで認定を受けた範囲以内の修理にとどめるべきである（PL法）．

b. オーバーホール後の点検

製造・販売業者などに依頼し実施されたオーバーホールなど定期点検から装置が返ってきた際には，受け入れ点検[2, 3]を実施することが望ましい．点検により，各種設定の変更，ケーブルなどの着脱が行われている可能性があるため，受け入れ時には装置の再設定と動作確認を実施してから臨床で使用するように心掛ける．

B 安全装置

1 安全対策，安全装置設置に至る経緯

人工心肺の安全管理対策という点において，最近まで人工心肺における安全装置に関する明確な基準や規定はなく，一般的な常識として安全装置設置は議論されていたが施設により考え方に差があった．現に発生している重篤なアクシデントがあるにもかかわらず，「今まで何もなかったから，自分は事故を起こしたことがないから安全装置は必要ない」，「下手な技士がレベルセンサを着けるのだ」，「いつも注意深く観察しているから大丈夫」などと誤った認識がいまだに存在している．

2001年に発生した陰圧吸引補助脱血による事故を受け，その教訓を元に2003年5月に日本胸部外科学会，日本心臓血管外科学会，日本人工臓器学会による「3学会合同陰圧吸引補助脱血体外循環検討委員会報告書」[4]が作成された．そのなかに安全な陰圧吸引補助脱血法に向けての提言として書かれた勧告が安全装置に関するはじめての明確な基準である．そしてさらなる安全を求めて，日本体外循環技術医学会より「人工心肺における安全装置設置基準」[5]が勧告として発表され，初版より2年ごとに改訂が重ねられている．最新の安全装置設置に関する主要な部分を図3，4に示す．

2007年3月には厚生労働省を中心とした「人工心肺装置の標準的接続方法およびそれに応じた安全教育等に関するガイドライン」[6, 7]（以下，人工心肺安全ガイドライン）が出された．インシデント，アクシデント報告からとくに注意を要する事象に関しても日本体外循環技術医学会から安全性情報や安全速報が随時報告[8]されており，これらを確認し安全対策を更新することが重要である．

日本体外循環技術医学会勧告

人工心肺における安全装置設置基準　必須推奨分類（第四版）

2013年9月8日

●必須（安全を確保する上で遵守しなければならない）
- レベルセンサー（アラーム付き）を貯血槽に設置する
- 送血圧力計は送血ポンプと人工肺の間に設置し常時モニターする
- 送血フィルター入口圧は切り替えもしくは追加的にモニターできること
- 遠心ポンプ送血では流量計を取り付ける
- 送血フィルターもしくはエアトラップを送血回路へ取り付ける
- 心筋保護液の注入圧力をモニターする
- 静脈血酸素飽和度（SvO₂）をモニターする
- 送血ポンプの手動装置を常備する
- 送血ポンプではバッテリーを内蔵する

●強く推奨（安全上、可能な限り遵守すべきである）
- レベルセンサーによる送血ポンプの制御をする
- 気泡検出器（アラーム付き）を送血回路に設置する
- 気泡検出により送血ポンプを制御する
- 高圧時のアラーム機能
- ローラーポンプ送血では高圧時の制御をする
- 送血フィルターを取り付ける
- 心筋保護液の注入圧のアラーム機能
- 心筋保護液回路へ気泡検出器を取り付ける
- ポンプベントではベント回路へ逆流防止弁を取り付ける
- ポンプシステム全体のバッテリーを内蔵する

●推奨（理想的には遵守したほうが良い）
- 動脈血の連続ガスをモニターする
- 遠心ポンプ送血では低流量アラームを設定する
- 遠心ポンプ送血でも高圧時にポンプを制御する
- 遠心ポンプ送血では逆流防止弁を設ける
- 送血圧とは別に送血フィルターの入口圧を常時モニターする
- 送血フィルターと送血カニューレの間の圧を追加的に測定できるようにする
- 送血フィルター、人工肺の気泡抜き回路には逆流防止弁を取り付ける
- 心筋保護液注入圧で注入ポンプを制御する
- ポンプシステムの予備の電源コードの常備を推奨する

2007年4月第一版
2009年10月第二版
2011年9月第三版

人工心肺における安全装置設置基準（第四版）

1. 静脈血酸素飽和度（SvO₂）をモニターすることを必須とする。
    1-1. 動脈血連続ガスモニターを推奨する。
2. レベルセンサー（アラーム付き）を貯血槽に設置することを必須とする。
    2-1. レベルセンサーによる送血ポンプの制御を強く推奨する。
3. 気泡検出器（アラーム付き）を送血回路に設置することを強く推奨する。
    3-1. 気泡検出による送血ポンプの制御も強く推奨する。
4. 送血圧力計は送血ポンプと人工肺の間に設置し常時モニターすることを必須とする。
    4-1. 高圧時のアラーム機能を強く推奨する。
    4-2. ローラーポンプ送血では高圧時の制御を強く推奨する。
    4-3. 遠心ポンプも高圧時の制御を推奨する。
    4-4. 送血圧とは別に送血フィルターの入口圧の常時モニターも推奨する。
    4-5. 送血フィルター入口圧は切り替えもしくは追加的にモニターできることを必須とする。
    4-6. 送血フィルターと送血カニューレの間の圧を追加的にモニターできることを推奨する。
5. 遠心ポンプ送血では流量計の取り付けを必須とする。
    5-1. 低流量アラームの設定を推奨する。
6. 遠心ポンプでは逆流防止策（逆流防止弁あるいは逆流アラーム）を推奨する。
7. 送血フィルターもしくはエアトラップの送血回路へ取り付けを必須とする。
    7-1. 送血フィルターの取り付けを強く推奨する。
8. ポンプベントではベント回路への逆流防止弁の取り付けを強く推奨する。
9. 送血フィルター、人工肺の気泡抜き回路には逆流防止弁の取り付けを推奨する。
10. 心筋保護液の注入圧力のモニターを必須とする。
    10-1. 設定圧を越えた場合のアラーム機能を強く推奨する。
    10-2. 高圧時の注入ポンプの制御を推奨する。
11. 心筋保護液回路への気泡検出器の取り付けを強く推奨する。
12. 送血ポンプの手動装置の常備を必須とする。
    12-1. 送血ポンプではバッテリーの内蔵を必須とする。
    12-2. ポンプシステム全体のバッテリー内蔵を強く推奨する。
    12-3. ポンプシステムの予備の電源コードの常備を推奨する。

- 必須：安全を確保する上で遵守しなければならない。
- 強く推奨：安全上、可能な限り遵守すべきである。
- 推奨：理想的には遵守したほうが良い。

図3　安全装置設置基準（日本体外循環技術医学会）

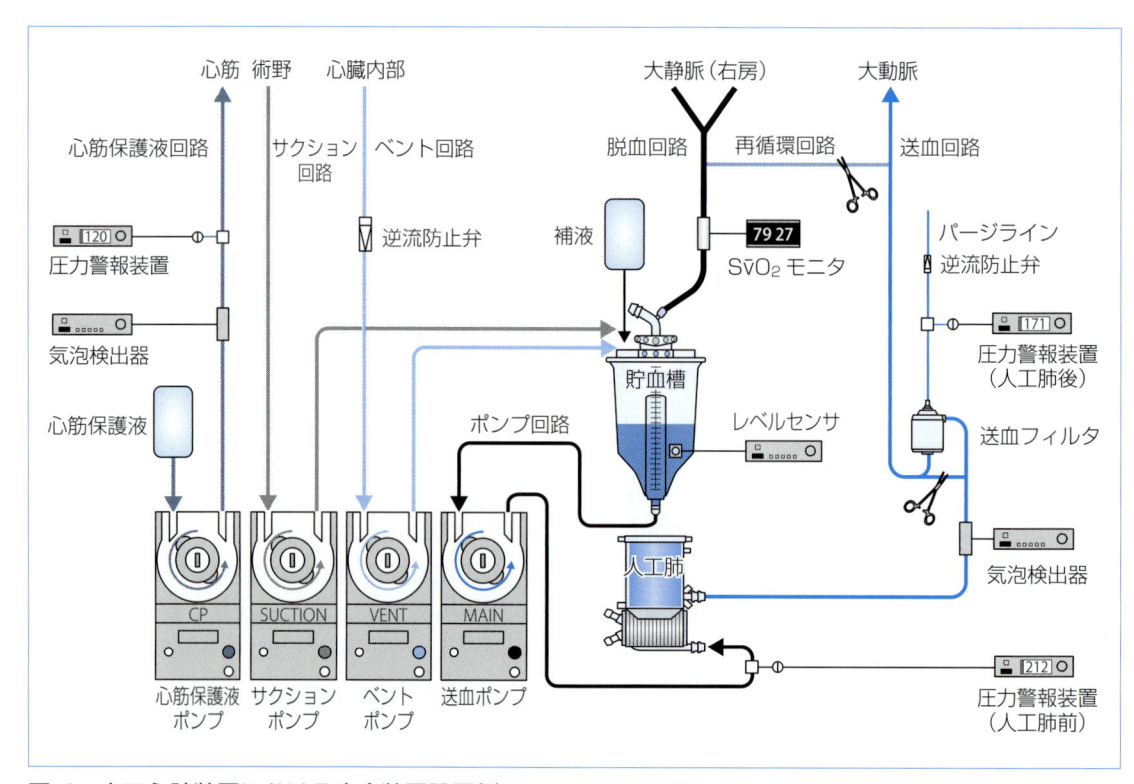

図4　人工心肺装置における安全装置設置例
（南　茂：人工心肺装置使用における安全管理―人工心肺の安全装置とpitfall．安全医学 **4**：25-33，2008より）

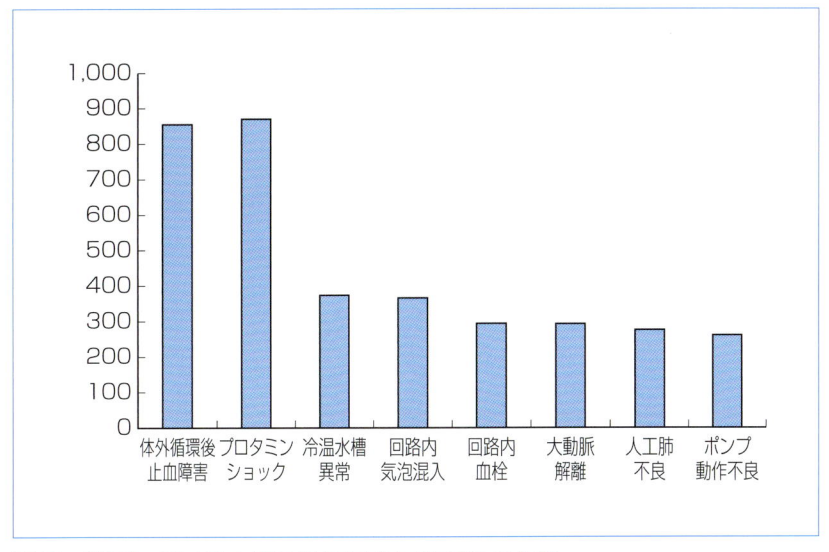

図5 米国における人工心肺不具合事例報告の抜粋

(文献6より引用,一部改変)

2 人工心肺に関するインシデント報告と安全装置の設置状況

　人工心肺におけるインシデント,アクシデントの調査報告は,発生事象やその要因を知るうえで重要であり,どのような準備や対策を施せばよいか大変参考になる.Mejak, Stammersら[9,10]が1996～1998年に調査したインシデントのアンケート調査では,138例に1件の割合で発生していた.その内容は,直接的に人工心肺操作によらないプロタミン反応,凝固障害が目立って多く,人工心肺操作に起因するものでは,回路内気泡混入,急性大動脈解離などがあった(**図5**,**表1**).2003年に行われたわが国におけるアンケート調査[11]では,人工心肺の不具合発生部位は,人工肺,回路,貯血槽,電気関係,ガス関係という順であった(**図6**).インシデントは約120件に1件の割合で生じており,そのなかでも気泡誤送という患者の生命に重篤な影響を与えるアクシデントは56例に発生し,うち9例の死亡報告があった.気泡誤送の原因は,静脈血貯血槽の監視が不十分(約75％)であった.そのときのレベルセンサは約60％,気泡センサは20％程度と非常に低い装着率であった.上記安全装置が確実に装着されていたら気泡誤送というアクシデントを防ぐことができたと考える.

　安全装置の装着状況もインシデント報告と同時に注目する必要がある.安全装置は内容により,ディスポーザブル(安全部材),モニタ,インラインモニタ(安全モニタ),その他に分けて調査,報告されていた(**表2**).安全部材(回路内部材)は,動脈フィルタ(一方弁付パージライン),ガスラインフィルタ,ベントライン圧解除機能付一方弁,プレバイパスフィルタ,心筋保護液用バブルトラップなどがあり,報告では80～90％以上の装着率であり標準的部材となっている.人工心肺装置に装着すべき安全装置(安全モニタ)として,送血回路内圧力モニタ,送血バブルディテクタ(気泡検出器),静脈血貯血槽レベルセンサ,心筋保護液用回路内圧モニタ,混合静脈血酸素飽和度モニタが

表1 米国における人工心肺不具合事例報告の抜粋

人工心肺不具合事例(インシデント報告より)	発生件数	重度脳障害	死亡
体外循環後止血障害	857	139	49
プロタミンショック	871	88	23
冷温水槽異常	371	0	0
回路内気泡混入	363	2	0
回路内血栓	294	3	12
大動脈解離	293	56	41
人工肺不良	273	2	0
人工肺交換	144		
ポンプ動作不良	260	0	0
手回しハンドクランク使用	200	7	0
送血カニューレの脱落	161	6	1
電源の遮断	163	1	0
回路の脱落(コネクタの抜け)	162	3	2
電気関係による人工心肺装置停止	150	0	1
血液製剤使用によるショック	109	10	4
心筋保護回路不具合	87	3	1
心筋保護液不具合	79	1	1
薬剤による不具合(誤投与,アレルギー反応)	78	3	0
汚染による回路交換	29	1	2
吸引,ベント回路不具合	27	3	2
空気塞栓	23	6	6
熱交換器血液漏れ	18	1	0
血液製剤誤投与	11	0	2

(文献6より引用,一部改変)

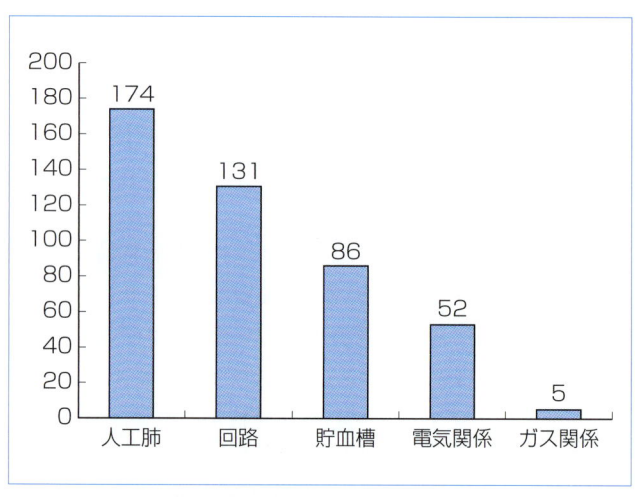

図6 不具合事例発生部位

(文献7より引用,一部改変)

表2 諸外国の安全装置設置状況

	AmSECT	Mejak	Stammers Study			Groom Study			ASCVP
施設数	601	524	成人 407	小児 17	成・小 100		小児 76		61
調査年	1993		1996~1998			1989	1994	1999	2004	2003
					装着・使用率（%）					
ディスポーザブル										
動脈フィルタ (ALF)	97.3	98.5	99	88	99	80.6	96.1	95.8	98	94.1
バブルトラップ	9	3.4	4	0	2					
ALF 一方弁付バージライン	90.9	91.8	93	72	92	72.4	89.5	91.7	92	
LVベント圧解除機構付一方弁	71.6	83	83	76	84	52	65.7	69.4	75	87.9
プレバイパスフィルタ		81.3	83	59	78	51.2	68.5	68.1	83	
ガスラインフィルタ		94.5								
心筋保護液用フィルタ		14.9	89	100	85					16.7
心筋保護液用バブルトラップ		88.4	89	100	85					
モニタ										
送血回路内圧 (ALPM)	90.6	94.3	94	100	93					100
ALPM＋送血ポンプ停止，制御		35.1	34	53	37					79
送血気泡検出器 (ABD)	79	87.8	87	94	88	72.4	84.8	87.5	83	93.5
ABD＋送血ポンプ停止		63	62	82	64					79.5
静脈血貯血槽レベルセンサ (VLC)	60.2	70.4	69	71	77					100
VLC＋送血ポンプ停止		34.4	33	47	39					
心筋保護回路内圧 (CDLPM)	95.7	97.3	98	94	96					84.6
CDLPM＋送血ポンプ停止，制御		49.6	51	53	41					
心筋保護液用気泡検出器		9.4	10	6	7					
インラインモニタリング										
動脈血液ガス		35.9	30	76	53	66.9	85.7	70.8	76.9	5.2
動脈血酸素飽和度		13.2	13	18	13	8.9	25.7	26.4	19.2	7.1
混合静脈血酸素飽和度		75.2	75	82	76	48.4	78.1	87.5	94.2	100
ヘマトクリット		54.4	51	71	66					
酸素濃度計（供給ガス用）		53.4	54	65	48	27.6	48.5	47.2	48	57.9
その他										
ハンドクランク（送血ポンプ）		99.2	99	100	99					
プレバイパスチェックリスト		94.5	95	94	91					
懐中電灯		91.4	92	100	89					
酸素ボンベ（緊急用）		90.8	93	88	99					
バッテリバックアップ（送血）		84.7	87	76	78					
インシデント										
発生頻度 (1/cases)		138	120.9	83.9	220.2					

高率に使用されていた．圧力センサ，レベルセンサによる送血ポンプの制御設定は，地域の違いや教育の違いがあるものと考えられる．Australasian Society of Cardiovascular perfusionists (ASCVP) では人工心肺における安全文化，意識が高いことが伺える[12]．人工心肺操作において直接的に安全に関与する装置と，間接的安全装置（血液パラメータモニタ）があり，高価な安全装置の装着率は低い．そのほかに，ハンドクランク（送血ポンプ用），非常用懐中電灯，酸素ボンベ，バッテリバックアップが装備されていた．すべての安全装置を設置，装着することは理想ではあるが，予算（高額な装置もある）にも限りがあるため，費用対効果を考慮し優先順位をつけることも考慮する必要がある．

3 安全装置の限界

　安全勧告や人工心肺ガイドラインに掲げられている安全装置を装着することは，安全な人工心肺操作を支援しインシデントが発生した場合においても危険回避が行えるものと考えられ，安全性の向上には役立つものである．しかし，安全装置にできることは限られており，すべてを依存（「任せきり」）するのは危険である．安全装置はヒューマンファクターの観点からみても，あくまで人間の限界（同時にいくつかの事柄に注意を集中することができない，集中力の持続は困難など）を補助するものという認識をもつことが大切である．安全装置が備わった装置を使用しているとしても，装置の設置を忘れた，安全装置の設定をしていない，安全機能が働いた場合の動作がわからない，安全装置の動作設定変更，解除ができない，安全装置の故障など，ヒューマンファクター，マン-マシン・インターフェイスに起因する安全限界を理解することは必要不可欠である．人工心肺の分野においても他の危機管理と同様に，「人は間違える」，「機械やコンピュータは故障，誤動作することがある」，「機械やコンピュータが正常でも，人間との関わり方によってはエラーを起こすことがある」，「無事故が続くほど，自動化が進むほど，危険に対する警戒心が低下する」，「新しい装置の導入（技術）には，新しい危機管理が必要である」ということを前提に安全装置の使用を考える必要がある．

C マニュアル

1 マニュアルの大切さ[13,14]

　チームの中で目的をもって仕事をするためには「標準」，「ルール」，「マナー」が必要である．また，それぞれの施設における「型，作法」がある．それらを明文化したものがマニュアルである．マニュアルは安全に対する配慮，体外循環技術に付帯するルール，体外循環の質や効率など，先輩方の過去の経験や知識などが集約されている大切なものである．標準に従っている限り，基本的にはある一定の質は保たれる．

2 マニュアルの作成と配備（図7）

　マニュアルには，体外循環に対する目的，目標，マニュアルが意図するもの，標準化

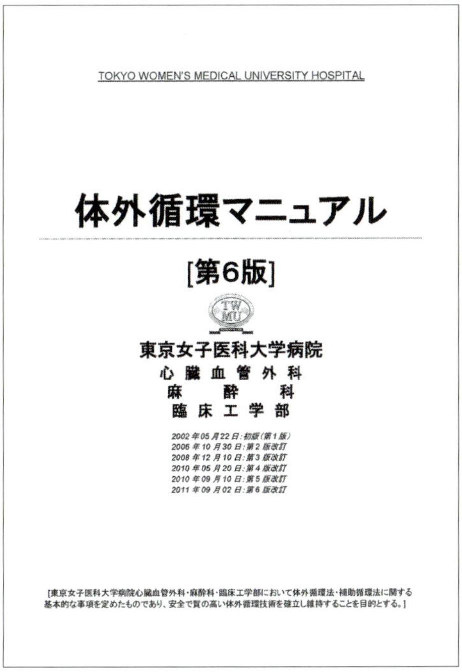
TOKYO WOMEN'S MEDICAL UNIVERSITY HOSPITAL

体外循環マニュアル

[第6版]

東京女子医科大学病院
心臓血管外科
麻酔科
臨床工学部

2002年05月22日：初版（第1版）
2006年10月30日：第2版改訂
2008年12月10日：第3版改訂
2010年05月20日：第4版改訂
2010年09月10日：第5版改訂
2011年09月02日：第6版改訂

[東京女子医科大学病院心臓血管外科・麻酔科・臨床工学部において体外循環法・補助循環法に関する基本的な事項を定めたものであり、安全で質の高い体外循環技術を確立し維持することを目的とする。]

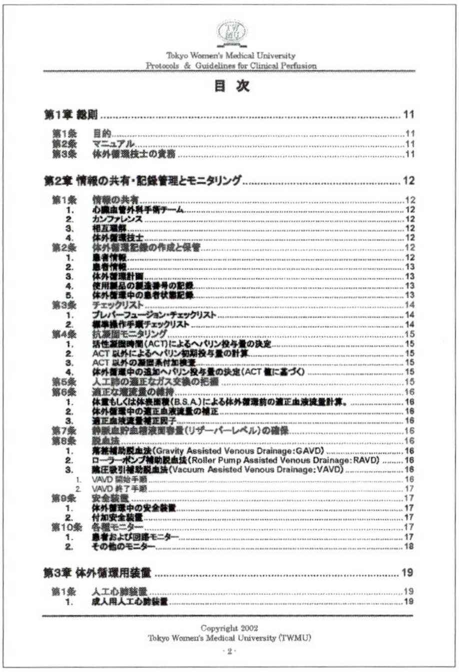
Tokyo Women's Medical University
Protocols & Guidelines for Clinical Perfusion

目次

- 2 -

図７　体外循環マニュアル

された方法（体外循環に関する全般的な方法，個別の方法，機器の操作法など），危機管理（保守管理，トラブルシューティングなど）に至るまでのすべてを網羅することが望ましい．人工心肺操作管理を行ううえで，指標となる具体的な管理目標数値を明示する．マニュアルは部署ごと（体外循環部門のみならず，関連部署である心臓血管外科，麻酔科，手術部，集中治療室など）に配備される必要がある．また，体外循環を担当する個人用に配布され，いつでも手元で確認でき，必要に応じて書き込めるようにすることが望ましい．マニュアルは，作成し熟読してそれに従うことにより，体外循環に関わる一定の質，安全が担保できる重要なバイブルである．

3　マニュアルの改訂

マニュアルは，手術術式の変更，体外循環法の変更，新しい技術の導入など体外循環を取り巻く環境や周囲の状況の変化によってその内容が合わなくなる．変更する必要が生じた際には，新たな変更点，改善点，経験などを書き加え，古くなった内容については修正，更新しなければならない．

マニュアルには目標，目的は明確化し，それに向かう手段はある程度「方法の自由」，「裁量」を設けないと，かえってそれに縛られて「効率が悪い，使いにくいマニュアル」になるばかりか，それに従わなければ逸脱した行為（マニュアル違反，無視）になる危険性がある．マニュアルの改訂は1人で行うのではなく，チーム内で話し合い，必要に応じて他の医療職や専門家などに相談して原本から改訂する必要がある．

4 マニュアル依存による危険

　マニュアルに従うことにより，想定された事態とその対応が適切かつ必要十分であれば，初心者から熟練者まである程度適切に事象への対応ができ，一定の質は担保される．しかし，マニュアルに記載されていない事象については，教育，訓練がなされ理解が得られている者は事象への対応は可能であるが，マニュアル依存型（考えない）の者は事象への理解がない場合が多い．記載のない事象への対応ができないばかりでなく，不適切な対処をしてしまう危険性がある．したがって，「マニュアルに記載があるから大丈夫」ではなく，初期から継続的な教育，訓練，研修の実施は適正な体外循環技術を身につけ，維持するためには必須である．

D チェックリスト

1 チェックリストの必要性

　人工心肺は，人工心肺装置のほかに多くの周辺装置，さらに人工肺などを含む人工心肺回路のディスポーザブル医療器材により構成されている．現在の人工心肺装置はデジタル化，センサ類の配備，システム化が進んでおり，操作性は高まっている．しかし，一方では人工心肺装置と人工肺，血液回路などの消耗部材を組み合わせて使用されている．人工心肺装置のセットアップが正しく行われているか，人工心肺回路が間違いなく正しく組み立てられているか，操作の順番や確認しなければならない項目に抜けはないか，といったすべての装置の機能，回路組み立て方法，操作方法を熟知するとともに，それらを確実に使いこなすため訓練を行う．通常の操作は記憶に叩き込んで，その記憶によって行うが，人間の記憶は必ずしも万能とは限らない．操作するのは機械ではなく，あくまで人間であり，すべてを体外循環技士が担当している．体外循環の安全を確保するうえで，人工心肺の準備や操作手順を間違えないように備えをするのが「チェックリスト」であり，推奨されている．具体的には，準備物品の有無，人工心肺装置の始業点検，周辺装置の動作確認，血液回路の接続，条件設定，人工心肺開始前の最終確認など，チェックリストを使って目と耳で相互確認を行う．

　チェックリストを実施する方法として，1人が読み上げ，もう1人が復唱しながら確認項目をチェックするダブルチェックが望ましい．システムがデジタル化，自動化され便利になっても，人による確認作業は不可欠である．

2 チェックリストの種類

　チェックリストはそれぞれの場面，状況に合うよう3種類準備しておくとよい．

a. 正常時のチェックリスト（normal procedure checklist）

　人工心肺準備，人工心肺装置などに不具合がなく，手術操作手順も通常どおり正常のときに使用するチェックリストで，普段の人工心肺操作時に使用するものである．プレ

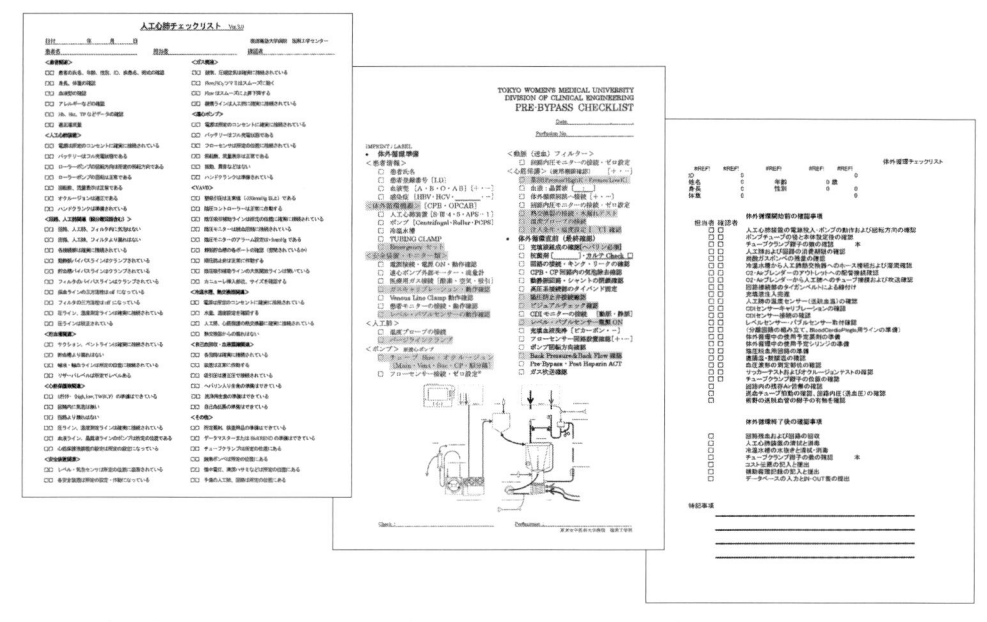

図8　プレバイパスチェックリスト（施設ごとのフォーマット）

バイパスチェックリストを図8に，標準操作手順チェックリストを下記および図9に示す．

①始業/セルフ/安全装置チェック
②プレパーフュージョンチェック
　・人工肺
　・血液ポンプ
　・動脈フィルタ
　・心筋保護
　・血液濃縮回路
　・安全装置
③体外循環開始前チェック
④体外循環開始チェック
⑤体外循環開始後チェック
⑥大動脈遮断チェック
　・大動脈遮断直前
　・大動脈遮断直後
　・心筋保護
⑦循環維持チェック
⑧大動脈遮断解除チェック
⑨体外循環離脱前チェック
⑩体外循環離脱後チェック
⑪体外循環終了チェック
⑫終業/後片付けチェック

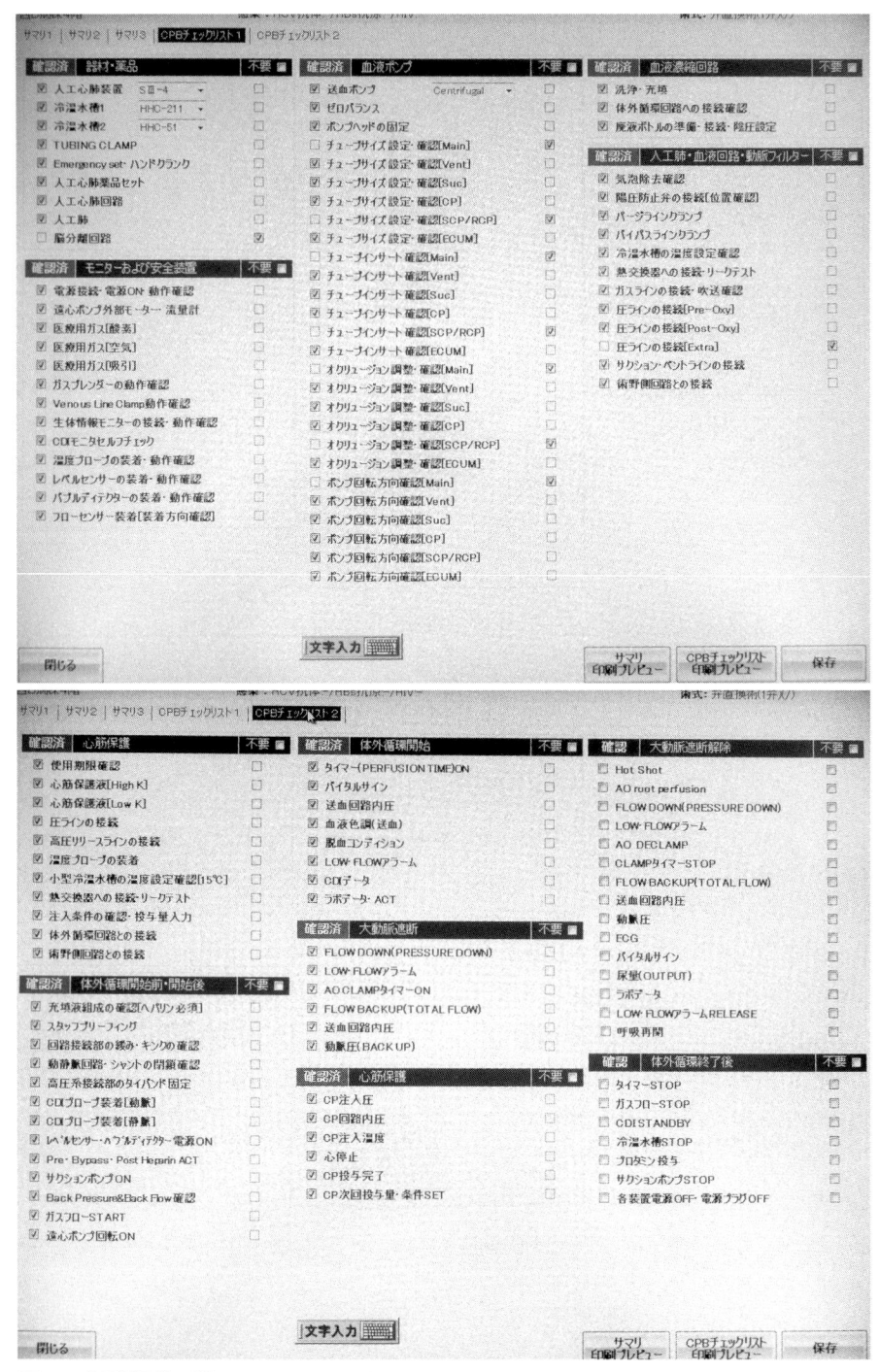

図9　標準操作手順チェックリスト

b. **正常でないときのチェックリスト（abnormal checklist）**

　　装置などが通常の状態でなく何らかの不具合が発生しているとき，注意をしなければならない状態のときに使い，必要があれば何らかの対応を行うときに用いるものである．

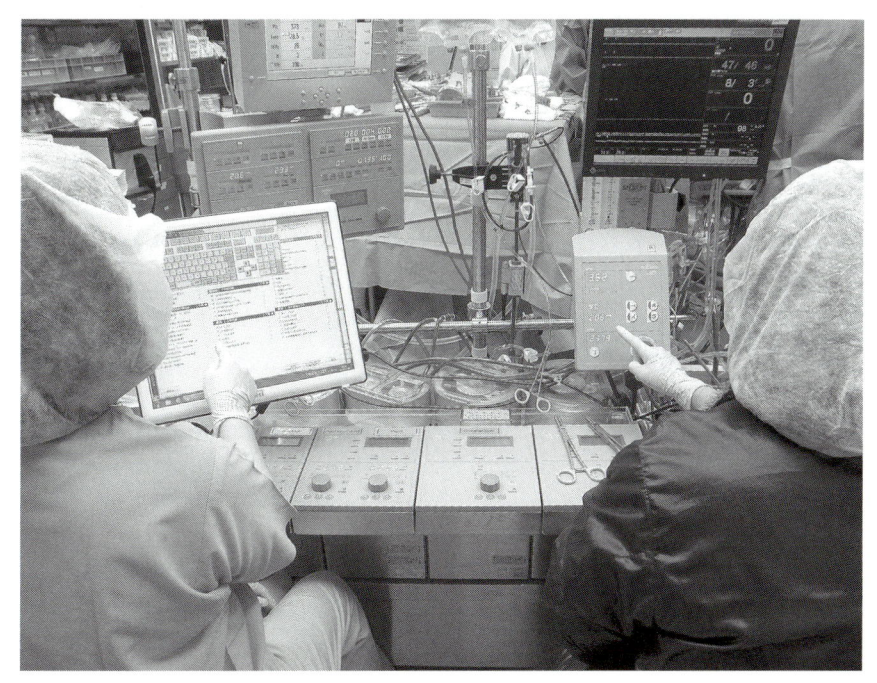

図10 人工心肺施行中に行うチェックリスト確認作業

c. 異常時,緊急時のチェックリスト (emergency checklist)

緊急事態が発生したときの対応に使用するものである.緊急時には記憶によって早期に対応し,その後に実施した対処に抜けや忘れたことがないように確認するために使用する.

3 チェックリストの使い方：ダブルチェック(2名で確認する方法)(図10)

①主操作者もしくは副操作者(チェッカー)が決められたチェックポイントにおける操作内容のチェックを要求する(確認が必要な項目).
②副操作者は操作(確認)内容を,声を出して読み上げる.
③主操作者は副操作者が読み上げた内容を確認もしくは実行する.
④確認,実行は声を出して行う.
⑤実行された内容を副操作者も確認する.
2名が同じ内容をそれぞれ別々(1人で)にチェックすることではない.

4 現状と課題

現在,体外循環の安全性を確保するうえでチェックリストによる確認は間違いを起こさないための重要な方法であり,推奨されている.体外循環前の使用機器および回路組み立てを中心としたチェック(プレバイパスチェックリスト)を主に行っているが,そ

の後の体外循環全般にわたる確認作業（チェックリスト）は行なわれていない．

人工心肺中においても手術の流れに沿った手順が決められている操作や投薬などに抜けがないように，チェックリストを使った確認作業を実施することが望ましい．チェックリストに慣れてしまうと十分な確認作業を行わないままチェックしたつもりになりチェックリストに記載（チェックを入れる）してしまうことがある．少々手間がかかるとしても複数名による確実なチェックリストの励行が求められる．

E トラブルシューティング

トラブルシューティングは問題解決の一つの手法で，発生した結果（異常状態）から原因を推測，究明し，問題の原因を解決することにより正常な状態に戻すための方法である．トラブルシューティングは，あらかじめ考えられる事象（トラブル）について解決方法がマニュアルに組み込まれることが多い．この場合，発生した事象を手がかりに異常の原因を探り，原因となりうるいくつかの不具合について検証を行うといった解決手順が図られる．起こりやすいミス，陥りやすいミスなどについては，トラブルシューティングに記載されている場合も多い．

トラブルシューティングでは，ブロックダイアグラムやフローチャートで示されると理解しやすく，その対応への手順をあらかじめ準備しておくことで効率的な問題対処が可能となる．その際，チェックリスト（正常でないとき，異常時・緊急時のチェックリスト）の活用は有効である．ここでは人工心肺，補助循環に関するトラブル事象，結果，原因，予防策，発生時の対応について代表的なトラブルシューティングを示す．

1 人工心肺に関するトラブル

a. 患者への空気の送り込み

気泡の送り込みトラブルは人工心肺操作のなかでもっとも重篤な結果をもたらすトラブルとして報告されている．

＜結果＞

動脈から気泡を送り込んだ場合には，気泡が達した臓器では空気塞栓となる可能性がある．動脈（送血）回路は常に患者の動脈系と接続されており，送血回路から気泡を送った場合には脳を含む全身に送り込まれる可能性があり重篤な結果となる．静脈に気泡が送り込まれた場合，気泡は肺に達しそれが多量の場合には肺塞栓症を引き起こす可能性がある．

＜原因＞

①貯血槽が空になり気泡が流入．不慮の脱血流量の低下により発生し，貯血レベルの監視不十分なときに発生する．
②充填時の不完全な気泡除去．
③ベント回路の逆流による気泡の流入．ベント回路のIN-OUTを逆に取りつけた場合やポンプの逆回転操作により発生する．
④人工心肺残存血返血ルートからの気泡流入．貯血槽が空になりポンプによって空気

を送り込む．心筋保護液回路を用いて（動脈回路と人工肺の間）血液を返血する際，ローラーポンプにより貯血槽と人工肺間の回路が遮断されていた場合，人工肺から空気を引き込みそのまま送り込む可能性がある．

＜予防策＞
①貯血槽の監視がもっとも重要である．貯血槽のレベルセンサを設置する．送血用フィルタの設置．
②体外循環前にベント回路の吸引テストを行う．
③心筋保護回路を用いて返血する場合，ローラーポンプでの回路遮断を解除する．

＜発生時の対処＞
①気泡が患者に達しておらず回路内にとどまっている場合には，人工肺および送血フィルタのパージポートを開け，回路内の再循環などにより気泡の除去を行う．循環停止時間を最小限にする．
②患者の動脈内に気泡を送り込んだ場合，ただちに循環を停止し頭部から気泡を除去するために頭低位とし上行大動脈より気泡を除去する．また，冷却を行いながら上大静脈送血を行い気泡除去を補助する．

b. 回路の破損

体外循環回路では毎分4.0L前後（生体の心臓から拍出される血液量とほぼ同等量）を超える血液を灌流している．ポンプの性能は高く，いったん回路が閉塞されると回路内圧は上昇し回路が破壊される危険性がある．

＜結果＞
①回路の接続の外れ，人工肺の破損が生じた場合，多量の失血が起こる．
②失血により貯血槽レベルの急激な低下が生じ，気泡を混入させる危険性がある．
③復旧のために循環停止をさせる必要が生じた場合，低酸素脳症の危険性があり，また回路の汚染も危惧される．

＜原因＞
①送血回路や送血カニューレの折れ曲がりによる回路内圧の上昇．
②接続の不備による回路の脱落．

＜予防策＞
①回路内圧モニタの設置．
②回路接続部をタイバンドで固定する．
③回路内圧によるポンプの送血制御装置の使用．

＜発生時の対処＞
①ただちに循環を停止させ，送血回路を遮断して患者動脈からの血液の損失を防ぐ．
②破損状況を確認して体外循環停止時間を術者，麻酔科医に伝える．
　・循環停止時間が3分以内に対処可能であればそのまま作業を行う．
　・循環停止時間が5分以上必要と予想される場合，脳を保護する目的で頭部の局所冷却を行う．また，上大静脈よりの送血を考慮する．
　・破損部位の交換をする．

c. 回路内凝固

血液にとって人工心肺回路や空気は異物であるため，強力な抗凝固療法を行わなければ回路内での凝固が生じる危険性がある．

<結果>
①貯血槽で凝固した場合，脱血困難や吸引，ベントの使用ができなくなる．
②送血フィルタの手前で凝固した場合，送血フィルタや人工肺が目詰まりを起こし性能の低下や回路破損が生じる．
③送血フィルタより患者側で凝固した場合，血栓を動脈内に送り込み塞栓症を引き起こす．体外循環のトラブルでもっとも重篤な結果となる．

<原因>
①体外循環開始前の不適切なヘパリン化．
②体外循環回路内へのヘパリン投与忘れ．
③体外循環中のヘパリン効力の低下．
④体外循環中のプロタミンの誤投与．
⑤体外循環終了後のヘパリンの中和もしくはヘパリン効力の低下状態での再スタート（灌流）．

<予防策>
①体外循環前のACTの確認．
②体外循環中のACTの確認（60分間隔）．
③体外循環前・中にプロタミンの準備をしない．
④体外循環終了後のプロタミン投与開始とともにポンプ吸引の停止．

<発生時の対処>
①カーディオトミーフィルタのみの凝固であれば，ヘパリンを50 mg（5,000単位）貯血フィルタに投与する．ACTの再チェックを行う．貯血フィルタが閉塞した場合は，新たに貯血槽を取りつけ吸引，ベント回路を移す．
②回路内で凝固が確認された場合，ヘパリンを50 mg投与し，回路内圧の厳重な監視を行う．
③凝固が送血フィルタに達し回路内圧が上昇した場合，ただちに循環を停止するとともに術者に報告し，新たな人工心肺もしくはPCPSで循環を確保する．

d. 異型血液の輸血

人工心肺では輸血を行うことは比較的多く，異型血液の輸血は重篤なトラブルとなる．

<結果>
①反応や予後に関しては異型血液輸血の結果と同じである．
②麻酔下であること，手術中のため布などで患者全体が覆われているため，患者状態が見づらいため発見が遅れやすいと考えられる．

<原因>
①輸血を届ける手術室の間違い．
②不完全，不的確な確認作業．

＜予防策＞
①体外循環担当医，麻酔科医，手術室看護師による確認作業が行われた血液のみ人工心肺で扱う．
②人工心肺投与前にperfusion recordに記載された患者氏名と血液型を再確認する．
＜発生時の対処＞
①一般の異型血液輸血に対する処置に順ずる．

e. 投薬の間違い

人工心肺操作時には多くの薬剤が投与される．そのため投薬の間違いは発生しやすい状況にある．

＜結果＞
①目的の薬剤の効果が得られない．
②誤った薬剤による副作用の発生．

＜原因＞
①管理する薬剤の複雑化，多様化．
②誤った薬剤の準備．
③不的確な確認作業．

＜予防策＞
①定められた薬剤のみの管理（管理薬剤を限定する）．
②使用薬剤をシリンジに準備した際，薬剤名とアンプルもしくはバイアルと照合のうえシリンジに記載する．
③薬剤使用の判断を体外循環担当医と確認し合う．
④投与量は規定量を守る（例：ヘパリン30〜100 mg，フェニレフリン0.1〜0.3 mg，KCl 5〜15 mEqなど）．
⑤投薬した場合は効果を確認する．
⑥充填薬液は充填終了後，残量から再確認を行う．

＜発生時の対処＞
①基本的には，希釈により薬剤濃度を下げることを考慮する．体外循環担当医に連絡し指示を仰ぐ．
②ヘパリンの過剰投与に対しては，体外循環中の中和は行わない．麻酔科医に体外循環中のヘパリン投与量とACT値を報告する．
③フェニレフリンの過剰投与による高血圧時には，体外循環灌流量を一時的に低下させる．高血圧が持続する場合は降圧薬の使用を考慮する．
④KClの過剰投与による高カリウム血症の場合は，希釈と血液濾過および利尿により対処する．

f. 人工肺ガス交換不足

現在の人工肺の性能と品質は優れており，人工肺に原因があることは少ない．

＜結果＞
①極端にガス交換が低下した場合には低酸素血症を引き起こす．

＜原因＞
①医療用ガス配管へのパイピング忘れ．
②医療用ガス配管からの酸素ガス供給停止．
③酸素流量計から人工肺酸素流入口への酸素供給チューブの取りつけ忘れ，もしくは途中での遮断．

＜予防策＞
①送血および脱血血液の色を監視する．
②連続血液ガス分析モニタでの監視．
③定期的な血液ガス分析．

＜発生時の対処＞
①酸素流量計および酸素供給ラインの確認．
②酸素供給が停止している場合，酸素ボンベによる酸素ガスの供給．
③直接人工肺に息を吹き込み換気する．

g. 血液（送血）ポンプの故障

人工心肺用血液ポンプは構造も単純で比較的故障の少ない機器である．しかし，過負荷，負荷による過熱などにより停止することがある．

＜結果＞
①循環不全状態となり，常温（37℃）では数分で不可逆性脳障害を引き起こす可能性がある．

＜原因＞
①モータへの過負荷，過熱．
②動力伝達ベルトの断裂．
③電子回路の破損．
④異常操作によるエラーなど．

＜予防策＞
①定期点検の実施．
②予備ポンプの準備．

＜発生時の対処＞
①ポンプの電源をいったん落として再投入することにより復旧する場合が多い．復旧しない場合，手動操作に切り替えサクション用ポンプにチューブを掛け替え送血を開始する．
②予備ポンプに交換する．
③交換に必要な時間を術者，麻酔科医に報告する．

h. 電力供給停止

手術室は無停電化されているが，過負荷やショートにより電力の供給が停止する危険性がある．また，装置自身の電源供給が遮断（コンセントの脱落など）された場合も同様に生命維持装置の機能が停止し至急の復帰が重要である．

<結果>
①バッテリを内蔵していない，もしくはバッテリの充電が十分でない人工心肺装置は電力供給の停止によりポンプ機能も停止する．
②人工心肺に関連するその他のモニタが停止する，もしくはリセット（停電により無停電電源に切り替わった場合）される．

<原因>
①停電
②サーキットブレーカの動作（過負荷，ショート）．
③コンセントの外れ．

<予防策>
①人工心肺装置専用の独立したコンセントを使用する．
②コンセントは通常の医療用コンセントを使用する（ロック型コンセントの場合，コードの引っ掛けなどによりコンセントとコードが切断される場合が考えられ，復旧に時間を要する結果となるため使用しない）．
③メインポンプ（送血用ポンプ）にバッテリが内蔵されたポンプを使用する（遠心ポンプの使用など）．

<発生時の対処>
①血液ポンプが停止した場合，手動により血液ポンプを操作し血液循環を維持する．
②サーキットブレーカが作動した場合，ただちに原因を特定，解除しブレーカを復旧させる．
③コンセントの外れの場合，再びコンセントを入れる．

2 補助循環（PCPSを中心に）に関するトラブル

補助循環は緊急性が高く侵襲も大きく，事故も起こりやすい．機器の組み立て，充填および機器の管理は臨床工学技士が行うが，夜間や休日の緊急導入においては緊急避難的に医師および看護師に協力を得る必要がある．補助循環装置も基本的には人工心肺と同様で，装置が停止すると重大なトラブルとなる．しかし，長期にわたり動作させる必要があり臨床工学技士のみでは管理できないため，安全管理は重要であり他の医療従事者との連携，協力が必要不可欠である．

a. 患者への空気の送り込み

気泡を送り込むトラブルは開始時や回路交換時に発生しやすい．また，補助循環の特殊性によりキャビテーション現象による気泡の発生も十分認識しなければならない．空気の送り込みは重篤な結果を招く．

<結果>
①動脈から気泡を送り込んだ場合には，気泡が到達した臓器では空気塞栓となる．通常動脈回路は大腿動脈に接続されており，ある程度心機能が確保されている患者の場合は腹腔臓器に障害を及ぼす危険性が高い．しかし心機能の低下が著しい場合は脳にまで気泡が送られる可能性が高い．

＜原因＞
①充填時の不十分な気泡除去．
②カニューレと回路（送脱血とも）の接続時の気泡混入．
③開始時に充填薬液ラインが開いており，薬液が空になった後に気泡が混入．
④カニューレと回路の接続が不十分で補助循環回路中に気泡混入（とくに脱血回路）．
⑤誤って充填ポートもしくは脱血回路中のポートを開けてしまい気泡が混入する．
⑥脱血回路に陰圧が発生し，キャビテーション現象により溶存酸素が気泡化する．

＜予防策＞
①充填をはじめる段階で薬液バッグ内の空気（気泡）を除去する．
②充填時の確実な気泡除去と充填終了後の確認．人工肺への加圧操作による気泡除去を行う．
③カニューレと回路の接続の際，回路より生理食塩水を送り確実に気泡除去する．残存した気泡は回路中の側枝より脱気する．
④カニューレと回路の接続を確実に行う．また，コネクタの場合はタイバンドで固定を補強する．
⑤脱血ラインのポートは通常の使用は不可とする．
⑥脱血不良（キャビテーション発生が予測される）の改善．

＜発生時の対処＞
①気泡が回路内に確認された場合，循環を停止し動静脈回路を遮断し補液などにより回路内から気泡を除去する．
②患者に気泡を送り込んだと考えられた場合，ただちに循環を停止し頭部を低くし，気泡の脳への移動を抑制する．

b. 回路の折れ曲がり

患者の体位変換，移動などで回路が折れ曲がることは多いと考えられる．

＜結果＞
①回路が折れ曲がると流量が低下し灌流不足となる．また，脱血回路が折れ曲がった場合には陰圧が発生しキャビテーションにより気泡の発生や溶血を起こす．

＜原因＞
①患者の体位変換や移動時の回路の折れ曲がり．

＜予防策＞
①体位変換や移動時の回路位置の確認．
②流量アラームの設置，設定．

＜発生時の対処＞
①体位変換や移動を中止する．
②回路の折れ曲がりが確認されたらただちに回路を延ばし，設定流量に回復したかを確認する．

c. 回路内凝固

現在の補助循環回路は抗血栓性処理が施されているが，回路内の血液凝固を完全に抑

制することはできない.
　＜結果＞
　①人工肺の手前で凝固した場合，人工肺が目詰まりし循環も停止する（時間的な余裕はある）．
　②人工肺の先で凝固した場合，血栓を患者へ送り込み塞栓症を引き起こす．
　＜原因＞
　①不適切なヘパリン化．
　②長期間の低灌流状態（1.0 L/分未満）．
　③灌流の停止．
　＜予防策＞
　①定期的なACT値のチェック．
　②低灌流の防止．ウィーニング時の低灌流管理では定期的に灌流量を上げて凝固を防止する．
　③回路内部（とくに人工肺）の目視確認．
　＜発生時の対処＞
　①血栓が確認された時点で回路交換を行う．

d. 人工肺の性能低下

現在の人工肺は1〜5日間程度しか性能を維持することができない．承認上では24時間までの性能しか保証されていない．
　＜結果＞
　①ガス交換能力が低下し放置していると低酸素血症となる．
　＜原因＞
　①ウェットラング（vapor loss）．
　②血漿リーク（plasma leakage）．
　③蛋白の付着．
　＜予防策＞
　①ウェットラングは人工肺のヒーティングである程度予防できる．また，吹送ガスのヒーティングでより高い予防が可能である．
　②酸素流量を一時的に増やすフラッシングを行う．
　③人工肺への異常高圧や溶血の発生を防ぐ．
　④人工肺の酸素ガス出口から血漿が漏出しはじめたら血液ガス分析のチェックの間隔を短縮する．
　＜発生時の対処＞
　①ウェットラングや血漿リークによる酸素加能の低下時には，酸素のフラッシングにより一時的に多少の改善は認められる．
　②性能低下が著しい場合は，回路交換を行う．

e. 移動時のトラブル

補助循環中の移動は大きな危険を伴う．

<結果>
①装置が転倒した場合には，回路の抜けや折れ曲がりによる循環停止や灌流量の低下が予想される．また，補助循環装置がベッドや台車から落下した場合には，回路や機器の破損により循環維持が不能となり致命的なトラブルに至る危険性がある．
<原因>
①装置の転倒，落下．
②酸素チューブの脱落．
③ポンプの流量調整つまみに触れて起こる過剰送血や流量不足．
<予防策>
①移動時は装置を直接保持しながら行う．
②なるべく多くの人員を確保し移動させる．
③移動中も血液の色，血液流量，ポンプ回転数をモニタする．
④可能な限り移動を避ける．
<発生時の対処>
①回路が破損した場合，ただちに送脱血回路を遮断し回路交換を行う．
②装置が破損した場合，手動で循環を維持し予備の装置に交換する．

3 IABPに関するトラブル

　IABPはもっとも多く用いられる補助循環装置である．装置の管理は臨床工学技士が行う．

a. バルーンの破裂，穿孔

　現在使用されているIABPバルーンは耐久性に優れ破裂が起こることは少ない．しかし，バルーン挿入時の操作や患者大動脈内の高度石灰化によりまれに起こることがある．
<結果>
①バルーン駆動用のヘリウムガスが動脈内に入ることにより塞栓症を起こす．ヘリウムは血液に溶けないため炭酸ガスに比べはるかに危険性が高い．
<原因>
①バルーンの不良．
②挿入時のバルーン損傷．
③大動脈の高度石灰化．
④過度のバルーン拡張．
<予防策>
①ヘリウムリークのアラームに対して，ガスラインに血液の逆流がないか確認する．
②ヘリウムリークアラームが短時間で発生する場合には十分注意する．
<発生時の対処>
①ガスラインに血液の逆流が確認された場合はただちにバルーンを停止し，バルーンを交換する．

b. 不適切なタイミングによるIABP駆動

トリガーミスにより心臓の周期にバルーンの収縮タイミングが合わないまま駆動させていることがある．

＜結果＞
①心臓の収縮期にバルーンが拡張した場合，心臓の後負荷が増大し左室の仕事量が増え危険である．
②心臓の拡張期にバルーンが収縮した場合，大動脈内の拡張期圧が下がり十分な冠血流の増加が望めないと同時に，冠動脈から大動脈へ血液を逆行性に引き込んでしまい冠血流量の減少にもつながる．

＜原因＞
①Ｔ波のトリガー．
②ペーシングの認識．
③機器の不適切なタイミング認識．
④誤った設定操作．

＜予防策＞
①IABP動作中はバルーンより中枢側で圧をモニタする．
②テント状Ｔ波のときにはＴ波が小さくなる誘導を選択する．
③できる限り心電図トリガーを用いる．
④機器を熟知した者がタイミング設定を行う．

＜発生時の対処＞
①IABPをただちに停止させタイミングの再設定を行う．

4 医療事故発生時の対応

- 患者の治療に最善をつくす．
- ただちに術者，麻酔科医に報告する．
- 臨床工学部のリスクマネジャーに報告する．
- 当該診療科部長に報告する．
- 指示を仰ぐ．
- 病院安全対策管理部署への報告．
- 病院安全対策管理マニュアルに準じる．

5 安全性情報の収集

人工心肺に関する安全性情報の収集は，万が一インシデント，アクシデントに遭遇した際にもその結果から原因の特定，適切な対応が可能となるため，最新の情報を更新しておく必要がある．体外循環技術医学会安全対策委員会がまとめている医療機器安全性情報を参照することを推奨する．また，「人工心肺安全ハンドブック：ケース100の分析と安全対策（日本体外循環技術研究会安全対策委員会発行，2003年）」においても，トラブル対策について参考になる事例が掲載されている．

参考文献

1) 木村礼未,浜口　淳,工藤英範ほか：人工心肺装置の保守管理について.体外循環技術 22：96-101, 1996
2) 南　茂,工藤英範,立原敬一ほか：ME機器の保守点検.体外循環技術 15：57-63, 1989
3) 南　茂,工藤英範,斎藤　司ほか：医療機器の保守管理について：第Ⅱ報.体外循環技術 20：11-16, 1994
4) 3学会合同陰圧吸引補助脱血体外循環検討委員会：3学会合同陰圧吸引補助脱血体外循環検討委員会報告書.日本胸部外科学会,日本心臓血管外科学会,日本人工臓器学会.2004（平成15年5月）
5) <http://jasect.umin.ac.jp/safety/pdf/sefty.4th130908.pdf>
6) 人工心肺装置の標準的接続方法およびそれに応じた安全教育等に関するガイドライン.日本心臓血管外科学会,日本胸部外科学会,日本人工臓器学会,日本体外循環技術医学会,日本医療器材工業会.2007（平成19年3月）
7) <http://www1.mhlw.go.jp/kinkyu/iyaku_j/iyaku_j/anzenseijyouhou/237-s2.pdf>
8) <http://jasect.umin.ac.jp/safety/index.html>
9) Mejak BL, Stammers A, Rauch E et al：A retrospective study on perfusion incidents and safety devices. Perfusion 15：51-61, 2000
10) Stammers AH, Mejak BL：An update on perfusion safety：does the type of perfusion practice affect the rate of incidents related to cardiopulmonary bypass？Perfusion 16：189-198, 2001
11) 古瀬　彰,人工心肺の安全マニュアル作成に関する研究班：平成14年度厚生科学研究―医療における危険領域フェイルセーフシステムに関する研究―分担研究.人工心肺のリスクに関する国内アンケート調査報告書,2003
12) Baker RA, Willcox TW：The 2003 Perfusion Survey of Australia and New Zealand：Part 1. Equipment and Monitoring. ASCVP Gazette 7：9-14, 2006
13) 和田重恭：「Professional User」プロはマニュアルを読む.TEAMで安心を育てる：ヒューマンエラー対策からリスクマネージメントへ,角川学芸出版,東京,p13-45, 2010
14) 畑村洋太郎：効果的な伝え方・伝わり方.組織を強くする技術の伝え方,講談社現代新書,東京,p101-120, 2006

II 教育，訓練，研修

A 医師

1 教育

　事故はある確率で必ず起こる．発生頻度は少ないが，体外循環トラブルは一度起こると患者に及ぼす影響がきわめて大きく，死亡するか重篤な後遺症を残す結果になりやすい．体外循環事故のトラブルに対処するためには，起こりうるトラブルの種類と，個々の対処法を知らなくてはならない．自分は事故を起こしたことがないからといって，今後も起こさない保証はなく，ある確率で事故は必ず起こることを認識しなくてはならない．起こってしまった後に迅速に対処し，脱出できることが大切である．

　日本体外循環技術医学会(JaSECT)安全対策委員会は心臓血管外科認定機構の基幹施設と関連施設のうち423施設における2008年，2009年の症例について2010年12月末にアンケート調査を行った(回収率70.2％)．人工心肺症例計59,523例において人工心肺のインシデント，アクシデント発生率は2％であった[1]．オランダからの2006年，2007年の2年間の成人インシデント報告(回収率72％)では，人工心肺症例は23,500例で，インシデントは15.6件に1件，adverse eventは1,236件に1件であった[2]．インシデントは多い順に，①ACT 400秒以下になった(184件)，②アレルギー，アナフィラキシー反応(114件)，③回路内の凝血(74件)であった．

　安全な体外循環操作のためには，自施設の実情に合った人工心肺マニュアル，チェックリスト，トラブルシューティングなどの整備および管理が必要である．自施設の人工心肺装置において安全装置設置基準の必須項目を守っているかを知ることは重要である．症例数が少ない施設が多いのがわが国での特殊事情であり，どのような状態に陥っても柔軟に対応できる基礎的な知識が医師にも求められる．心臓外科の専門医には，体外循環に関する教育課程受講義務がなく，体外循環に関する点数はわずかである．しかし，人工心肺事故が起こった場合には医師の責任も問われることが多い．事故が起こったときに速やかに脱出するためには，普段から体外循環技士とともに，訓練されていることは重要である．

　人工心肺に関する安全教育では事故に関する患者側の要因とシステム側の要因[3]を知り，その特殊性を十分に認識しなくてはならない．

a. 患者側の要因

　①1分間の灌流量がほぼ全身循環血液量であり，一瞬の油断で致命的になることがある，②体外循環事故は全臓器の虚血障害が同時に発生するため高度多臓器不全に陥る可能性が高い，ことがあげられる．

b. システム側の要因

　①無輸血体外循環を目的とし回路充填量を減少させるために，失血時に急速な貯血レ

ベル低下をきたす，②体外循環時間短縮を目的とし，常温体外循環を選択するとトラブル発生時の循環遮断許容時間が短縮する，③複雑に回路を組むことにより，トラブル時の対応が単純ではないことがある，④術中，off-pumpからon-pumpに術式変更への対応を求められることがある，⑤MICS，ロボット手術などの手術手技では小さい術野のため全体的な心臓の状態が見えず，死角ができることがある，などがあげられる．

2 訓練

業務を分業するようになり，医師が人工心肺操作を行うことは少なくなった．人工心肺事故は安全装置がついていれば起きないわけではないため，常に備えておかねばならない．

日本人工臓器学会では，人工心肺の安全対策を目的として，JaSECTの協力を得て，トレーニング用DVDを作成した[4]．このDVDは，安全装置の利用，圧の測定位置，センサの装着方法などを取り上げ（Vol. 1），トラブル発生時に求められる的確な状況判断を学ぶ（Vol. 2）ことを目的としている．日本人工臓器学会事務局にて販売されている．

新たな対策として，各施設の医療チームでのシミュレーショントレーニングの実施が重要である[5,6]．

a. 心臓外科医による自施設の安全度チェック

多くのトラブルは事前の対策，知識や技術により回避可能である．事故に巻き込まれないために外科医が知っておくべきことを以下に示す．

①自施設に人工心肺マニュアルが作成してあり，きちんと改訂されていること．マニュアルの内容と置き場所を確認し，最終改訂日と内容を把握する．外科医はもちろんのこと，麻酔科医，看護師を含めて医療チームの全員が読んで，内容を理解していること．

②off-pump CABG時にポンプが必要になる場合の組み立てにかかる時間を把握しておく．

③人工肺のトラブル：マニュアルに交換手順の記載（とくに人工肺）があり，交換のトレーニングを技士がしていて，交換物品およびemergency kit[7]が整っていること．

④ローラーポンプでは確認を怠って不適切なオクルージョンや，ポンプが逆回転した事例が報告されている．医師は手術時にポンプの回転方向くらいは知っておきたい．

⑤ポンプ故障：交換用ポンプを確認し，手動操作時のハンドクランクの位置（遠心ポンプも）を知っていること．ハンドクランクは回しにくいため，医師は手回しの練習を1度はしておきたい[8]．

⑥遠心ポンプでの血液逆流は回転数不足で起こる．シミュレーションでの訓練にて，適切な回転数を知っておきたい．

⑦空気の誤送対処手順を確認する．心筋保護関係を除く人工心肺中の空気誤送では，送血回路からがもっとも多い．空気が患者に到達してしまった場合，Trendelenburg

体位をとり，灌流再開後低温にするなどの対処の手順を確認しておく．
⑧緊急時の交代要員の確保の確認．
⑨自施設にインシデント，アクシデント提出ガイドラインがあることを確認しておく．
⑩体外循環技士からインシデント，アクシデントレポートがきちんと提出されていて，その情報が臨床に活かされていることを確認する（提出がない/報告件数が少なすぎる場合はとくに注意する）．

　他施設を見学に行って，あるいは学会発表を聞いてよいと思ってもただちに同じことをせず，はじめての装置，方法は実験室で十分に動作を確認し，トラブル対処を学んでから臨床に導入する．

3 研修

①日本人工臓器学会の人工臓器セミナー『体外循環と補助循環』への参加：隔年に1日半をかけて行っている．
②日本胸部外科学会学術集会での医師と技士で参加するハンズオンセッション『人工心肺コース』への参加．

　医師が人工心肺を操作する機会は減った．事故を減らして安全管理を行うには普段からの備えが大切である．

B 技士

1 教育と訓練の両立の大切さ

　心臓手術において人工心肺装置による体外循環操作は，患者の生命に関わる重要な操作であり，安全に運行，運用するためには操作者に十分な教育や訓練が施されなければならない．現状においては，その操作のトレーニング方法や教育方法に統一されたものはなく，操作者は施設において直接臨床症例を前にして指導を受けながら運転の訓練をして基本的な操作を身につけている．ここで問題となるのは，体外循環操作訓練が中心で十分な教育がなされていないことが往々にして存在することである．施設では体外循環操作要員の養成を優先させるあまり，体外循環操作ができる技士を作り上げるために訓練ばかりに集中する傾向にある．その結果，一見「仕事ができる」優秀な人材ができたように錯覚する．しかし，十分な教育がなされていないと事象への理解や対応，周囲からのさまざまな要求，トラブルなどに対応できないし考えられないのである．いくら高度な操作法を身につけたとしても，「体外循環とは何か，安全とは何か」を考える力を身につけないと，「真の体外循環技術」を身につけることはできないものと考える．もちろん，教育だけでは実務（実際の体外循環操作）を行うことはできない．正しく体外循環技術を習得するには「教育」と「訓練」のバランスが重要である．

　体外循環マニュアルに教育に関する事項を設け，教育，訓練内容を明記し実践することが大切である．表1にその1例を示す．

表1　院内における体外循環技術の教育項目

1. 一般医療機器操作習熟訓練 2. 人工心肺装置操作習熟訓練 　①装置の動作把握 　②制御条件の設定，変更，解除方法 　③安全装置の設定，解除方法 　④基本操作訓練（フローダイナミクス練習） 　⑤症例設定訓練 3. 補助循環装置操作習熟訓練 　① IABP の設定，操作訓練（シミュレータ使用） 　② PCPS／ECMO のコントローラ操作訓練 4. 患者モニタリングの準備，操作 　①患者監視装置の設定，準備 　②血圧トランスデューサの準備 5. 術中（術後）自己血回収装置の準備，操作 6. 補助循環，補助手段の準備，操作 　① IABP の準備，操作 　② PCPS／ECMO の準備，操作 7. 体外循環（人工心肺）の準備 　①人工心肺回路セットの準備 　②カニューレの準備 　③血液濃縮回路の組立て，プライミング 　④心筋保護回路の組立て，プライミング 　⑤人工心肺回路の組立て 　⑥人工心肺回路のプライミング	8. 体外循環（人工心肺）の操作補助 　①体外循環時の検体検査 　②体外循環記録 　③体外循環終了後の残血処理 　④体外循環のデータ整理（検査結果） 　⑤薬剤の準備 9. 体外循環（人工心肺）の操作 　①体外循環の導入 　②大動脈遮断，心停止 　③体外循環の維持大動脈遮断解除 　④体外循環からの離脱 　⑤サクション操作 　⑥ベント操作 　⑦心筋保護 　　a. 順行性冠灌流 　　b. 逆行性冠灌流 　　c. 選択的冠灌流 　　d. 持続血液逆行性冠灌流法 10. 特殊体外循環の操作 　①部分体外循環：F-F バイパス 　②脳分離体外循環 　③循環停止下逆行性脳灌流法 　④左心バイパス 　⑤その他：単純バイパス（下行大動脈手術）

2 教育

体外循環業務を遂行するためには，専門知識や技術といったテクニカルスキルを教育する必要がある．しかしそれだけではチーム医療を実践することはできない．ここではテクニカルスキルとノンテクニカルスキル[9]について説明する．

a. テクニカルスキルの教育

心臓手術において体外循環技術の信頼性は重要であり，それを操作する臨床工学技士には高度な知識や技術が求められる．体外循環技術の習得や技術維持のためには，臨床に則した体外循環技術教育が重要である．

体外循環技術を正しく理解するためには，基礎医学，基礎工学，臨床医学などを学習する必要がある．これらは本書のような教科書，各種テキスト，その他講習会や教育セミナーなどの座学により行われ，理解しやすいように図表，写真や動画を交えて解説が加えられているのでそれらを参照していただきたい．

b. ノンテクニカルスキルの教育

ノンテクニカルスキルとは，テクニカルスキル（医療技術）を支える非医療技術（コ

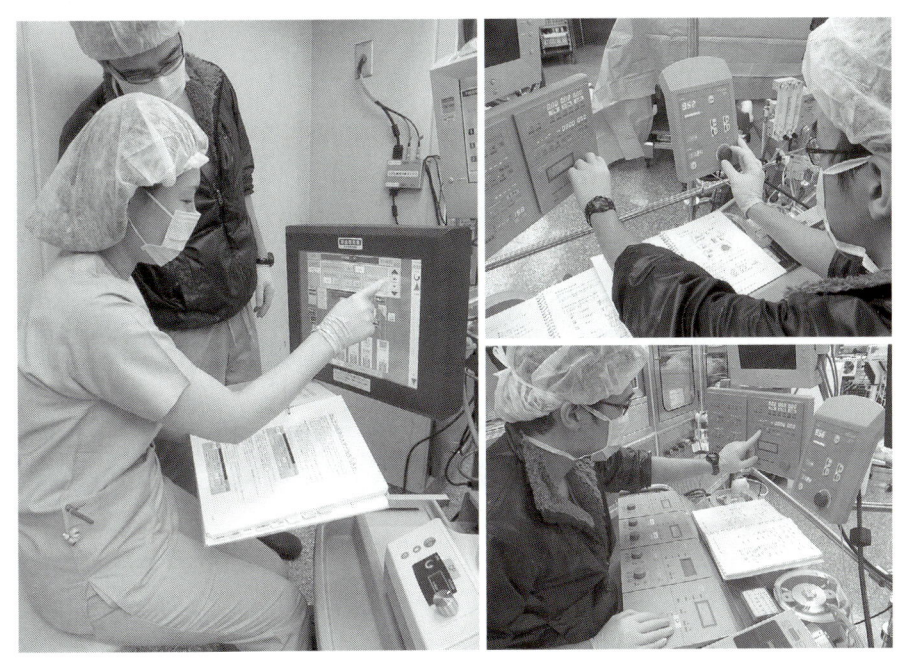

図1 人工心肺装置の設定，操作訓練：プラットホームトレーニング

ミュニケーション，チームワーク，リーダーシップ，状況認識，意思決定など医療技術以外のすべて）の総称である．医療安全や医療の質には必要不可欠なスキルである．

ノンテクニカルスキルは「考える」，「伝える」，「決める」，「動かす」手法を教育する．ノンテクニカルスキルにより，安全（チームワーク，リーダーシップなど連携強化による医療安全の実践），効率（意思決定やコミュニケーションの促進による効率化の探求），変革（組織の文化，風習の壁を破り，理想の姿に導く）を実現する．ノンテクニカルスキルの教育は，施設の医療安全対策室などが中心となり全病院的に行われている．

3 訓練

現在の人工心肺操作教育は，on the job training（OJT）中心の指導がなされている．人工心肺装置の操作法においてもOJTが中心で，装置の取扱説明書を隅々まで読んで理解して操作しているとは言いがたい．装置の適正な使用方法，人工心肺の基本操作，手術手順に沿った人工心肺操作の訓練はOJTの前に行われていなければならない．本項では段階的訓練方法について説明する．

a. 人工心肺装置の設定，操作訓練：プラットホームトレーニング（図1）

この訓練は実際の装置を用いて，標準適正使用方法を学ぶものである．各部の名称，動作，設定方法，設定変更および解除方法，制御時の動作確認と解除などの装置使用方法を徹底的に会得する．

①装置の名称，スイッチやノブなどの操作方法について，取扱説明書で確認する．ま

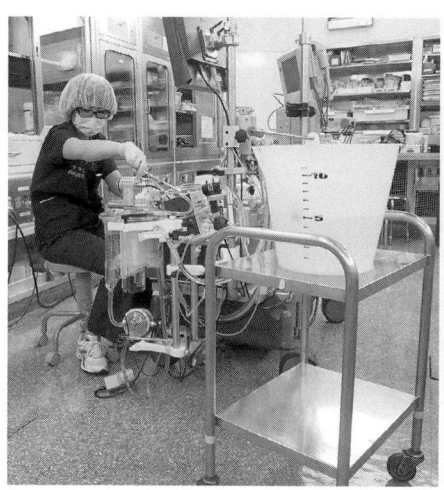

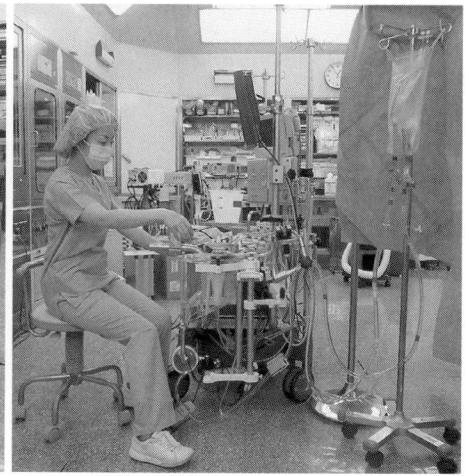

図2　人工心肺基本操作訓練：ウェットトレーニング

たその動作を把握する．
②制御条件の設定，変更，解除方法を確認する．
③安全装置設定，解除方法を確認する．

b. 人工心肺基本操作訓練：ウェットトレーニング (図2)

この訓練では人工心肺装置と静脈血貯血槽，血液回路などの主要部品を用い，バケツやリザーババッグに入れた水を患者に見立て，送血流量の調整と同時に静脈血貯血槽の水位を安定的に調整する方法を学ぶ．一般的に下記のような手順で実施される[10]．
①貯血水位を維持したまま，送血流量0L/分からトータルフロー（任意の値）へ変化させる．
②送血流量を維持したまま，貯血水位を任意値に変化させる．
③貯血水位を維持したまま，送血流量をトータルフローから0L/分に変化させる．
送血流量ならびに貯血水位の変化が記録できるシミュレータを用いると個人での振り返り学習が可能である．

c. 手術に即した体外循環操作訓練：シミュレーショントレーニング (図3)

これは仮想患者モデルシミュレータを用いた訓練で，実際の手術で体外循環操作を担当する前の最終段階の訓練である．
①各種症例の手術手順に沿った体外循環手技の訓練をする．
②血行動態の変化に合わせた手技，対応を考える．
③心筋保護液注入の操作訓練をする．

d. 体外循環の危機管理訓練：トラブルシミュレーション (図4)

体外循環シミュレーション教育は前述の訓練を中心に実施されるが，臨床現場以外では困難であった体外循環技術の操作訓練やアクシデントなどの非常事態における事象の

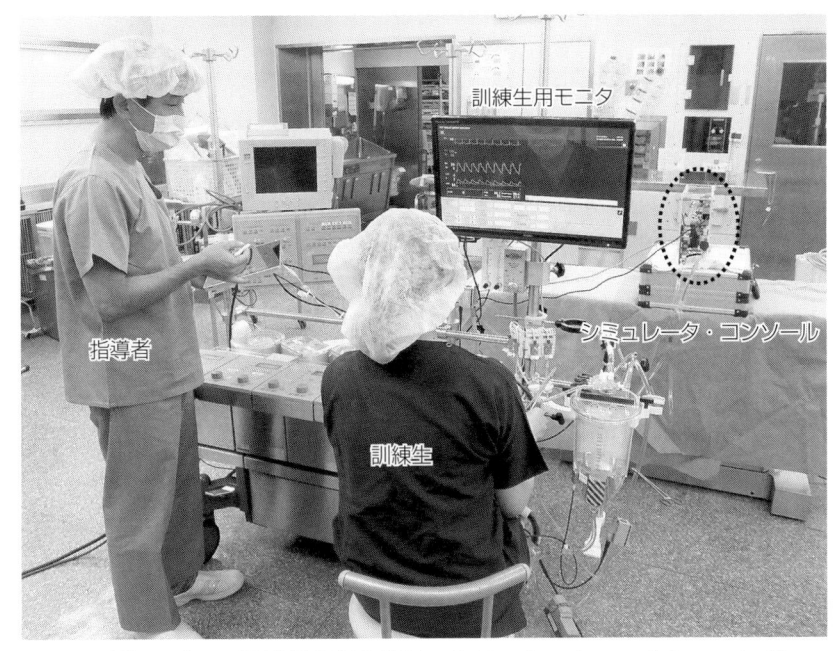

図3　手術に則した体外循環操作訓練：シミュレーショントレーニング

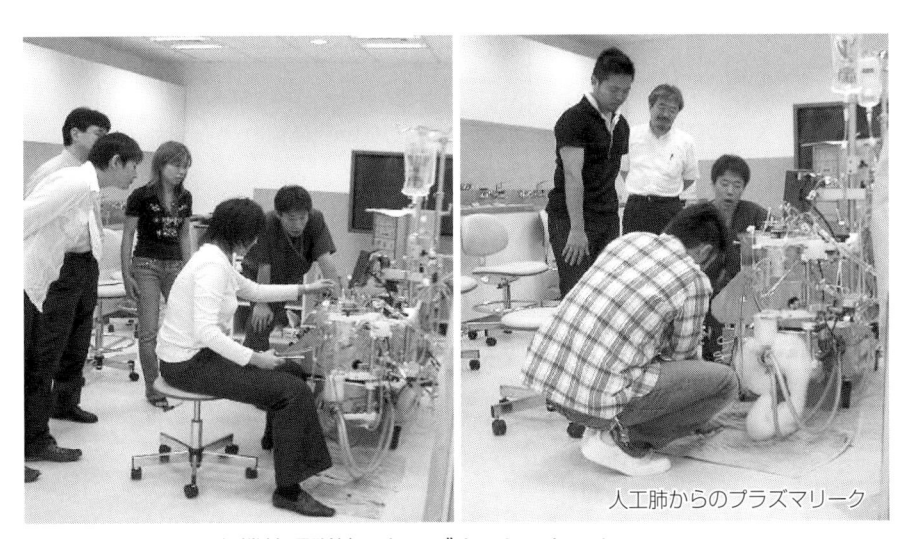

図4　体外循環の危機管理訓練：トラブルシミュレーション

理解と適切な対処法について，再現性をもって学習が可能になる訓練ツールである．「正確な状況判断」，「意思の決定」，「問題解決への対処（行動）」を短時間で処理しなければならない体外循環技術において，いろいろな場面を想定した反復訓練は有用である．
　①トラブル発生時には正確な判断と迅速な対処が要求されるが，OJTのみでは教育や訓練を受けることができないため，十分な認識と対処ができず医療事故につながる危険性がある．

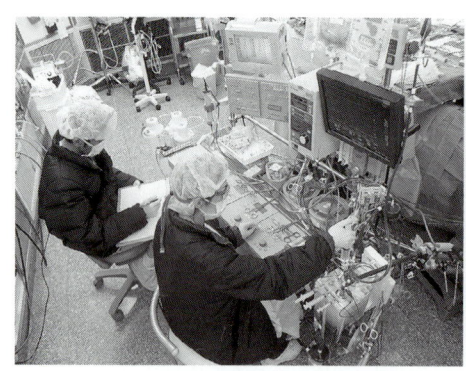

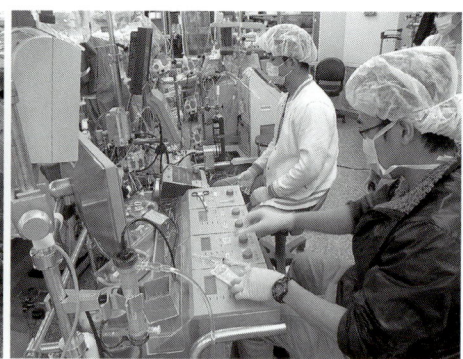

図5 実地訓練：OJT

②体外循環の危機管理として，トラブルを想定した訓練が必要である．
③トラブルへの対処法を教育，訓練することは，安全，確実を得る方法である．

e. 実地訓練：OJT[11] (図5)

①OJTでは実際の症例を前にして指導者から受講者に対して，状況に合わせた考え方，やり方を伝える，生きた知識を伝える方法として大変実践的な方法である．教科書やマニュアルには書かれていない知識を，自身の経験を通じて得ることができる教育方法である．
②OJTは臨床現場でしか行いえない，経験しえない体外循環技術の教育方法として有効である．
③現状の体外循環技術指導は，医学知識（基礎から応用まで），体外循環の理解，体外循環回路の組み立て，準備，臨床現場の見学を含めた実地訓練および実技指導が中心となっている．
④臨床での体外循環操作が主たるもので，想定されるヒューマンエラー，アクシデントや合併症に備えたリスクマネジメント教育はOJTではできない．

OJTが適切に機能するには，前提条件として前述の基礎教育，訓練が修了している必要がある．前提条件がなくOJTのみの教育では，多くの「体験」を重ねても知識の幅は広がらず，「経験」とはなりえない．

4 研修

a. 座学

①体外循環に必要な知識の講習会や，日本体外循環技術医学会で実施されている教育カリキュラムの履修．
②人工臓器学会教育セミナー「体外循環と補助循環」の受講．
③その他，関連学会開催時の教育講演などへの参加．

b. 実技

① 2005年に日本人工臓器学会が体外循環技士を対象として,「体外循環のトラブルシミュレーション・ウェットラボ」を開催した.

② 日本体外循環技術医学会において教育プログラムとして「人工心肺実技セミナー」を開始している.

③ 日本胸部外科学会定期学術総会および日本心臓血管外科学会総会で「ハンズオンセミナー：人工心肺コース」，日本心臓血管麻酔学会で「CPB Workshop・CPB Hands-on」と心臓血管外科領域の学術団体によりシミュレーションラボが開催されている.

④ 各方面で積極的に人工心肺操作に関する安全装置の使用方法やトラブル対処法のトレーニングが開催され，人工心肺の安全確保に貢献するべく活動の輪が全体に広がりをみせてきている.

心臓手術において人工心肺装置による体外循環操作は，患者の生命に関わる重要な操作であり，安全に運行，運用するためには操作者に十分な教育や訓練が施される必要がある.

「テクニカルスキル」，「ノンテクニカルスキル」の教育と訓練が適切に実施されることにより医療の質および安全が担保されるものである.

参考文献

1) 日本体外循環技術医学会安全対策委員会，教育委員会：安全装置設置状況に関するアンケート 2012年集計結果 <http://jasect.umin.ac.jp/safety/pdf/2012sinpaisoutianke-tokekka.pdf>
2) Groenenberg I, Weerwind PW, Everts PAM et al：Dutch perfusion incident survey. Perfusion 25：329-336, 2010
3) Tomizawa Y, Aoki H, Suzuki S et al：Eye-tracking analysis of skilled performance in clinical extracorporeal circulation. J Artif Organs 15：146-157, 2012
4) Tomizawa Y, Momose N, Matayoshi T：Extracorporeal circulation technical training DVD volume 1：Basic operation and troubleshooting scenarios. J Artif Organs 12：278-282, 2009
5) Sistino JJ, Michaud NM, Sievert AN et al：Incorporating high fidelity simulation into perfusion education. Perfusion 26：390-394, 2011
6) Tokumine A, Momose N, Tomizawa Y：Use of an extracorporeal circulation perfusion simulator：evaluation of its accuracy and repeatability. J Artif Organs 16：417-424, 2013
7) 冨澤康子：人工心肺を用いた体外循環に関する心臓外科医の安全対策．髙本眞一（編），胸部外科 Up to Date 2006, Postgraduate Course, 第59回日本胸部外科学会定期学術集会, p200-205, 2006
8) Tomizawa Y, Tokumine A, Ninomiya S et al：Quantitative evaluation of hand cranking a roller pump in a crisis management drill. J Artif Organs 11：117-122, 2008
9) ローナ・フィリン，ポール・オコンナー，マーガレット・クリチトゥン：現場安全の技術：ノンテクニカルスキル・ガイドブック，小松原明哲，十亀 洋，中西美和（訳），海文堂出版，東京, 2012
10) 百瀬直樹：医療施設における卒後教育の取り組み：体外循環. Clin Eng 23：634-638, 2012
11) 畑村洋太郎：組織を強くする技術の伝え方，講談社，東京, 2006

19 体外循環システム，各施設の特徴

I 自治医科大学附属さいたま医療センター

A システムの概要

　　当センターには心臓血管外科手術に用いる体外循環回路は2つあり，いずれも閉鎖回路である．

　　人工心肺（図1）は貯血槽をメインの体外循環回路から分離して貯血レベルを自動制御する．開心術と脳分離送血を含む大血管手術に用いる．smart circuit（図2）は経皮的心肺補助（PCPS）に似たシンプルなシステムで，心拍動下の冠動脈バイパス術（CABG）で循環補助が必要な場合に用いる．

B 人工心肺の特徴と操作法

　　充填量は700 mL，準備時間は心筋保護回路，術野回路も含めて20～30分である．

　　体外循環開始時に貯血槽のバイパス（図1の★部分）を閉じて閉鎖回路としてから脱血回路を開放する．貯血レベルは変化しないので，送血ポンプのツマミ操作だけで送血を開始する．貯血レベルの調整は貯血槽のセンサ（レベルセンサ）を上下させて行う．脱血不良になると脱血圧が低下し送血ポンプがアラームとともに制御されるので，レベルセンサを下げる．

　　脱血回路に流入した気泡は自動排気装置で貯血槽に導かれ排気される．連続して流入するようであればレベルセンサを下げる．

　　離脱は送血ポンプのツマミ操作で流量を下げる．容量調整はレベルセンサの上下で行う．

　　このシステムは操作が容易で，安定性が高い．貯血槽に血液がなくても体外循環が行えるので，残血も少ない．

C smart circuitの特徴と操作法

　　充填量は600 mL，準備時間は5～7分である．落差でリンゲル液を回路に満たし遠心

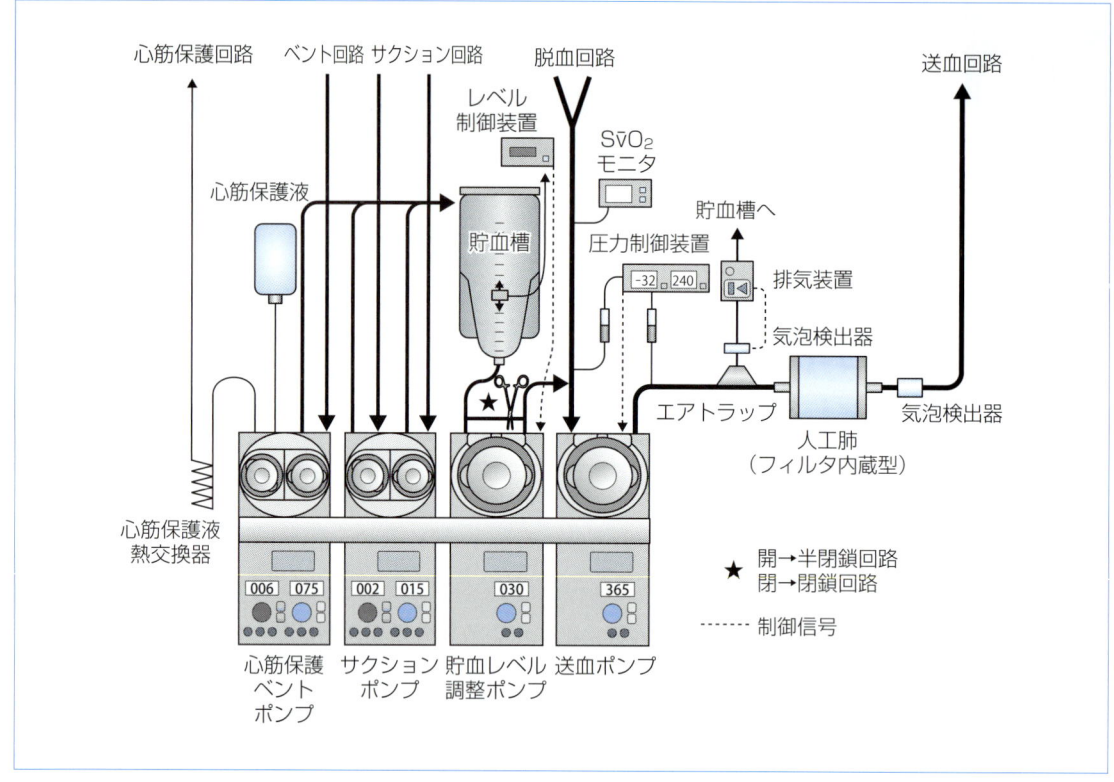

図1 さいたま医療センターの人工心肺回路（close circuit level control：CLC）

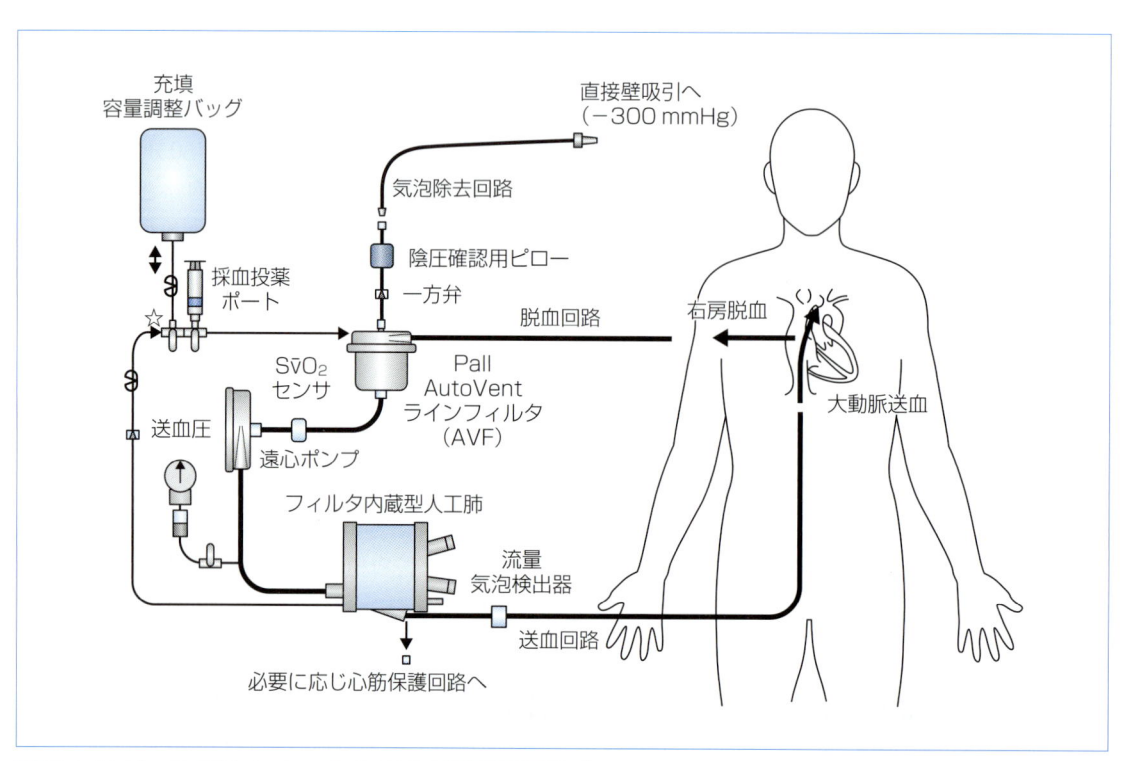

図2 さいたま医療センターのCABG補助循環回路（smart circuit）

ポンプで充填液を循環する．脱血回路のAutoVentフィルタ（AVF）の脱気ラインを壁吸引に接続すると回路の気泡が除去される．

　体外循環開始時は遠心ポンプの回転数を1,000 RPMにして送血回路をゆっくり開く．貯血レベル（容量）は変化しないので，送血ポンプのツマミ操作だけで送血を開始する．容量の調整は貯血バッグの三方活栓（**図2**の☆部分）で行う．脱血不良になると送血流量（送血圧）が低下するのでこれを監視する．

　脱血回路に流入した気泡はAVFで排気され，逆流防止弁がアラームのように鳴る．

　離脱は送血ポンプのツマミ操作で流量を下げる．

　この回路も操作が容易で，安定性が高い．このシステムは離脱困難の場合にはAVFを取り去るとECMOとなる．

II 大垣市民病院

　大垣市民病院の人工心肺システムは一般的に行われている方法と若干異なるので，その特徴を紹介する．

A 基本システムの特徴（図1）

　通常の体外循環方法と違う点は，独自に開発した陰圧制御の方法にある．現在，陰圧吸引補助脱血では陰圧制御用レギュレータを使用して静脈貯血槽に陰圧をかけることで強制脱血が行われている．陰圧をかけている貯血槽は原則として密閉されていることが必要であり，血液吸引やベントの流量程度の排気流量（数L/分）が許容できる排気量である．筆者らが作製した陰圧制御装置は，静脈貯血槽が開放された状態においても貯血槽内圧を一定の陰圧に保つことを可能にするものである[1]．この陰圧制御装置により機械的ポンプを使用することなく血液吸引，ベンティングを行うことが本装置の大きな特徴である．サクション，ベント回路の短縮により回収血液が素早く液面レベルに反映され，液面変動を小さくすることで，低液面レベルでの管理も容易であると考えたことが開発のきっかけであった．現行市販されている陰圧レギュレータよりもはるかに安全性は高いものであるが，オリジナルの機械であり，当施設の裁量により使用する装置である．

　貯血槽内の陰圧は強制脱血も兼ね，細径サイズのカニューレを選択することが可能である．陰圧によりエアブロックの心配はなく，空気混入下の脱血も可能である．小児開心術や，ロングカニューレによるフェモラール脱血において恩恵のある補助手段となっている．

　基本回路構成はオープン貯血槽方式で，陰圧制御装置と送血ポンプのみの回路となる．送血ポンプは通常遠心ポンプを使用し，15 kg未満の小児ではローラーポンプを使用している．

　動脈フィルタパージラインもしくは採血用ポートは脱血回路へ接続し，圧力差で常に循環させている．この間にオンライン血液ガスセンサ（図1のⒺ）および採血・薬液投与ポートを配置している．送血ポンプに遠心ポンプを使用する場合はポンプ出口圧力と脱血回路の圧力差により限外濾過回路を循環させている．上記，再循環回路には静脈血の状態を把握するため，オンライン血液ガス分析のセンサ（図1のⒻ）を設けている．条件により本来の静脈血酸素飽和度とは乖離するものの，傾向をみるには十分であると考えている．限外濾過回路はヘモフィルタ回路内の血液圧力よりも排液側の圧力が高くなる場合があるため，静脈貯血槽と同じ圧力がかかるように排液ボトルに陰圧回路を設けてある．また限外濾過液が逆流することを避けるため，一方向弁を取りつけている．

　分離体外循環のように送血が複数本必要になる場合は送血回路をY字分岐（図1の分離送血）するのみで，送血先端の回路圧，あるいは送血先の動脈圧を指標にし，回路の狭窄を加減して流量調節を行っている．容量制御型のポンプによる分離体外循環は分岐回路それぞれに回路内圧のモニタが必要となり複雑になりがちであるが，本法は分岐回

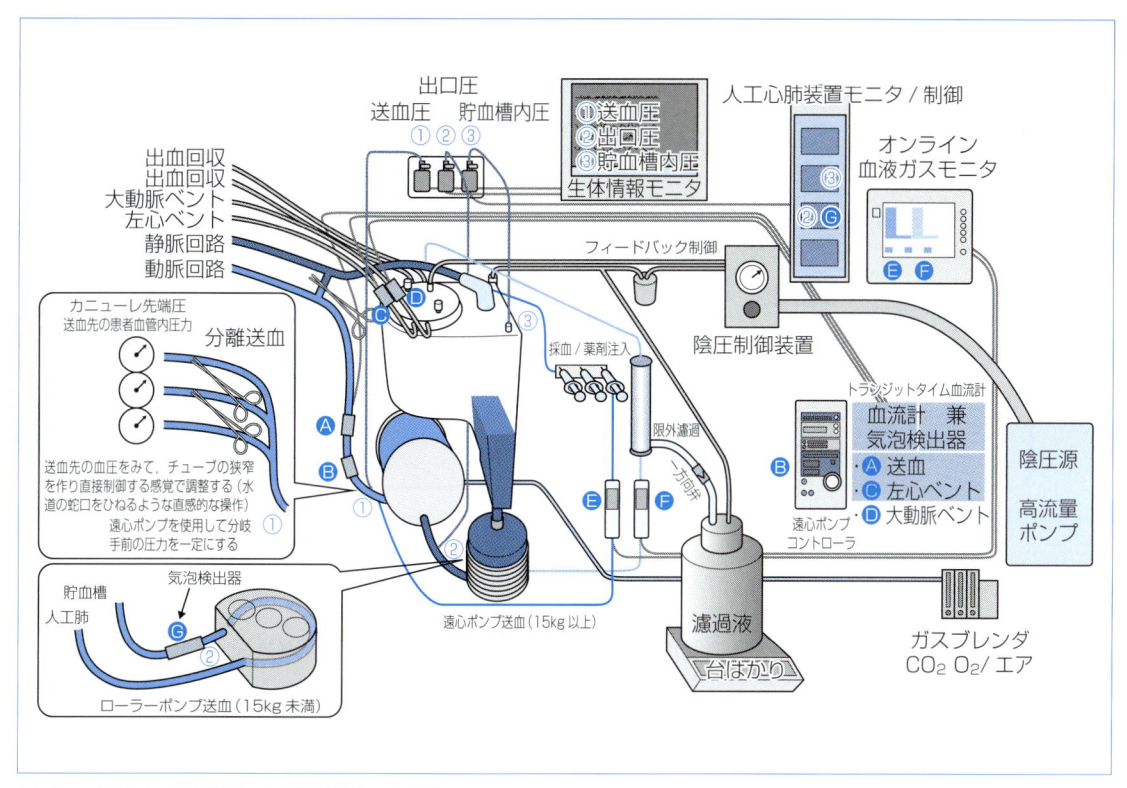

図1 大垣市民病院の人工心肺システム

＜使用装置＞人工心肺装置およびモニタ：S5，Stockert（ソーリン）；遠心ポンプコントローラ：SP101，SP45（テルモ）；オンライン血液ガスモニタ：CDI500（テルモ）；生体情報モニタ：MP90，MP80（フィリップス）；超音波血流計：HT-107，HT207，トランジットタイム血流計（トランソニック）；台はかり：BX12KH（島津製作所）；陰圧制御装置および陰圧源：大垣市民病院オリジナル装置；ガスブレンダ：トリプルフローメータ，model 20090（セクリスト）．
Ⓐ送血血流兼気泡検出器，Ⓑ送血血流遠心ポンプコントローラ付属センサ，Ⓒ左心ベント血流兼気泡検出器，Ⓓ大動脈ベント血流兼気泡検出器，Ⓔ動脈血液ガスモニタセンサ，Ⓕ静脈血液ガスモニタセンサ，Ⓖ気泡検出器（ローラーポンプ使用時は感知時ポンプ制御）．
①送血圧（フィルタ付人工肺出口，生体情報モニタに波形表示），②送血ポンプ出口圧（ローラーポンプ使用時は上限圧にて停止制御），③貯血槽内圧．

路手前の圧力を把握し，患者動脈圧のみを指標とするため，操作が容易である．

この遠心ポンプの圧力を利用する方法および貯血槽内の陰圧を制御する体外循環は1991年より着手し，1993年から全症例に採用した．1996年には陰圧制御装置を完成させ現在に至っている．

B 吸引，ベンティング操作

陰圧によって血液を引き込むため，吸引流量は吸引カニューレの力学的流量特性に依存する．吸引流量が多ければ回路に狭窄を作ることで調節する．左心系のベンティングにおいては，通常，成人で使用する18〜20 Frのベントカニューレでは落差と20 mmHg

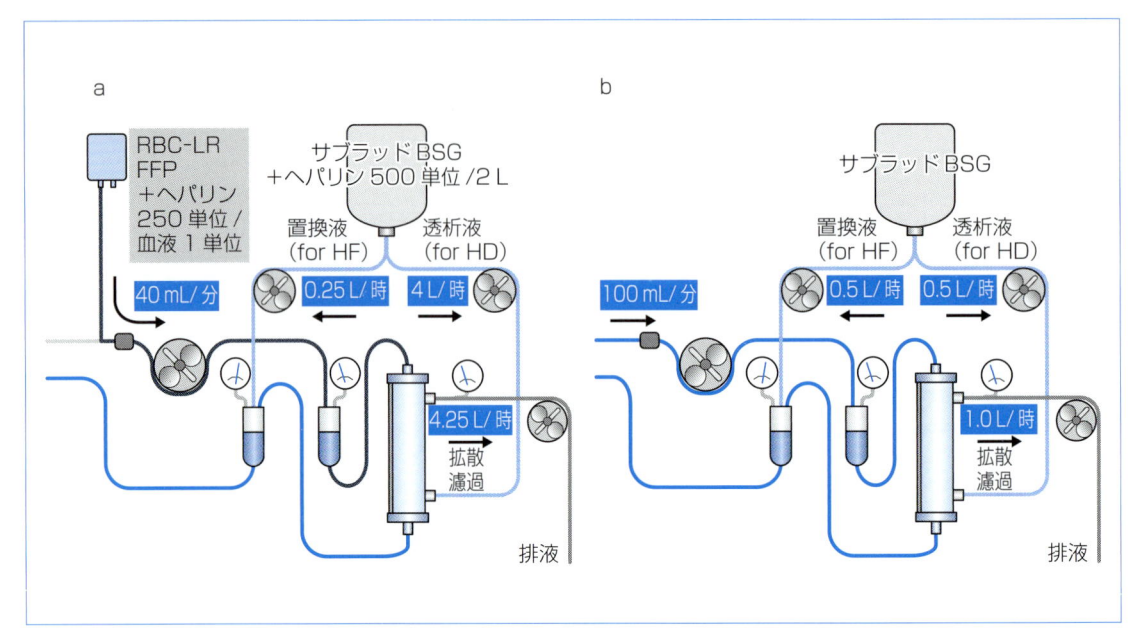

図2　新生児・乳児に対するHDF（CHDF装置）を利用した人工心肺中の管理方法
人工心肺回路内はあらかじめ晶質液（サブラッドBSG）で充填し，浄化された血液製剤を充填したのち，適度な除水を行い充填血液として調整する．人工心肺中は貯血槽出口と脱血回路でHDFを行う，図中に示す条件でHDFを施行する．
a：充填血液製剤に対して直接HDFを行い，人工心肺回路内に充填，b：人工心肺中のHDF（電解質の状態に応じて適宜置換量，透析量を調節）．
RBC-LR：赤血球液LR「日赤」，FFP：新鮮凍結血漿LR「日赤」．

程度の陰圧によりおよそ800〜1,200 mL/分の流量が得られる．1/4 inchのチューブをローラーポンプでしごく場合において100回転程度の回転数で得られる流量と同程度である．本装置を用いたベンティングにおいては，心臓内壁に吸いつくほどの強陰圧は発生しないため，左室の動きが阻害されることはなく，過剰陰圧防止弁の設置も必要ない．左室あるいは左房に充満した血液量に依存して血液を引き込むため，繊細な流量調整は不要であり，カニューレの力学的特性に合わせて肺循環を行えば，安全なベンティングが遂行できる．なおベンティング流量兼気泡検出器（図1のⒸ，Ⓓ）を設けているので，ベンティング流量の把握と気泡検知により，ベンティング終了時期の見極めが可能である．気泡検知は左心系の空気抜きの状況を知るだけでなく，卵円孔開存や心房中隔欠損の存在に気づかされることもある．

C 小児体外循環

小児では体外循環中の電解質異常や希釈，異物接触反応による生体への影響が大きくなる．このため筆者らは1990年より充填する血液および体外循環中の電解質バランスを正常に保つための積極的な血液浄化を行っている[2〜4]．2000年からは急性血液浄化用の血液浄化装置を使用して血液透析濾過（hemodiafiltration：HDF）を行うことで容易

に補正が可能となった[4]．充填に使用する血液製剤は生体に悪影響を及ぼす物質や電解質異常を呈するため[2,3]．使用する血液製剤は直接心肺回路内に投与せず，**図2a**のような条件下で浄化された血液を心肺回路内に充填する．人工心肺中は**図2b**の条件でHDFを施行し，血中電解質の状態や希釈の状態に合わせて適宜，置換液流量，透析量，除水量を調整する．

参考文献

1) 小山富生，山田哲也，片山浩司ほか：人工心肺の補助手段を目的とした低陰圧制御装置の開発．人工臓器 28：517-522, 1998
2) 前田正信，小山富生，村瀬允也ほか：新生児開心術の補助手段の工夫：全血充填液に対するHFの有用性．日心臓血管外会誌 22：192-195, 1993
3) Sakurai H, Maeda M, Murase M et al：Hemofiltration removes bradykinin generated in the priming blood in cardiopulmonary bypass during circulation. Ann Thorac Cardiovasc Surg 4：59-63, 1998
4) 小山富生，玉木修治，横山幸房ほか：新生児・乳児の人工心肺に対する血液浄化法の工夫：充填血液に対するSingle Pass HDFおよび持続的HDFの効果．日胸外会誌 50：2002

III 聖隷浜松病院─低充填体外循環システム

A システムのコンセプト

『システムの低充填量化が低侵襲につながり安全性は向上する』ということをコンセプトに，われわれは日々システムの改良を重ねている[1〜4]．低充填量化は血液希釈，輸血量を削減することができ，血球成分，凝固因子の温存，酸素運搬能の向上につながる．また同時に輸血使用量の軽減は同種血症候群，輸血感染症，移植片対宿主病（GVHD）を防止し多くの安全性向上が考えられる．また，体外循環に伴う非生理的な現象として，血液との異物反応，低灌流，定常流，低体温などがあり，いまだに生理的な体外循環を実現することは困難である．少しでも生理的な体外循環に近づけるため，異物反応の低減にもシステムの低充填化が重要となり，低灌流と定常流では，圧力損失の観点から回路径と回路長，人工肺の性能などを考慮する必要がある．

B 体外循環システム

最適なレイアウトをとるため，コントローラと一体型のローラーポンプではなく，分離したポンプヘッドと分離コントローラを使用する．メインポンプは体重30 kg未満でローラーポンプ，それ以上では遠心ポンプを使用する．分離ポンプはベント，吸引にも採用し，出血の回収スピードを上げ貯血レベルを安定化させる．人工肺および回路はプレコネクトした機械側回路と術野側の回路に分かれる．これは術野側の回路の短縮化を行うことを目的にステリーシートを使用するためである．脱血方法は回路長短縮と回路を細径化するため全例に吸引補助脱血を使用する．安全装置として，人工肺の入口および出口側圧を同時にモニタリングする．吸引補助脱血では貯血槽内圧を警報付きモニタにより常時監視する．また，レベルセンサと気泡検出器を使用し，メインポンプとの連動を行い停止させる．重要なモニタとして，静脈側と動脈側にテルモ社製CDI500を組み込み，血液ガスをリアルタイムで監視することで人工肺の性能を最大限まで引き出す（図1）．当院の各デバイスと充填量を表1に示す．

C システム以外の低充填化の工夫

充填量削減を目的に脱血回路内の充填液を空にするreduced priming（RP）[7]を実施する．この時点での充填量は表1のRP後充填量となる．送血カニューレ挿入後は，回路内圧を患者監視装置のトランスデューサに接続しモニタ上に表示し，体動脈血圧と回路内の圧波形の拍動および数値を術者とともに確認する．送血のカニュレーションに問題がなければ患者の自己血液を回路内に導き充填晶質液との置換を行うretrograde autologous priming（RAP）[5,6]を実施する．これによりさらに体外循環開始時の初期希

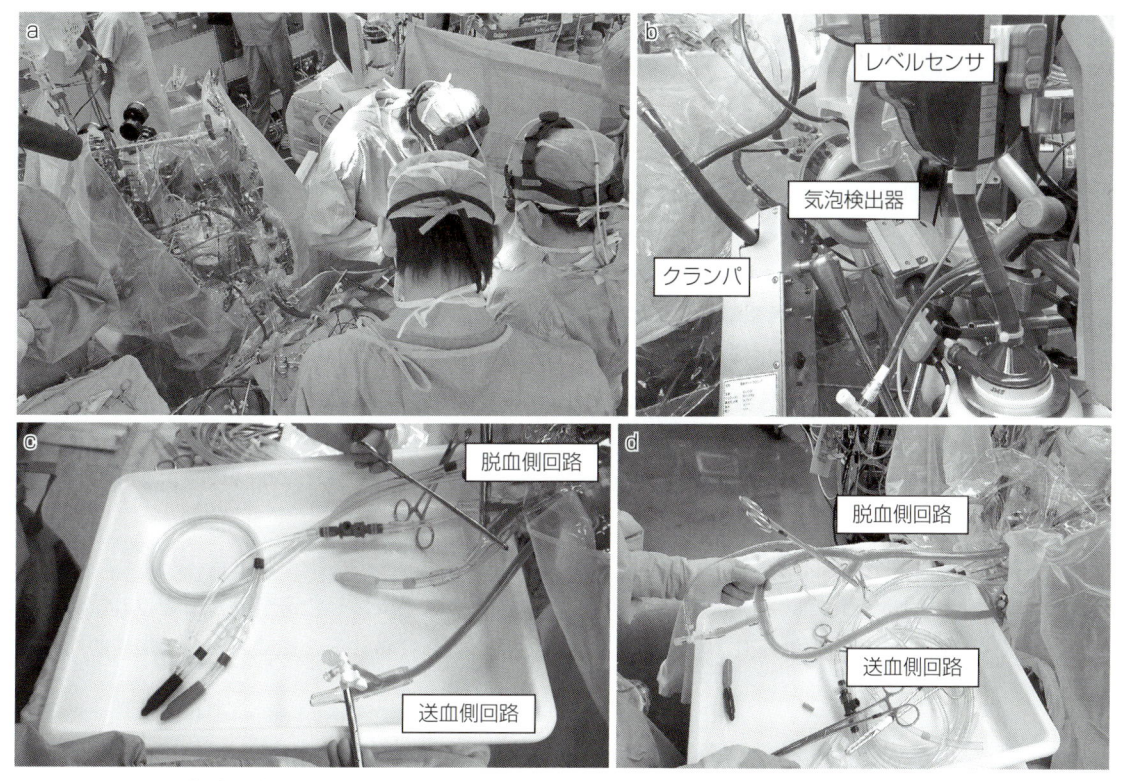

図1 システム全体と安全装置，術野側回路

a：人工心肺装置を術野へ清潔に近づけるためにステリーシートを使用する．術野側の回路が最短となり，充填量を軽減する．また，操作者は術野からの血液汚染から防御される．
b：レベルセンサと気泡検出器，それと連動するクランパを装備させる．
c：小児用．小児用の術野側回路は術野に極力接近させ使用する．
d：成人用．成人用の術野側回路はベッドの可動域をもたせ回路長にある程度の余裕をもたせた設計としている．

表1 体重別のシステムおよび充填量

	小児					成人
体重（kg）	～5	5～9	9～12	12～17	17～29	30～
充填量（mL）	110	115	125	130	230	430
RP後充填量（mL）	90	95	105	110	190	330
人工肺 動脈フィルタ	Baby-FX（43 mL）（テルモ社）				QUADROX-i pediatric（99 mL）（マッケ・ジャパン社）	FX-15（144 mL）（テルモ社）
メイン回路サイズ（inch）	5/32	送血3/16, 脱血1/4			送血1/4, 脱血8 mm	送血8 mm, 脱血3/8
ポンプヘッド（mm）：ポンプチューブ径（inch）	75φ：1/4	120φ：1/4	150φ：1/4	120φ：3/8	150φ：3/8	mix flow

RP：reduced priming.

釈を抑えることが可能となる．適応は無輸血充填患者で体重6kg以上，年齢は75歳未満，脳梗塞の既往がなく，左室駆出率が30％以上の患者が対象となる．

体外循環開始時の注意点として，循環血液量がすでにRPとRAPにより減少していることから，とくに貯血槽液面の慎重操作が必要となる．ポイントとしては，RAPを循環血液量の5～8％程度に抑えておくことと，灌流量を目標の10～20％程度から開始し，脈圧を保ちながらゆっくり上昇させることである．成人では部分体外循環の状態でも灌流指数を3.0～3.4L/分/m^2，完全体外循環および大動脈遮断中は灌流指数を3.2～3.8L/分/m^{2}で管理する．小児では，部分体外循環の状態で体重あたり140～180mL/kg/分で管理し，完全体外循環および大動脈遮断中は体重あたり160～220mL/kg/分で管理する．流量の根拠は常温体外循環を基本としていることと，生体がアシドーシスとならない流量とすることである．術前値の心係数，心不全はむしろ術前値以上の灌流量で生命を維持することで末梢の組織循環が良好に保たれ，水分バランスも是正されると考える．

低充填化とシステムの小型化は，血液希釈を最小限にした安全域の高い体外循環を可能とする．常温体外循環と高灌流，低希釈を組み合わせることで，安全に生理的な体外循環を目指したい．

参考文献

1) 北本憲永，神谷典男，小出昌秋：人工心肺初期充填量136 mlを可能とするシステムの開発．体外循環技術 28：26-28, 2001
2) 北本憲永，神谷典男，鈴木政則：小児用人工心肺回路のチューブ径と回路長による回路内圧変化．体外循環技術 31：21-24, 2004
3) 北本憲永，神谷典男，小出昌秋ほか：小児用動脈フィルタを可能な限り低充填化（充填量15 ml）するための検討．体外循環技術 31：446-449, 2004
4) 鈴木政則，神谷典男，北本憲永：分離型人工心肺装置の改良．体外循環技術 31：208-210, 2004
5) Rosengart TK：Retrograde autologous priming for cardiopulmonary bypass：a safe and effective means of decreasing hemodilution and transfusion requirements. JTCS 115：426-439, 1998
6) 窪田将司，山口和也，澤崎史明ほか：希釈充填液削減の試み：Retrograde Autologous Primingの効果．体外循環技術 29：377-382, 2002
7) 南茂，佐藤朋子，田代忠ほか：低侵襲体外循環への挑戦：さらなる充填量削減を目指して．体外循環技術 31：274, 2004

Ⅳ 榊原記念病院—大動脈弓部置換術を中心に

　榊原記念病院での成人体外循環の特徴について述べる．
　当院の成人症例の体外循環は落差＋吸引補助脱血，遠心ポンプ送血にて行っている．回路の特徴として急な循環停止症例に対応するため，心筋保護回路にワンタッチコネクタを設け，脳分離回路をただちに追加できるようにしている（図1Ⓐ）．また遠心ポンプにローラーポンプを並列に設置し，遠心ポンプのトラブル発生時にも循環が停止しない回路構成としている（図1Ⓑ）．装置の特徴としてはオクルーダを送血回路に組み込み，遠心ポンプでの低流量調整を可能にしている．循環停止症例においては，このオクルーダにより循環停止の操作が鉗子を使わずに行うことができ，循環再開時にも容易に低流量調整が可能となっている（図1Ⓒ）．また，タッチパネルによる集中循環モニタを搭載した体外循環装置を使うことにより，これらの操作を視野，体勢を変えることなく安全に施行することができる．

A 大動脈弓部置換術における体外循環の流れ

　①人工肺は冷却，加温時間の短縮と加温時の酸素需要増大を考慮し，患者の体重，体表面積にかかわらず膜面積の大きな肺を選択している．

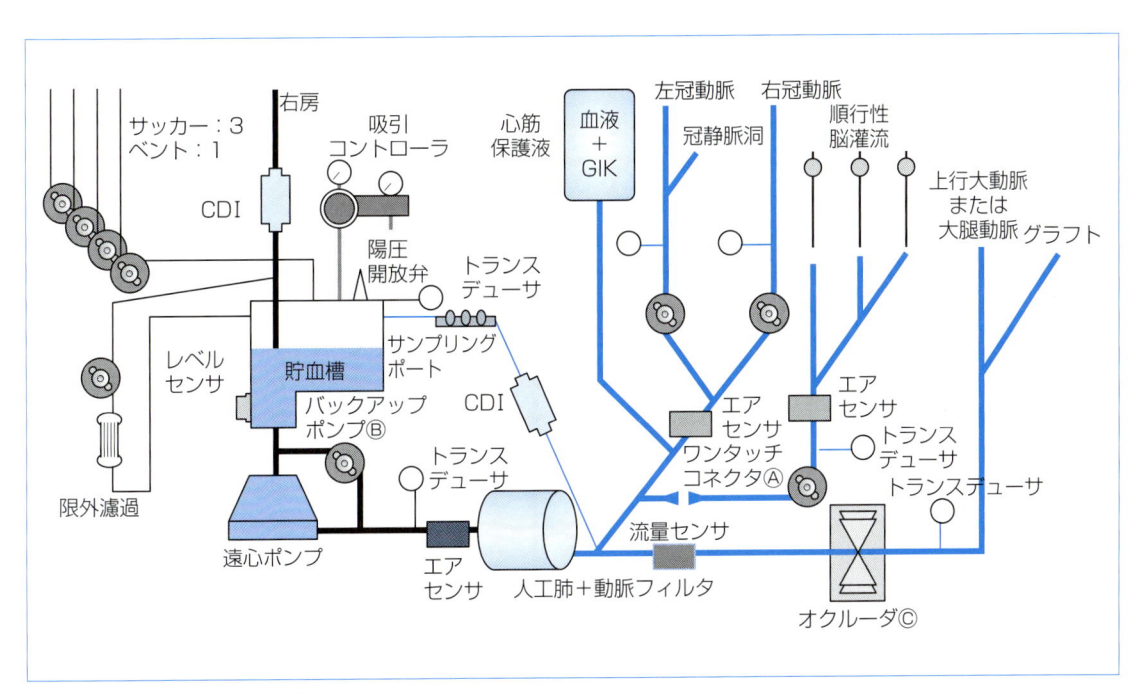

図1　大動脈弓部置換術時の回路図
充填量：主回路 600 mL，脳分離回路 100 mL，心筋保護回路 110 mL，限外濾過 120 mL．

②右房1本脱血，大腿動脈送血（症例によっては上行大動脈，心尖部，腋窩動脈送血）で循環を開始し，左心ベントが挿入されたのち，送血温20℃にて冷却を開始する．

③冷却時間30分を目標に，膀胱温25℃にて循環停止とし，動脈フィルタ内蔵型の人工肺の後から分岐させた脳分離回路より，1ローラーにて頭側3分枝に送血を開始する（図2Ⓐ）．この際，遠心ポンプにて人工肺に常に150〜200 mmHgの陽圧を付加し，人工肺からの空気の引き込みを予防している．脳灌流量は15 mL/kgを目安に左右橈骨動脈圧，前頭部脳局所酸素飽和度（rSO$_2$），回路内圧，体重を指標に適宜調整をしている．血液ガスはpH-stat法により管理を行っている．

④エレファントトランク（ET）法による末梢側動脈の吻合後（図2Ⓑ），ET人工血管内をバルーンカテーテルにて閉塞し，大腿動脈からの下半身送血を開始する（図2Ⓒ）．大腿動脈からの循環再開時はオクルーダの開度を0%の完全圧閉から数%ずつ変化させることにより，0〜0.5〜1.0 L/分と低流量調整をしながら空気抜きとET吻合部の漏れの確認を行っている．漏れなどがなければ，足背動脈圧やバルーン先端圧を目安に，脳灌流量と合わせて2.0〜2.5 L/分/m^{2}で体循環再開となる．大腿動脈送血がはじまったら膀胱温28℃まで加温を開始する．大腿動脈に送血部位がない場合はこのバルーン内腔より下半身の体循環を行うこともできる．

⑤ETグラフトと弓部4分枝グラフトを吻合する（図2Ⓓ）．

⑥頭側3分枝を再建する（図2Ⓔ）．4分枝グラフト内腔より脳灌流カニューレが各脳血管に挿入されているため，グラフト側枝送血がはじまるまで脳灌流が停止するこ

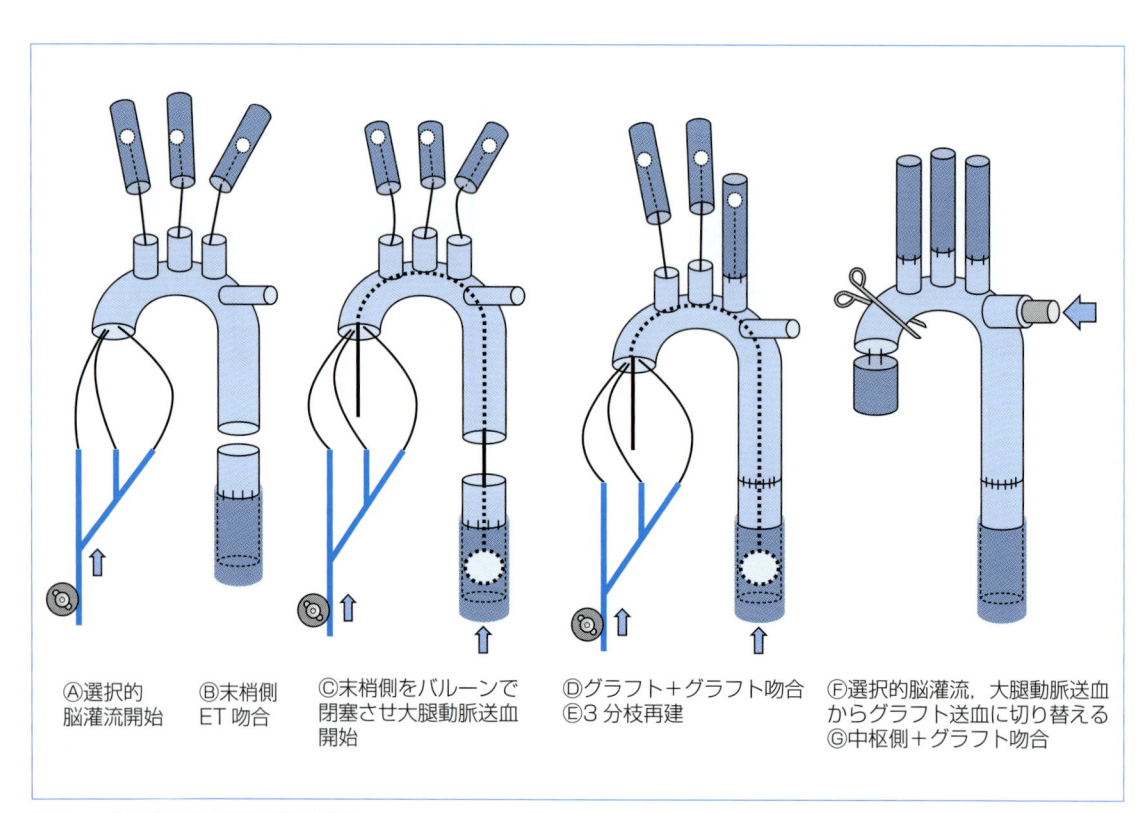

Ⓐ選択的脳灌流開始　Ⓑ末梢側ET吻合　Ⓒ末梢側をバルーンで閉塞させ大腿動脈送血開始　Ⓓグラフト＋グラフト吻合　Ⓔ3分枝再建　Ⓕ選択的脳灌流，大腿動脈送血からグラフト送血に切り替える　Ⓖ中枢側＋グラフト吻合

図2　大動脈弓部置換術の流れ

表1 2008〜2010年の3年間での大動脈弓部置換術施行例

平均年齢（歳）	69.0±10.5
男/女	68/25
緊急手術/定例手術	45/48
手術時間（分）	273.4±68.6
体外循環時間（分）	165.1±42.3
大動脈遮断時間（分）	116.6±31.1
順行性脳灌流時間（分）	80.8±22.8
体循環停止時間（分）	47.5±16.9
完全循環停止時間（分）	3.5±2.5
最低膀胱温（度）	24.6±1.2
術後死亡（例）	1

とはない．rSO$_2$など，大きな変化がなければ膀胱温30℃まで加温する．

⑦頭側3分枝再建後グラフト側枝送血を開始し，空気抜きをしながら脳灌流カニューレを1本ずつ引き抜く．

⑧4分枝グラフトの中枢部より，空気の除去が確実になったことを確認したら大腿動脈送血を停止し，グラフト側枝送血にて送血流量2.5〜3.0 L/分/m^2，送血温37℃で加温する（図2Ⓕ）．また，加温時間の短縮を期待し，拍動流送血としている．

⑨中枢側吻合後（図2Ⓖ），大動脈遮断を解除し膀胱温35℃にて体外循環を離脱する．

B 近年の大動脈弓部置換術の結果

2008〜2010年の3年間に脳分離体外循環法を用いた大動脈置換術症例は514例であった．そのなかで複合手術のない大動脈弓部置換術を上記の体外循環方法で施行した93症例を**表1**にまとめる．

V 川崎幸病院

川崎幸病院の心臓血管外科は他施設と異なる大きな特徴がある．それは，手術の90％以上が大動脈を主とした術式であるということである（**表1**）．また，体外循環法も術式によってその方法を選択している．胸骨正中切開で行われる大動脈基部置換術や弓部大動脈瘤手術などは通常の人工心肺を用いるが，下行大動脈瘤手術や胸腹部大動脈瘤手術の場合には左心バイパスを改良した体外循環法で行う．いずれにしても，大動脈手術の場合には病変の状態や形態により最適な体外循環法や手順を選択しなければならない．今回は大動脈手術を主として考えられた当施設の人工心肺回路（**図1**）を紹介する．

A 人工心肺回路

1 基本回路

一般的に大動脈手術の人工心肺回路は脳分離用回路などが組み込まれることから，回路構成や操作性が煩雑になるばかりか充填液量も増加する．そのため操作が簡単でシンプルな回路構成が望まれる．当施設では，動脈フィルタがあらかじめ組み込まれた人工肺を選択し，充填液量の削減と回路構成の簡素化を実現している．送血ポンプには脳灌流などの低灌流維持に優れているローラーポンプを使用している．脱血方法は落差脱血を基本としているが，脱血流量不足の場合には陰圧吸引補助脱血を併用する．心筋保護においては市販されている心筋保護液と動脈血を1：4に混合して20〜30分ごとに注入する．除水回路は全例使用しconventional ultrafiltration（CUF）やdilutional ultrafiltration（DUF）を行う．また，送血ローラーポンプの停止時に誤って心筋保護液を送血すると，人工肺に過度な陰圧が生じ空気を混入させる危険性がある．その安全対策として，人工肺が過度の陰圧になると一方向弁（**図1①**）が解放されて貯血槽から静脈液を引き込む仕組みにしている．しかし，この対策には注意点があり，一方向弁の材質によっては思わぬ逆流を生じることがある．

表1 川崎幸病院の体外循環件数

	2009年	2010年	2011年	2012年	2013年	2014年
全弓部置換術	89	112	80	94	120	128
部分弓部置換術	25	24	55	64	69	124
大動脈基部置換術	4	8	9	11	7	11
胸腹部大動脈	55	49	38	59	66	68
下行大動脈	47	40	41	72	84	85
CABGや弁疾患	8	18	14	29	24	35
大動脈疾患合計	220	233	223	300	346	416
心疾患合計	8	18	14	29	24	35
大動脈疾患割合（％）	96	93	94	91	94	92

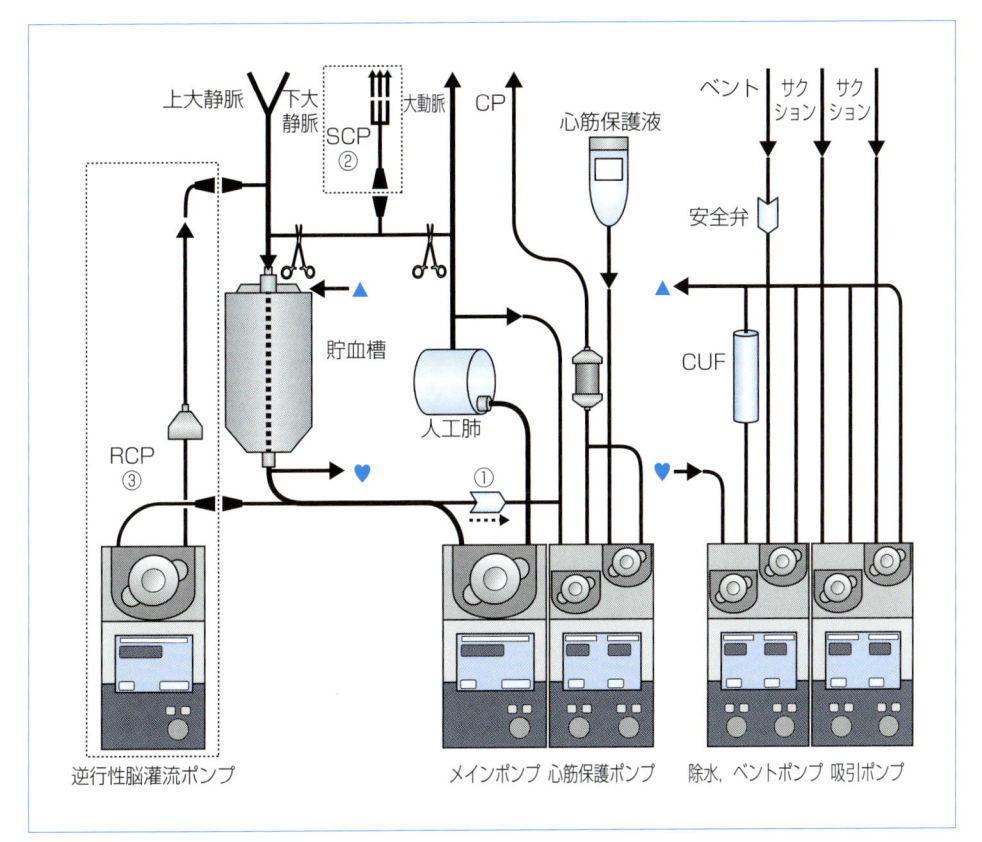

図1 人工心肺回路
SCP：選択的脳灌流回路，CP：心筋保護液，RCP：逆行性脳灌流回路．

2 脳灌流回路

　選択的脳灌流回路（**図1**②）と逆行性脳灌流回路（**図1**③）は必要時にワンタッチで追加できる仕組みにした．また，逆行性脳灌流は静脈貯血槽直下に接続されていることから静脈血がそのまま送血されることになる．しかし，逆行性脳灌流は低体温下で維持されるため，その際の静脈血酸素飽和度は高く維持できているので一時的な灌流は問題がないと考えている．実際に循環停止から選択的脳灌流カニューレが頚部動脈に挿入されるまでの間，静脈血を逆行性脳灌流に使用している．これは選択的脳灌流カニューレを頚部動脈に挿入させる際にdebrisや空気が頚部動脈へ混入してしまうのを防ぐことを主たる目的としているためであり，脳組織への酸素供給が目的ではないためである．そのため逆行性脳灌流と選択的脳灌流は一時的に同時送血が必要となることから，この仕組みにしている．また，選択的脳灌流を行わない場合には酸素供給を目的とした逆行性脳灌流が必要となるため貯血槽と人工肺をリサーキュレーションさせ，酸素加した血液を送血する．選択的脳灌流回路（**図1**②）はリサーキュレーションラインより分枝させ術野で3本に分枝する．また，送血ポンプは専用に設けずメインポンプで灌流する．

B 体外循環方法（弓部大動脈瘤の場合）

　送血カニューレの挿入部位は通常上行大動脈に行うが，急性解離などで真腔への挿入が困難な場合には心尖部送血法を用いる．脱血部位は上下大静脈へ脱血カニューレをそれぞれ挿入する．体外循環係数は2.5 L/分/m^{2}を基本として送血開始する．ベントカニューレ挿入後，冷却を開始する．目標温度（直腸温25℃以下かつ鼓膜温20℃以下）に到達したら心筋保護液を注入し，心停止を確認する．体循環送血を停止させ下大静脈側回路を術野でクランプしスネアした上行大静脈へ逆行性脳灌流を200〜300 mL/分で開始する．このときに内頚静脈にあらかじめ挿入していたSwan-Ganzカテーテル用のシース圧をモニタして送血圧を監視する．弓部大動脈（病変部）を切除後，回路送血圧120 mmHgにて選択的脳灌流を開始する．また，選択的脳灌流開始と同時に逆行性脳灌流を停止する．遠位側吻合，左総頚動脈吻合後，人工血管側枝より体循環が再開される．残りの頚部動脈を吻合後，選択的脳灌流が終了し復温が開始される．中枢側吻合後に遮断解除され心拍動が再開して体外循環離脱となる．

索引

和文索引

あ
アクシデント 247
圧閉度 20
安全装置 225
アンチトロンビン 206

い
一酸化窒素吸入療法 152
イニシャルドロップ 38, 109
イプシロンアミノカプロン酸 210
陰圧吸引補助脱血 38, 168, 206, 260
陰圧制御装置 260
インシデント 247

う
植込み型連続流式補助人工心臓 190
右心補助 192
右房1本脱血 12
運動型ポンプ 19
運動誘発電位 54, 63

え〜お
腋窩動脈 13
遠心ポンプ 22, 261
エンドトキシン 112

横隔膜ヘルニア 182
オクルージョン 20

か
開放回路 27
下行大動脈瘤 137
ガス交換膜 24
活性化凝固時間 56, 206
カニューレ 29

カリクレイン 204
──キニン系 109
感覚誘発電位 54
完全体外循環 39
冠動脈疾患 115

き〜く
奇静脈結合 147
気泡除去 169
逆L字法 166
逆T字法 165
逆行性心筋保護 15, 99
急性呼吸窮迫症候群 207
急性腎障害 208
急性大動脈解離 212
急性尿細管壊死 208
吸入麻酔薬 61
弓部大動脈瘤 133, 272
教育 250
凝固系 109
胸骨開放 155
胸腹部大動脈瘤 138
局所酸素飽和度 55
虚血再灌流障害 90, 111
筋弛緩薬 62
均質膜 25
近赤外光 55

訓練 251

け
経食道心エコー 73
経皮的心肺補助 178
血液ガス 17
血液希釈 59, 62, 106
血液凝固系 204
血液浄化 262
血液損傷 109
血液添加心筋保護液 96

血液透析 208
血液透析濾過 262
血液濃縮回路 29
血液ポンプ 19
血管内皮細胞 110
血小板 111
結露対策 187

こ
後尖逸脱 128
好中球 204
──エラスターゼ 204
呼吸性アシドーシス 210
呼吸性アルカローシス 210
混合静脈血酸素飽和度 49

さ
再手術 147
サクション回路 28
左室心尖部 16
左心バイパス法 141
左心補助 192
酸塩基平衡 17, 113, 210
──管理 145

し〜す
始業点検 221
止血凝固異常 70
持続的血液透析濾過 183, 208
実地訓練 254
シミュレーショントレーニング 252
終業点検 222
収縮期前方運動 131
重症心不全 190
術後出血 209
術中覚醒 52
主要大動脈肺動脈側副血行路 149
順行性心筋保護 14
上下大静脈2本脱血 12

274 索引

上行大動脈　13
使用後点検　222
使用前点検　221
使用中点検　222
静脈カニュレーション　11
静脈血　9
静脈麻酔薬　61
心筋虚血　88
心筋障害　88
心筋保護　79
　──液回路　29
　──液の組成　93
心腔内遺残空気　81
人工心肺回路　203
人工心肺基本操作訓練　252
人工心肺装置の設定　251
心室補助　155
新生児呼吸窮迫症候群　182
新生児の人工心肺　145
心臓移植　190
心電図アーチファクト　46
心電図モニタ　45
心房中隔欠損症　159
心膜液貯留　75

水分バランス　108

せ～そ

脊髄保護　67, 138, 140
ゼロ点校正　36, 47
全身性炎症反応症候群　110, 151, 203
前尖逸脱　128
選択的冠灌流　14
選択的順行性脳灌流　13
選択的脳灌流法　146
先天性横隔膜ヘルニア　182
線溶系　110

送血カニューレ　77
送血路　13
操作訓練　251
僧帽弁形成術　127, 163

た

体外循環操作訓練　252
体外循環の危機管理訓練　252
代謝性アシドーシス　210
代謝性アルカローシス　210
大腿静脈　12
大腿動脈　13
大動脈基部　15
大動脈弓再建術　146
大動脈弓部置換術　267
大動脈内バルーンパンピング　171
大動脈弁置換術　164
胎便吸引症候群　182
多孔質膜　25
脱血カニューレ　77
脱血路　11

ち～て

チェックリスト　232
超低体温　112
　──循環停止　145, 149
貯血槽　27

定期点検　222
定常流　107
低侵襲心臓手術　159
低侵襲体外循環回路　2
低体温　60, 62, 112, 147
テクニカルスキル　250
テベシウス弁　75
電解質　94
　──異常　210

と

動脈圧波形解析法　51
動脈カニュレーション　13
動脈血　10
動脈硬化性病変　74
動脈スイッチ手術　150
トラネキサム酸　210
トラブルシューティング　236

な～に

内臓錯位　147
内分泌代謝系　113
ナファモスタット　188

日常点検　221

乳児の人工心肺　145

の

脳合併症　66
脳灌流回路　271
脳脊髄圧　142
脳組織酸素飽和度　55
ノンテクニカルスキル　250

は

肺高血圧症　152
肺動脈　16
拍動流　107
拍動流式補助人工心臓　193
白血球　111
ハプトグロビン　209

ひ

非対称膜　25
左上大静脈遺残　74
左大静脈遺残　147
非閉塞性腸間膜虚血　213

ふ

復温　42
複合膜　25
部分体外循環　38
ブラジキニン　204
プロタミン　68, 203
分離肺換気　63

へ～ほ

平均動脈圧　105
閉鎖回路　27, 257
ヘパリン　47, 56, 68, 203
　──起因性血小板減少症　185
　──抵抗性　69
ヘモペキシン　209
ベント回路　29
弁膜症　120, 127, 163

補助人工心臓　190
補体系　110, 203

ま～も

膜型人工肺　24, 155

索 引

マニュアル　230
麻薬　61

右上肺静脈　16
右内頚動脈　12

門脈バイパス　217

ゆ～よ
遊離ヘモグロビン　209
ユースタキ弁　75

溶血　60, 109
容積型ポンプ　19

ら～ろ
卵円孔開存　74

離脱困難　65

冷却　39
連続心拍出量測定　49
連続流式補助人工心臓　196

ローラーポンプ　20

欧文索引

A
activated coagulation time：ACT　56, 206
acute kidney injury：AKI　208
acute respiratory distress syndrome：ARDS　207
α-stat　148, 211
AT-Ⅲ　206
ATP　91
atrial septal defect：ASD　159
autoregulation　106

B
bispectral index：BIS　53
Blalock-Taussing シャント　154
blood cardioplegia　96

C
C3a　203, 204
C5a　203, 204
cardiopulmonary bypass：CPB　203
cerebral autoregulation　205
close circuit level control：CLC　258
congenital diaphragmatic hernia：CDH　182
continuous cardiac output：CCO　49
continuous hemodiafiltration：CHDF　183, 208
continuous retrograde tepid blood cardioplegia：CRTBCP　126
controlled aortic root reperfusion：CARP　43, 99, 118
conventional ultrafiltration　155
CSF圧　142

D～F
destination 治療　190
diastolic augmentation　173

extracorporeal circulation　203
extracorporeal membrane oxygenation：ECMO　155, 178

F-F バイパス法　141

G
GPⅠb受容体　205
GPⅡb/Ⅲa複合受容体　205
Gundry法　165

H
hemodiafiltration：HDF　262
hemodialysis：HD　208
hemofiltration：HF　208
heparin-induced thrombocytopenia：HIT　185
hot shot　43, 98, 118

I～J
intraaortic balloon pumping：IABP　171

J字法　166

M
malperfusion　213
meconium aspiration syndrome：MAS　182
mini-circuit　4, 115
modified ultrafiltration　155
motor evoked potential：MEP　54, 63

N～O
nonocclusive mesenteric ischemia：NOMI　213
Norwood 手術　146, 155

on the job training：OJT　254
on-pump CABG　117

P
partial perfusion　38
percutaneous cardiopulmonary support：PCPS　178
pH-stat　149, 212

port-access 手術　167

R

Re-do　147
reduced priming：RP　264
retrograde autologous priming：
　RAP　264
retrograde cardioplegia　15, 99

S

semi-Seldinger 法　167
sensory evoked potential：SEP
　54

smart circuit　257
Starling 曲線　154
suppression ratio：SR　53
systemic inflammatory response
　syndrome：SIRS　110, 151,
　203
systolic anterior motion：SAM
　131
systolic unloading　174

T

tepid cardioplegia　99

terminal warm blood cardioplegia：
　TWBCP　43, 98, 118
transesophageal
　echocardiography：TEE　73

V～W

vacuum assisted venous drainage：
　VAVD　38, 168, 206, 260
ventricular assist system：VAS
　155

warm blood cardioplegia　97
warm induction　98

CE 技術シリーズ
人工心肺

2015年10月15日 発行	編集者 四津良平，平林則行
	発行者 小立鉦彦
	発行所 株式会社 南 江 堂
	〒113-8410 東京都文京区本郷三丁目42番6号
	☎(出版)03-3811-7236 (営業)03-3811-7239
	ホームページ http://www.nankodo.co.jp/
	印刷・製本 真興社
	装丁 中嶋かをり

Extracorporeal Circulation
©Nankodo Co., Ltd., 2015

定価は表紙に表示してあります．
落丁・乱丁の場合はお取り替えいたします．

Printed and Bound in Japan
ISBN978-4-524-22407-4

本書の無断複写を禁じます．

JCOPY 〈(社)出版者著作権管理機構 委託出版物〉

本書の無断複写は，著作権法上での例外を除き，禁じられています．複写される場合は，そのつど事前に，(社)出版者著作権管理機構(TEL 03-3513-6969，FAX 03-3513-6979，e-mail: info@jcopy.or.jp)の許諾を得てください．

本書をスキャン，デジタルデータ化するなどの複製を無許諾で行う行為は，著作権法上での限られた例外(『私的使用のための複製』など)を除き禁じられています．大学，病院，企業などにおいて，内部的に業務上使用する目的で上記の行為を行うことは私的使用には該当せず違法です．また私的使用のためであっても，代行業者等の第三者に依頼して上記の行為を行うことは違法です．

〈関連図書のご案内〉　　　　　　＊詳細は弊社ホームページをご覧下さい《www.nankodo.co.jp》

CE技術シリーズ 呼吸療法
渡辺 敏・宮川哲夫 編　　　　　　　　　　　　　　　　　B5判・330頁　定価（本体5,200円＋税）　2005.6.

新ME早わかりQ&A 血液浄化装置
峰島三千男 監修／峰島三千男 編　　　　　　　　　　　B5判・450頁　予価（本体4,500円＋税）　2015.11.発売予定

ME機器保守管理マニュアル 臨床工学技士の業務を中心として（改訂第3版）
（財）医療機器センター 監修／渡辺 敏・小野哲章・峰島三千男 編　　B5判・422頁　定価（本体4,200円＋税）　2009.7.

MEの基礎知識と安全管理（改訂第3版）
日本生体医工学会 ME技術教育委員会 監修／ME技術講習会テキスト編集委員会 編　B5判・524頁　定価（本体5,800円＋税）　2014.4.

わかりやすい透析工学 血液浄化療法の科学的基礎
酒井清孝・峰島三千男 編　　　　　　　　　　　　　　　B5判・238頁　定価（本体3,200円＋税）　2012.5.

透析スタッフのための バスキュラーアクセスQ&A 適切管理とトラブル対処
水口 潤 監修／土田健司 編　　　　　　　　　　　　　　B5判・190頁　定価（本体2,800円＋税）　2012.7.

人工呼吸の考えかた いつ・どうして・どのように
丸山一男 著　　　　　　　　　　　　　　　　　　　　　A5判・284頁　定価（本体3,200円＋税）　2009.7.

よくわかる 人工呼吸管理テキスト（改訂第6版）
並木昭義・氏家良人・升田好樹 編　　　　　　　　　　　B5判・338頁　定価（本体4,800円＋税）　2014.2.

看護師・検査技師・研修医のための ペースメーカー心電図が好きになる！（改訂第2版）
山下武志・葉山恵津子 著　　　　　　　　　　　　　　　A5判・168頁　定価（本体2,500円＋税）　2014.10.

磯村心臓血管外科手術書 手術を決めるこの1針（DVD付）
磯村 正 著　　　　　　　　　　　　　　　　　　　　　A4判・294頁　定価（本体20,000円＋税）　2015.2.

外科学の原典への招待
國土典宏 編集主幹／臨床雑誌『外科』編集委員会 編　　　B5判・262頁　定価（本体5,000円＋税）　2015.4.

オペ室必携 心臓血管外科ハンドブック
末田泰二郎 編著　　　　　　　　　　　　　　　　　　　新書判・190頁　定価（本体3,200円＋税）　2013.6.

定価は消費税率の変更によって変動いたします．消費税は別途加算されます．